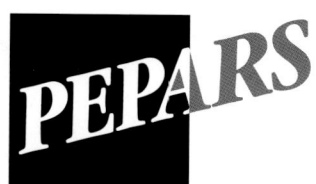

【ペパーズ】
編集企画にあたって…

　美容外科学は今や非手術的手法が発展して，どうしても切らなくてはならないというような場合にのみ適用されるようになってきた．また，高齢化社会の到来に向けて若返り手術の需要が高まってきた．

　その一方で，再建手術に美容外科的手法を駆使することでより審美的な結果を出すという概念が欧米で注目されているという．このように美容外科も時代による変化を余儀なくされつつあり，ここで改めて最先端の情報を確認しても良いのではないかということで本特集の編集に至った．

　また，美容医療の大部分が自由診療のため，非公認の機器や薬剤の使用が蔓延しているが，医師の裁量権の履き違いも闊歩しており，施術医師が患者に最後まで責任を負うという医療倫理についてもう一度認識し直す必要もあろう．そのために本特集では美容医療の後遺症の悲惨な実態についても触れておいた．

　今後，日本美容外科学会(JSAPS)が専門医制度を充実させて，形成外科専門医の更なる高みに美容外科専門医が乗るようになる可能性があることを再認識できるような内容になったと思う．本誌がこれからの若手の形成外科医にとってエポックメイキングな1冊となることを祈念するものである．

2015年2月

百束比古

WRITERS FILE

ライターズファイル（五十音順）

青木　律
（あおき　りつ）

- 1988年　日本医科大学卒業
  同大学形成外科入局
- 1996年　Royal Prince Alfred 病院（Sydney），senior registrar
- 1997年　Royal Children's 病院（Melbourne），visiting fellow
- 1998年　日本医科大学形成外科，講師
- 2007年　同，助教授
- 2008年　同，准教授
  グリーンウッドスキンクリニック立川開設

小川　令
（おがわ　れい）

- 1999年　日本医科大学卒業
- 1999年　同大学形成外科入局
- 2005年　同大学大学院修了
- 2005年　会津中央病院形成外科，部長
- 2006年　日本医科大学形成外科，講師
- 2007年　米国ハーバード大学形成外科，研究員
- 2009年　日本医科大学形成外科，准教授
- 2013年～現在　東京大学，非常勤講師（兼任）
- 2015年4月　日本医科大学形成外科，主任教授

クレ カツヒロ・ロバート

- 1984年　昭和大学卒業
  横須賀米海軍病院研修医
- 1986年　アルバート・アインシュタイン医科大学，レジデント医練士
- 1993年　マイアミ大学，レジデント（脳外科）
- 1998年　UCLA 形成外科，レジデント
- 1999年　同，チーフレジデント
- 2007年　プラザ形成外科院長
- 2013年　東京女子医科大学東医療センター，嘱託医

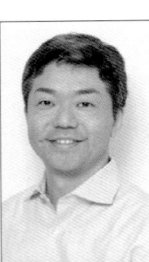

今川賢一郎
（いまがわ　けんいちろう）

- 1974年　慶應義塾大学卒業
- 1982年　慶應義塾大学医学部博士号授与
- 1985年　医療法人横美会ヨコ美クリニック，院長
- 1999年　日本毛髪外科学会，会長
- 2006年　アメリカ毛髪外科（ABHRS），認定医
- 2013年　国際毛髪外科学会（ISHRS），フェロー

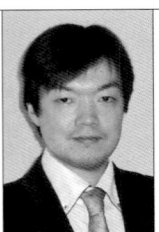

亀井　眞
（かめい　まこと）

- 1987年　山形大学卒業
  東京大学形成外科入局
- 1987年　静岡県立こども病院形成外科
- 1987年　東京大学麻酔科
- 1988年　亀田総合病院整形外科・形成外科
- 1989年　静岡県立総合病院形成外科
- 1997年　共立美容外科宇都宮院開業

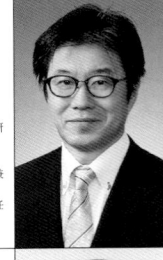

光嶋　勲
（こうしま　いさお）

- 1976年　鳥取大学卒業
  東京女子医科大学一般外科，医療錬士
- 1977年　東京大学形成外科，研修医
- 1983年　筑波大学形成外科，講師
- 1990年　川崎医科大学形成外科，助教授
- 1996～97年　ハーバード大学留学
- 2000年　岡山大学形成再建外科，教授
- 2004年～　東京大学形成外科・美容外科，教授
- 2009～10年　国立シンガポール大学，senior consultant
- 2011年　スタンフォード大学，客員教授
- 2012年～　バルセロナ大学，客員教授

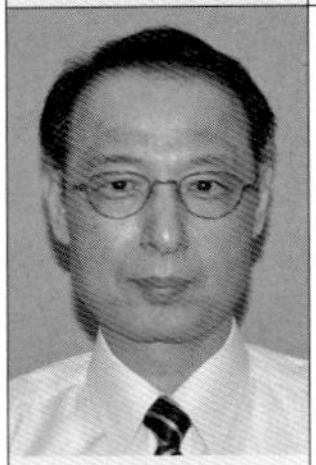

大慈弥　裕之
（おおじみ　ひろゆき）

- 1980年　福岡大学医学部卒業
  防衛医科大学校皮膚科入局
- 1981年　北里大学形成外科入局
- 1985年　神奈川県立こども医療センター形成外科出向
- 1990年　福岡大学整形外科，講師
- 1996年　同大学病院形成外科，助教授
- 1999年　Brigham and Women's Hospital, Children's Hospital Boston 留学
- 2005年　福岡大学病院形成外科，教授
- 2007年　同大学医学部形成外科学講座，主任教授

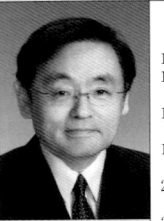

久保　一人
（くぼ　かずひと）

- 2002年　北里大学卒業
  日本医科大学形成外科・美容外科入局
- 2010年　会津中央病院形成外科，部長
- 2014年　東京血管外科クリニック，院長

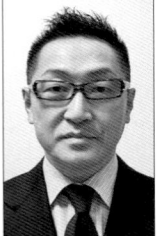

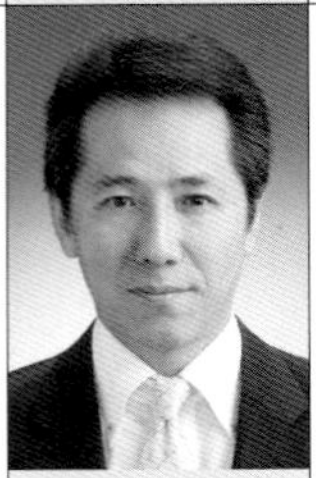

河野　太郎
（こうの　たろう）

- 1993年　鹿児島大学卒業
  東京女子医科大学形成外科入局
- 1995年　都立府中病院外科
- 1997年　東京女子医科大学形成外科，助教
- 2008年　同，准教授
- 2013年　東海大学医学部外科学系形成外科学，准教授

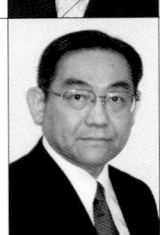

緒方　寿夫
（おがた　ひさお）

- 1987年　慶應義塾大学卒業
  同大学形成外科入局
- 1994年　慶應義塾大学形成外科
- 1995年　慶應義塾大学形成外科
- 1996年　杏林大学形成外科
- 2000年　慶應義塾大学形成外科
- 2005年　同，講師
- 2007年　同，准教授
- 2012年　南平台緒方クリニック，院長

久保田潤一郎
（くぼた　じゅんいちろう）

- 1978年　杏林大学卒業
- 1979年　慶應義塾大学形成外科入室
- 1982年　同，助手
- 1986年　杏林大学形成外科，助手
- 1987年　同，講師
- 1989年　同，専任講師
- 1994年　同，助教授
- 2002年　久保田潤一郎クリニック，院長

酒井　成身
（さかい　しげみ）

- 1970年4月　新潟大学卒業
- 1976年7月　ニューヨーク大学形成外科，臨床医（Clinical fellow）留学
- 1977年7月　バージニア大学形成外科，臨床医（Clinical fellow）留学
- 1983年4月　聖マリアンナ医科大学，助教授
- 1998年4月　同大学横浜市西部病院形成外科，部長兼任
- 2006年4月　国際医療福祉大学三田病院形成外科・美容外科，教授
- 2005年10月　日本美容外科学会，会長

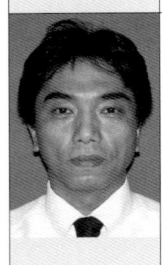

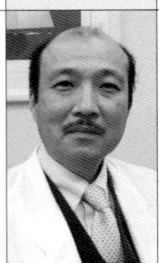

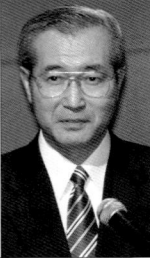

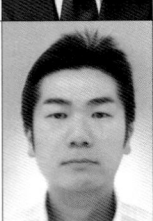

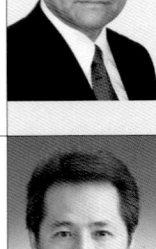

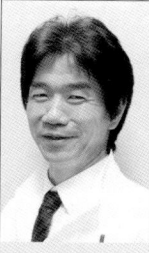

清水 祐紀
（しみず ゆうき）
- 1984年 昭和大学卒業
 同大学形成外科入局
- 1991年 日立総合病院形成外科, 医長
- 1996年 昭和大学形成外科, 助手
- 1998年 同, 講師
- 2005年 同, 助教授
 （2008年より准教授と呼称変更）

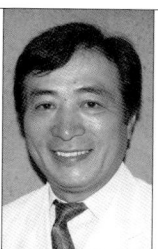

征矢野進一
（そやの しんいち）
- 1979年 東京大学卒業
 同大学形成外科入局
- 1980年 竹田綜合病院外科
- 1982年 東京大学形成外科
 専売病院形成外科
- 1983年 東京医科歯科大学耳鼻科
- 1984年 東京大学形成外科
 東京警察病院形成外科
- 1985年 東京大学形成外科
- 1987年 東名厚木病院形成外科
- 1988年 東京大学医学博士学位授与
 神田美容外科形成外科医院開設

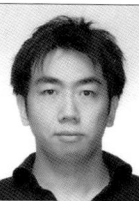

野本 俊一
（のもと しゅんいち）
- 2000年 杏林大学卒業
 日本医科大学第一外科入局
- 2003年 同大学形成外科入局
- 2007年 北村山公立病院形成外科, 医長
- 2008年 博慈会記念総合病院形成外科, 医長
- 現在 日本医科大学形成外科, 助教

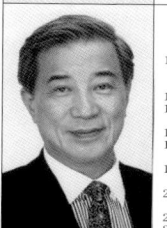

白壁 征夫
（しらかべ ゆきお）
- 1969年 東京医科大学卒業
 同大学病院整形外科形成班入局
- 1979年 大阪白壁美容外科, 院長
- 1986年 ウォルター・スコット・ブラウン受賞
- 1988年 山王病院美容形成外科, 部長
- 1990年 美容形成外科サフォクリニック開業
- 1999年 国際美容外科学会より教授に任命
- 2002年 日本臨床形成美容外科医会, 会長
- 2004年 日本美容外科学会, 会長
- 2014年 福岡大学形成外科, 臨床教授

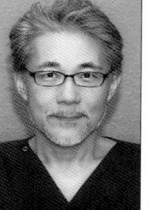

高田 章好
（たかだ あきよし）
- 1980年 近畿大学医学部医学科卒業
 同大学医学部附属病院, 臨床研修医
- 1981年 大阪大学医学部附属病院皮膚科, 医員
- 1990年 大阪警察病院形成外科, 医長
- 1990年 大阪大学医学部, 講師
- 1996年 大阪府立母子保健総合医療センター形成外科, 部長
- 1997年 ナグモクリニック大阪, 院長
- 2002年 城本クリニック, 副院長
- 2010年 大阪大学大学院医学系研究科美容医療学寄附講座, 教授
- 2013年 大阪大学, 招聘教授

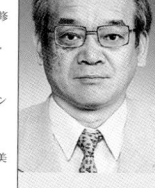

百束 比古
（ひゃくそく ひこ）
- 1975年 日本医科大学卒業
- 1976年 同大学皮膚科入局
- 1978年 同大学第2病院外科にて一般外科学研修
- 1979年 同大学附属病院形成外科, 助手
- 1987年 同皮膚科学講座, 講師（形成外科学専攻）
- 1990年 同形成外科学講座, 助教授
- 1993年 Royal Prince Alfred Hospital（Sydney）形成再建外科, 客員教授
- 1995年 日本医科大学形成外科学講座, 主任教授
- 1998年 Nan-Fang Hospital（First Military University, Goanzhou）整形外科, 客員教授

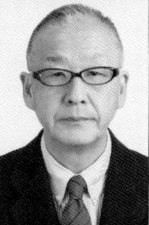

新橋 武
（しんばし たけし）
- 1975年 東京慈恵会医科大学卒業
 同大学形成外科学教室入局
- 1983年 同教室, 講師
- 1984年 ニューヨーク大学形成外科留学
- 1991年 東京慈恵会医科大学形成外科学教室, 助教授
- 1998年 新橋形成外科クリニック開設

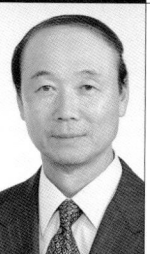

高柳 進
（たかやなぎ すすむ）
- 1974年 京都大学医学部卒業
 同大学形成外科入局
- 1982年 小倉記念病院形成外科主任部長
- 1987年 京都警察病院形成外科講師を兼任
- 1988年 米国ジョージワシントン大学留学
 メガクリニックを開院
- 2004年 Aesthetic Plastic Surgery（ISAPS Official Journal）, Editorial Board Member
- 2009年 ISAPS, 教授
- 2011年 IPRAS（国際形成外科学会）, 理事
- 2014年 ISAPS 会長就任

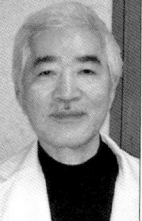

与座 聡
（よざ さとし）
- 1982年 岡山大学医学部卒業
 大阪岸和田徳洲会勤務
- 1988年 東京警察病院形成外科
- 1990年 ニューヨーク医科大学（NYU）研修
- 1991年 福島県立医大皮膚科形成外科教室
- 1993年 アルゼンチン JULLY CLINIC 研修
- 1997年 東京警察病院退職
 百人町アルファクリニック設立

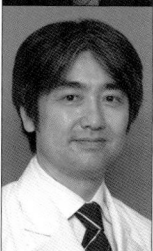

菅原 康志
（すがわら やすし）
- 1986年 香川医科大学卒業
 東京大学形成外科入局
- 1992年 台湾長庚記念医院留学
 東京大学形成外科, 助手
- 1997年 スウェーデン・ヨーテボリ大学留学
- 1998年 自治医科大学形成外科, 講師
- 2001年 同, 助教授
- 2007年 同, 教授

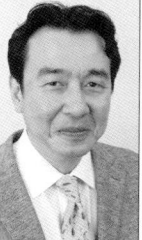

武田 啓
（たけだ あきら）
- 1985年 産業医科大学卒業
 北里大学形成外科入局
- 1991年 同大学救命救急医学, 助手
- 1995年 同大学医学部形成外科学, 講師
- 2000年 Brigham and Womens 病院留学
- 2002年 横浜市立港湾病院形成外科, 医長
- 2005年 横須賀共済病院形成外科, 部長
- 2009年 北里大学医学部形成外科・美容外科学, 准教授
- 2014年 同, 主任教授

KEY WORDS INDEX

和　文

― あ 行 ―
アポクリン汗腺　54
異物肉芽腫　147
違法施術　147
刺青　108
インフォームドコンセント　18
インプラント形状　34
薄型皮弁　184
A 型ボツリヌス毒素製剤　54
腋臭症　54
エラ削り　64
オトガイ形成術　64

― か 行 ―
下顎角形成術　64
下眼瞼形成術　10
下眼瞼除皺術　10
画像診断　154
合併症　73,162
間欠的空気圧迫法　73
眼瞼下垂　103
眼瞼陥凹　103
陥没乳頭　41
顔面頚部の除皺術　26
顔面輪郭　64
顔面輪郭形成　64
機能的治療　120
キメラ型皮弁　184
逆 T 字法　177
救済手術　154
Q スイッチ　128
頬部の除皺術　26
局所解剖　34
禁忌　116
経結膜アプローチ　10
形態的治療　120
血管内レーザー焼灼術　59
ケロイド　169
後遺症　154
抗加齢　59,135
高周波　135

― さ 行 ―
再移植　108
酒井法　41
Seton 法　41
自己多血小板血漿　139
自己注入　147
脂肪吸引　103,162
脂肪注入　103
脂肪弁　184
死亡例　162
手術　54
上眼瞼の加齢的変化　1
上眼瞼の若返り　1
植毛術　94
女性型脱毛症　94
シリコンインプラント　34
しわ　139
深部静脈血栓　162
スキンリジュビネーション治療　120
成熟瘢痕　169
成長因子　139
整鼻術　18
前額部除皺術　26
挿入部位　34

― た 行 ―
男性型脱毛症　94
注意点　116
注入　116
超音波　135
超音波エコー　73
超音波脂肪吸引　73
超音波メス　54
ティアートラフ　10
DIEP 皮弁　177
ディスパーゼ　108
適応　54,116

― な 行 ―
乳頭・乳輪修正　41

コンピューターシミュレーション　18

乳房再建術　177
乳房縮小術　177
乳房増大術　34
乳房吊り上げ術　177
乳輪下膿瘍　41

― は 行 ―
波長　128
ハブ型皮弁　184
パルス幅　128
瘢痕拘縮　169
ハンドベイン　59
日帰りガイドライン　73
光治療　135
非吸収性 filler　147
肥厚性瘢痕　169
肥大乳頭　41
皮膚　139
眉毛形成術　1
眉毛固定術　1
美容外科後遺症　147
美容再建外科　184
表在静脈　59
表在性筋膜　26
表皮移植　108
フィラー　116
フェイスリフト　103
フラクショナル治療　135
豊胸術　154
ボツリヌストキシン A　120
ボトックスリフト　120

― ま 行 ―
マイクロボトックス　120
麻酔専門医　73
目袋　10

― や 行 ―
遊離組織移植　154

― ら 行 ―
ラジオ波　135
リサーフェイシング　135
輪郭形成　184
レーザー　108,128,169
老人性眼瞼下垂　1

欧　文

━ A・B ━
adiposal flap　184
aesthetic reconstructive surgery　184
AGA　94
aging change of the upper eyelid　1
Anesthesia specialist　73
anti aging　59,135
apocrine gland　54
augmentation mammoplasty　154
autologous platelet rich plasma　139
axillary osmidrosis　54
baggy eyelid　10
blepharoptosis　103
Botox lift　120
botulinum toxin A　54,120
breast augmentation　34
breast reconstruction　177
browpexy　1
browplasty　1

━ C・D ━
cervicofacial rhytidectomy　26
chimera flap　184
complication　73,162
complication of aesthetic surgery　147
computer simulation　18
contour plasty　184
contouring treatment　120
DIEP flap　177
dispase　108
DVT　162

━ E・F ━
endovenous laser ablation；EVLA　59
enlarged papilla　41
epidermal graft　108
evidence-based medicine；EBM　162
face lift　26,103
facial contour　64

facial contouring　64
fat injection　103
fatal cases　162
female pattern hair loss　94
filler　116
forehead rhytidectomy　26
foreign body granuloma　147
fractional therapy　135
free tissue transfer　154
FUE　94
functional treatment　120
FUT　94

━ G・H ━
genioplasty　64
growth factor　139
guideline for day surgery　73
hair transplantation surgery　94
hand vein　59
hub flap　184
hypertrophic scar　169

━ I・K ━
illegal treatment　147
indication　54,116
informed consent　18
injection　116
instruction　116
intermittent pneumatic compression；IPC　73
inverted nipple　41
inverted-T technique　177
keloid　169

━ L～N ━
Laser　108,128,169
late complication　154
liposuction　103,162
lower blepharoplasty　10
lower eyelid rhitidectomy　10
male pattern hair loss　94
mandibular angle plasty　64
mastopexy　177
mature scar　169
Microbotox　120
nipple areolar repair　41
nondegradable filler　147

━ P～R ━
photo therapy　135
picture diagnosis　154
platelet rich plasma；PRP　139
pulse width　128
Q-switch　128
radio frequency　135
reduction mammaplasty　177
regional anatomy　34
regraft　108
rejuvenation of upper eyelid　1
resurfacing　135
rhinoplasty　18

━ S・T ━
Sakai method　41
salvage operation　154
scar contracture　169
self-injection　147
senile blepharoptosis　1
Seton method　41
silicone implant　34
skin　139
skin rejuvenation treatment　120
SMAS　26
smooth/textured/round/anatomical　34
subareolar abscess　41
subpectoral/subglandular/subfascial　34
sunken eye　103
superficial vein　59
surgery　54
taboo　116
tattoo　108
tear trough　10
thin flap　184
transconjunctival approach　10

━ U・W ━
ultrasonic surgical aspirator　54
ultrasound assisted liposuction　73
ultrasound tomography　73
ultrasound waves　135
wave length　128
wrinkle　139

CONTENTS

美容外科・抗加齢医療
―基本から最先端まで―

編集／日本医科大学教授　百束比古

部位別

上眼瞼における加齢の手術―機能的改善を含めた術式の選択―……与座　聡　1
上眼瞼の若返りにおいては整容的改善のみならず，機能改善も含まれる場合があり，基本となる手術手技の選択が成果を決める．特に老人性眼瞼下垂に対する治療は，整容面での工夫や術式の組み立てが重要であり，上眼瞼外側部の解剖に精通し加齢の変化がどのように出現するのか理解する必要がある．

下眼瞼形成術―基本から最先端まで―……緒方　寿夫　10
手術は除皺と除脂による下眼瞼形成術が基本手技となるが，最近は非手術治療による除皺も普及したため，皮膚切除を行わない経結膜的除脂術の適応は広がりつつある．

ワークフローに基づいた整鼻術のプランニング……菅原　康志　18
鼻の手術を成功に導くためには，患者の要望を出来るだけ具体的な見える形に落とし込むことが重要である．治療のゴールを共有することで，術後の満足度を高めることができる．

フェイスリフト（上顔面，中顔面，下顔面）……白壁　征夫ほか　26
本稿では，顔面を上顔面（前額部）・中顔面（頬と下顎）・下顔面（頚部）の3つに分けて，それぞれの部位における老化症状を解説し，筆者が行っている手術による若返り法を紹介する．

乳房増大術……高田　章好ほか　34
シリコンインプラントを使用した乳房増大術は美容目的のみならず，乳房再建にも適応が拡大している．人工物であるがゆえに適応・挿入部位・インプラントの選択に精通することが手術の成功につながる．

陥没乳頭，乳輪下膿瘍，Seton法と酒井法による修正……酒井　成身ほか　41
陥没乳頭や乳輪下膿瘍を修正するには責任乳管とともに膿瘍部にナイロン糸を通して排膿しておくSeton法は非常に有用で，細く土管のようになった瘻孔・瘻管を責任乳管とともに切除し陥没乳頭も修正する．

腋窩（腋臭症）……武田　啓　54
腋臭の治療は臭いが消えても本人の悩みが消えなければ意味がないため，確実な診断と個々の状態に適した治療法を選択することが大切である．

抗加齢を目的とした上肢・手背の血管アンチエイジング治療：
パルスレーザーによる血管内焼灼術……久保　一人ほか　59
血管内レーザー焼灼術と従来型治療との比較，合併症回避のための手技のポイントを解説する．

下顎輪郭形成術……菅原　康志　64
下顎の形態は多様であるため，手術に際してはどのような形態を望んでいるのかを患者と相談することが最も重要である．また術式もいくつかのものを組み合わせて行う必要がある．

◆編集顧問/栗原邦弘 中島龍夫
◆編集主幹/百束比古 光嶋 勲 上田晃一

【ぺパーズ】PEPARS No.99/2015.3 増大号◆目次

行為別

脂肪吸引 ……………………………………………………亀井　眞ほか　73
　　筆者なりの手術手技と合併症とその予防について詳細した．超音波エコーを使用した術前後の検査や麻酔専門医による麻酔，IPC，$ETCO_2$モニターも普及して欲しいと考える．

毛髪移植 ……………………………………………………今川賢一郎　94
　　毛髪移植の術式の変遷と男性型および女性型脱毛症に対するその治療方針と実際の手技について述べた．

顔面における脂肪注入 ……………………………………高柳　進　103
　　脂肪の注入においてよい結果を得るためには，少量ずつ多方向に丁寧に注入を行う必要がある．皮膚が注入に抵抗する場合は，18 G針などで皮下に多数の穴をあけて緊張を緩めて注入を行うとよい．

刺青の除去 …………………………………………………清水　祐紀ほか　108
　　刺青の除去方法には大きく分けてレーザー治療と切除手術の2つがある．Qスイッチレーザーにより瘢痕なしに治療できるようになったが治療が長期にわたる．手術は1回で終わらせることもできるが瘢痕の問題があり，患者の要求に応えて治療を選択する．

材料別

フィラー(注入剤) …………………………………………征矢野進一　116
　　注入材料の特徴を十分検討して，それぞれの患者の性質や患部の状態に適合した材料を選択することが大切である．

ボツリヌストキシン ………………………………………新橋　武ほか　120
　　表情皺に対するボトックス治療のポイントは，単に表情筋を麻痺させるのではなく，表情筋のアンバランスな動きをより自然でバランスのとれた動きにすることである．

機器別
レーザー……………………………………………………………………青木　律　128
　　　様々な種類のレーザー機器は，波長，パルス幅（パルス様式）の2つを理解することが大切である．

光治療器，ラジオ波（高周波），超音波治療器………………………河野　太郎ほか　135
　　　エネルギーの発生するメカニズムと伝わり方が，光治療器，ラジオ波，超音波で異なる．また，組織構成の違いで，それぞれの生体反応が変化するため，各医療機器の特性を十分に理解しなくてはならない．

再生治療
PRP療法……………………………………………………………………久保田潤一郎　139
　　　1回遠心分離法によるPRP作成がいかに容易かつ安定した操作であること．PRP注射が加齢皮膚の改善の一助になること．bFGFを添加したPRP療法とは全く作用機序が異なること．

後遺症
顔面美容の合併症・後遺症と処置
―特に非吸収性filler注入の後遺症について―………………………野本　俊一ほか　147
　　　主に非吸収性fillerによる後遺症患者における診察法，検査法，代表的な所見，処置方法などを紹介し，様々な問題点について考察する．

乳房異物・脂肪注入の後遺症と処置………………………………………百束　比古　154
　　　豊胸術後遺症の歴史は美容外科の恥の歴史でもある．これを学ぶことは美容外科を専攻する者にとって医療安全や医療倫理の観点からも必須事項ではないかと考える．

脂肪吸引の合併症・後遺症と処置……………………………クレ　カツヒロ・ロバート　162
　　　脂肪吸引術に関する安全性を，evidence-based medicineの概念に基づいて手技，麻酔方法，輸液，全身状態などから検証．最新のアメリカのデータも交えて，より安全な脂肪吸引術とは何か考えたい．

【ペパーズ】
PEPARS No.99/2015.3 増大号◆目次

形成美容外科

傷跡，瘢痕・ケロイドの美容外科……………………………………小川　令　169
　ケロイドや肥厚性瘢痕は炎症が持続している病的瘢痕であり，この炎症は創にかかる張力などにより悪化・増悪する．よって，日常生活を含め，手術や術後後療法においても，炎症を軽減していく工夫を要する．

乳房再建と美容外科―乳房再建における逆 T 字法での乳房縮小術―……大慈弥裕之ほか　177
　乳房再建術における乳房縮小術では，逆 T 字法が幾何学的に乳頭位置と乳房形態をデザインしやすい．

美容再建外科―Aesthetic Reconstructive Surgery―………………………光嶋　勲ほか　184
　美容再建外科とは新しい再建外科手技を用い重症例により高度の整容を得るための再建外科である．顔面四肢の広範欠損に対する複合型組織移植や輪郭形成，爪や指尖，リンパ浮腫などの再建術が含まれる．

|　ライターズファイル……………………………前付 2, 3
|　Key words index………………………………前付 4, 5
|　PEPARS　バックナンバー一覧……………196, 197
|　PEPARS　次号予告……………………………198

「PEPARS®」とは Perspective Essential Plastic Aesthetic Reconstructive Surgery の頭文字より構成される造語．

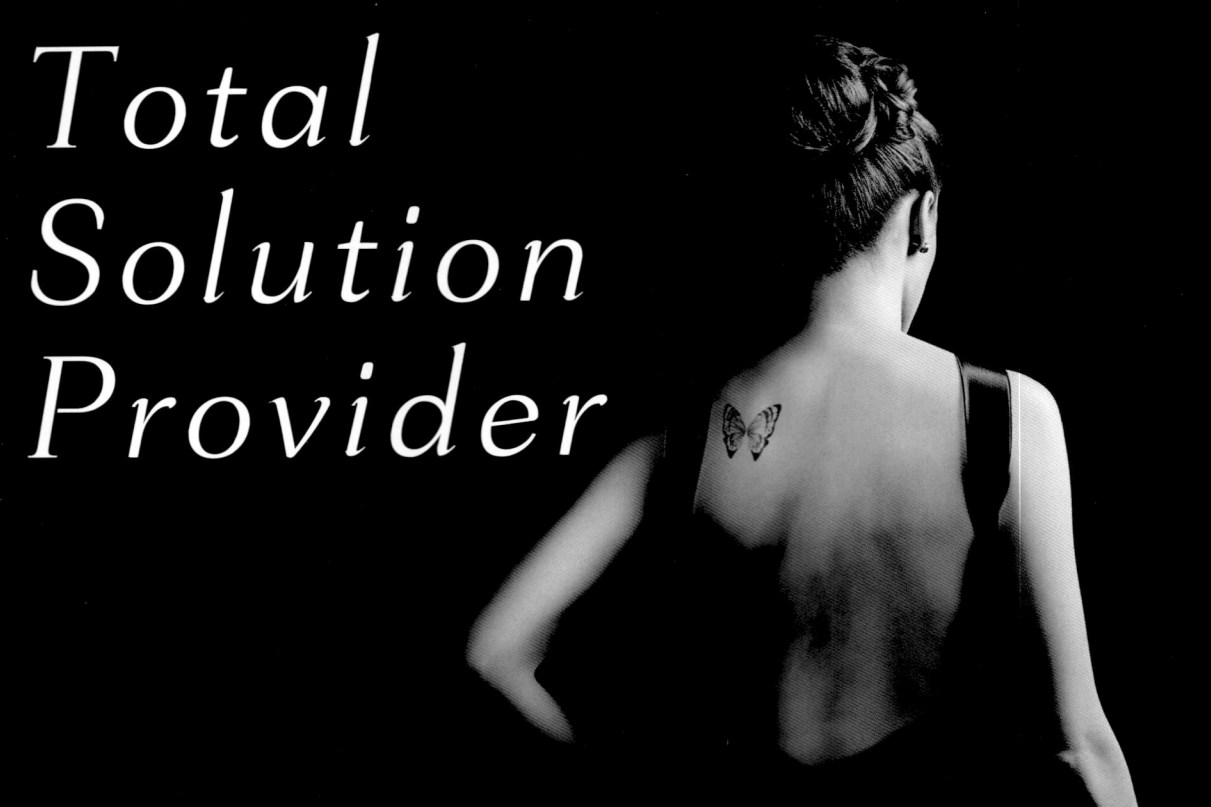

Total Solution Provider

数多くのイノベーションを引き起こした幅広いレーザー・光学技術と
「ベストカスタマーサービス賞」を勝ち取ったアフターサポートをご体験ください。

Innovation

- 1992　パルスダイレーザーの導入
- 1996　ロングパルスアレキサンドライトレーザー (LPIR)
- 2004　MPX(2波長連続照射)テクノロジー
- 2007　革命的な脂肪融解テクノロジー
- 2010　MPXテクノロジーの拡大
- 2011　M&Aによるソリューション拡大
- 2012　SideLaze Technologyの開発
- 2013　ピコセカンドテクノロジーの開発

Awards

- ◆ Best Customer Service & Support
- ◆ Most Diverse Hair Removal Laser for All Skin Types
- ◆ Best Fractionalized Technology (non-ablative)
- ◆ Most Promising New Technology (Laser Lipolysis)
- ◆ Best Body Contouring Device
- ◆ Best Laser for Vascular Malformations
- ◆ Best Hair Removal Laser

CYNOSURE® | Palomar ConBio

〒113-0024　東京都文京区西片 1-15-15 KDX 春日ビル 6F
TEL 03.5844.3651 ◆ FAX 03.5844.3652 ◆ www.cynosure.co.jp

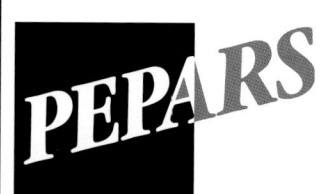

◆特集／美容外科・抗加齢医療—基本から最先端まで—

部位別

上眼瞼における加齢の手術
―機能的改善を含めた術式の選択―

与座　聡*

Key Words：上眼瞼の若返り(rejuvenation of upper eyelid)，上眼瞼の加齢的変化(aging change of the upper eyelid)，老人性眼瞼下垂(senile blepharoptosis)，眉毛形成術(browplasty)，眉毛固定術(browpexy)

Abstract　上眼瞼における加齢的変化は個人差が強く，患者それぞれに適切と思われる手術の組み合わせが必要となる．加齢の指標として ROOF の下垂による上眼瞼外側の変化，上眼瞼の陥凹，眉毛の位置変化，腱膜性眼瞼下垂の有無などを挙げ，改善に必要とされる手術手技を対応させた．重瞼線からのアプローチは上眼瞼の軽度のたるみや，腱膜性眼瞼下垂への皮膚側切開線として用いられ，重瞼線に左右差が認められる場合の整容的修正にも適している．眼窩陥凹型の上眼瞼では Coleman の提唱した脂肪注入術が採取部位の侵襲も少なく生着も良い．眉毛下での皮切は，下垂した ROOF・眼輪筋の吊り上げ，余剰皮膚の切除を行うのに適しており重瞼ラインで行っていた余剰皮膚の切除量を分散させ整容的効果を得ようとするものである．この手技に上眼窩縁外側部において骨膜弁を作成し，挙上，または下垂した眉毛を正常位置へ戻す工夫を行っている．これらの手技を上眼瞼の状態に合わせて組み立てることで機能的改善を行いながら整容的な価値を加えることが可能である．手技にはそれぞれ欠点もあるが局所解剖に精通することでリスクを最小限に抑えることができる．

はじめに

　加齢における上眼瞼の整容的改善の特徴は，年齢が進むにつれて機能的改善を伴う場合が多いことで，手術手技を煩雑にさせる要因となっている．しかしながら機能的改善を優先させることは当然のこととしても，整容的改善の工夫がないと，不自然で人工的な眼瞼を形成することになり，結果として患者の不満の原因となりやすい．逆に整容的改善を優先させて機能改善が不十分な結果となることは絶対に避けるべきで，そのためにはアプローチの方法や術式の組み合わせが必要とされる．本稿では眉毛の変化も上眼瞼の加齢として含め，機能と整容を両立させた術式の工夫を述べる．

---

* Satoshi YOZA, 〒169-0072　新宿区百人町 2-9-14 ミズホアルファビル 3F　百人町アルファクリニック，院長

解　剖

　上眼瞼における加齢的な変化はその解剖学的特徴から生ずる(図 1)．特徴の一つは眼輪筋下脂肪組織である ROOF (retro-orbicularis oculus fat) の存在である[1]．この脂肪層は眉毛の運動を円滑にしている組織であり，上眼瞼外側から眉毛外側で発達し，眉毛上部では galeal fat に移行する[2)3]．加齢の変化として最初に認めるのは ROOF の下垂であり，上眼瞼外側における膨隆，たるみとして表現される．眼窩脂肪の変化がそれに伴う．眼窩脂肪は機能性脂肪の範疇に入り[4]，眼球運動に関与し，眼輪筋とは眼窩隔膜で隔たれる．この脂肪組織が加齢により眼窩内で下垂や萎縮を生ずると，上眼瞼中央部で浅い陥凹が出現する．この陥凹は上眼窩縁におけるくぼみとなり sunken upper-eyelid と表現される形態を生ずる．瞼板近傍では眼窩脂肪が眼輪筋から眼窩隔膜を伴って逸脱

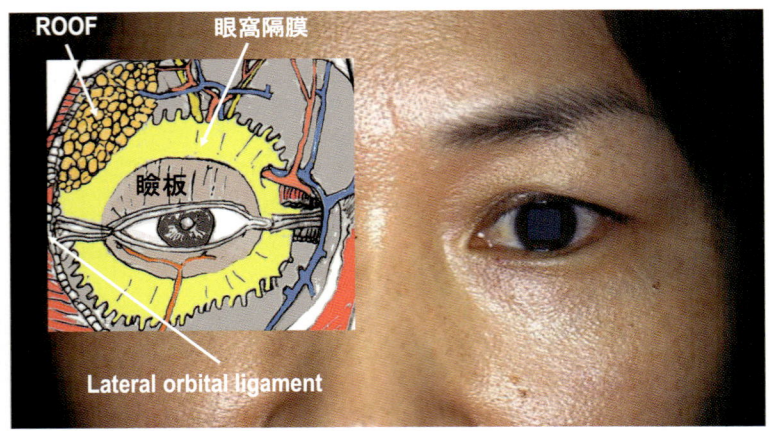

図 1.
上眼瞼の解剖
眼輪筋を除去した層を示す．上眼瞼外側部には弾性線維の豊富な脂肪層が眼窩隔膜上，眼輪筋下に存在し，眼輪筋後脂肪(retro-orbicularis oculi fat)略して ROOF と呼ばれている．これは眉毛の位置で galeal fat へ移行する．

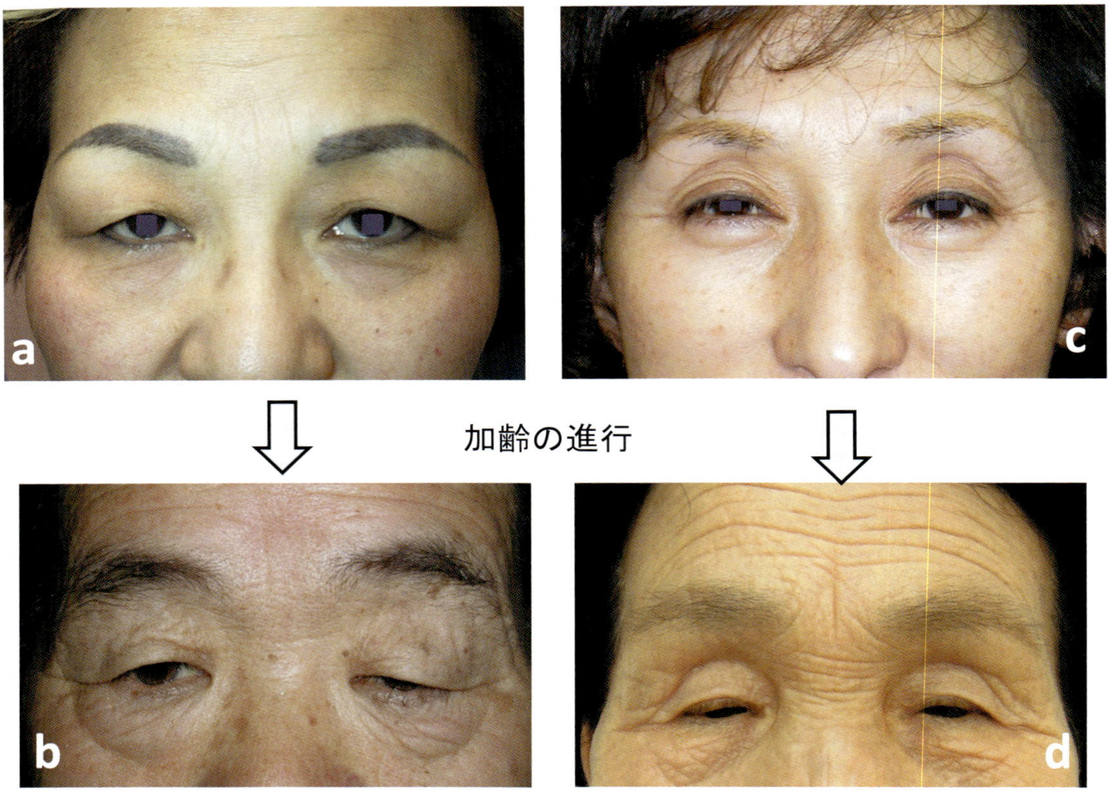

図 2．上眼瞼における加齢の変化を 2 つのタイプに分類する．
a，b：外側の下垂が著明な場合で日本人に多い．眼瞼皮膚弛緩を伴い上眼瞼外側で余剰皮膚の被さりが強い．
c，d：眼窩縁の陥凹が著明な場合．欧米人に多く陥凹は眼窩中央から外側縁で目立つ．いずれのタイプも加齢の進行で腱膜性眼瞼下垂が出現する．

し pseudoherniation が出現する[2]．機能的な変化として，加齢に伴う皮膚のたるみと挙筋腱膜の脆弱化が重なると，老人性眼瞼下垂が出現する．これらは，開瞼機能の障害だけでなく眉毛の形態や位置の変化を引き起こす要因となり，上眼瞼における整容的および機能的改善の対象とされる(図 2)．

基本となる術式

加齢に伴う上眼瞼の変化のランドマークとして，上眼瞼外側の下垂，眼瞼中央部における陥凹，

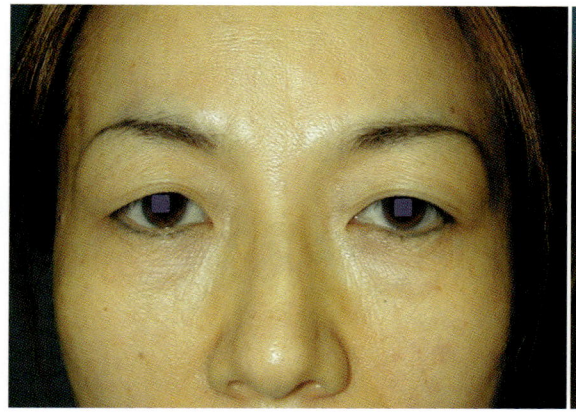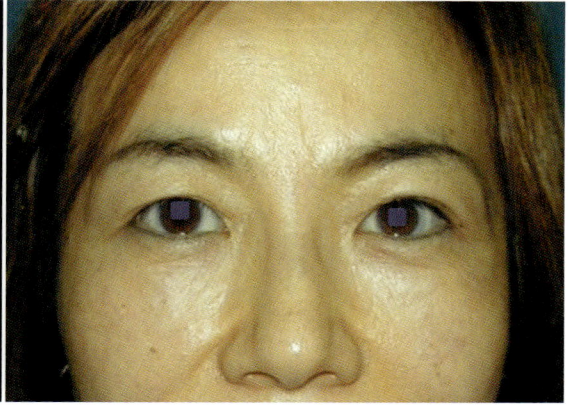

a|b　　　　　　　　　　　図 3. 両側の眼瞼下垂と重瞼修正希望

症例 1：46 歳，女性
　a：ROOF の下垂に伴う，外側上眼瞼の膨隆と重瞼線の不整を認める．化粧により眉毛外側は高位に描かれている．腱膜性の眼瞼下垂が軽度認められる．
　b：睫毛線より 6 mm の高さで切開し挙筋腱膜前転術(3 mm)を行った．皮膚切除は 3 mm とした．ROOF 切除は行っていない．術後外側の膨隆と眉毛位置の改善が認められた．

眉毛の位置と形態の変化，および腱膜性眼瞼下垂の有無が挙げられる．それぞれの変化に対応する基本的な術式を述べる．

1．重瞼線を利用した blepharoplasty

A．術式の概要

　上眼瞼における余剰皮膚の切除として，古くから行われている手法である[5)6)]．一般的に upper-eyelid blepharoplasty と称され，重瞼ライン(重瞼が認められない場合は瞼板の上縁を越えない高さ)での皮膚切開線が多用される．内田(1967)によると日本人における皮切の高さは眼裂上下幅の 20% を越えない方が良いとされる．

B．術式の適応と禁忌

　余剰皮膚は通常眼輪筋も含めて切除する．瞼板の上縁部の眼窩脂肪の逸脱(pseudoherniation)に対する修正や腱膜性眼瞼下垂へのアプローチへも使用される．

　この術式を適応する際は，瞼板上縁を越えない高さにし，上眼瞼皮膚の過剰切除を避ける．具体的には睫毛線から 8~10 mm 以内で，余剰皮膚の切除は 4 mm 以下に収めた方が良い．重瞼の左右差や幅の調整が個別に可能なため，皮膚切除幅やラインの高さが許容内に収まれば，整容的効果は高い(図 3)．

2．骨膜弁を用いた眉毛下切開による blepharoplasty と browplasty

A．術式の概要

　従来行われている重瞼線からの blepharoplasty では効果の制限される外側上眼瞼のたるみや眉毛位置の改善に用いられる．皮切のデザインは男性では眉毛下縁，女性では化粧で作成している眉毛ラインの下とする．いずれの皮切も内側 1/3 は切開しない．外側部は眉毛を越えて 10 mm 延長してもよい．眼輪筋の挙上は，眼輪筋下脂肪組織(ROOF)の層を眼瞼部に切離し ROOF を含めて行う．上眼瞼の引き上げに伴う負荷が眉毛の位置や形態に影響を与えないために，上眼窩縁で下向きの骨膜弁(10×5 mm)を挙上し，これに眼輪筋と ROOF を引き上げて固定する(図 4)．

B．術式の適応と禁忌

　眉毛下切開術は，ROOF へのアプローチが容易で，この脂肪層の下垂によって生ずる眼瞼外側の膨隆を改善させる．上眼瞼外側部に出現する加齢的変化としては皮膚の下垂による眼瞼溝の狭小，カラスの足跡(crow's feet，laugh line)などがあるが，これらの改善も行うことができる．骨膜弁により眉毛の位置が改善されると眉毛挙上に関わる前頭筋の持続的な収縮がなくなるため，前額部のしわが改善される(図 5)．

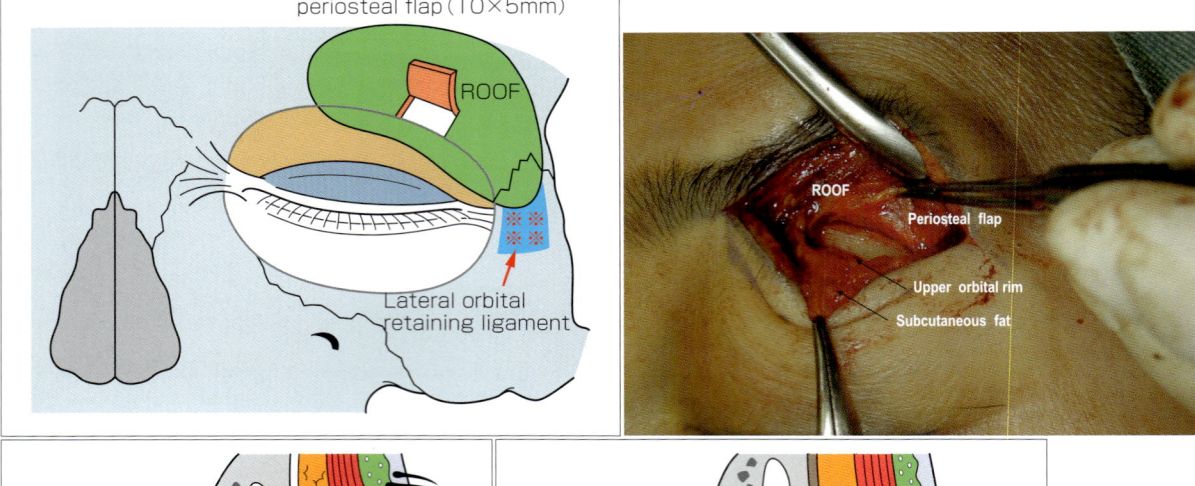
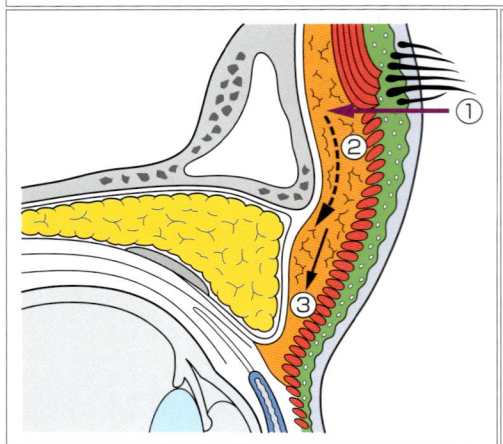
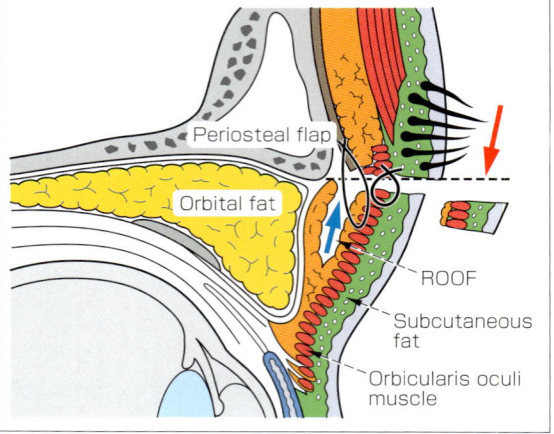

図 4. 骨膜弁を用いた眉毛下切開による blepharoplasty
a：皮切は血管，神経の走行が疎な眉毛外側 2/3 で行う．骨膜に達したら眼窩縁を確認し，最もたるみの強い部位の垂直上に 10×5 mm 程度の骨膜弁を作成する．
b：挙上した骨膜弁を示す．ROOF 層での切離を眼瞼側に進め，ROOF を含めて眼輪筋を挙上する．骨膜弁の先端に引き上げた眼輪筋と ROOF を固定する．断端は対側の外輪筋と負荷のない状態で縫合する．
c：縦断での眼窩上縁に至るアプローチを示す．切離は ①〜③ の順で行う．ROOF は眼窩隔膜と眼輪筋の間で切離し，作成した骨膜弁に固定する．
d：骨膜弁で引き上げられた眼瞼側の余剰組織は切除され，眉毛は眼窩縁の位置に収まる．骨膜弁は可動性を持つので，術後の眉毛運動に障害をきたさない．

3. 上眼瞼陥凹に対する脂肪注入術
A. 術式の概要

眼窩脂肪の萎縮や減少によって生じる上眼瞼の陥凹変形は，上眼窩縁の中央部に生じ眼瞼溝の開大として認められる．対して上眼瞼外側部では ROOF と皮膚の下垂により外側眼瞼溝の狭小が生ずる．進行すると上眼窩縁での陥凹が著明となり saggy eyelid と呼ばれる特有の顔貌を呈する．眉毛は上方へ引き上げられている場合が多い．脂肪注入術は Coleman 法を用いている[7)8)]．具体的には 14 Fr の脂肪吸引カニューラをロック付きの 10 ml 注射器に装着し，内筒を弱い陰圧にして吸引する．採取した脂肪は，シリンジに入れたままで遠心分離機にかけ，3,000 回転で 3〜5 分間回転させる．上層部と底部で脂肪滴と血液の除去を行い，1 ml のシリンジに移し陥凹部に 16〜18 G の鈍針で眼輪筋下に注入する．注入の範囲は眼窩縁の陥凹部から瞼板上縁 5 mm 上部とし瞼板近傍は

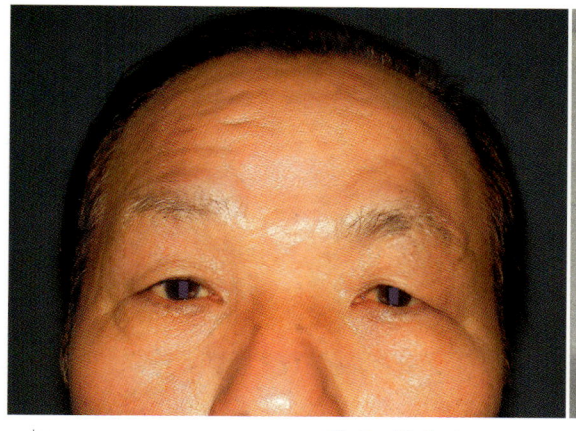 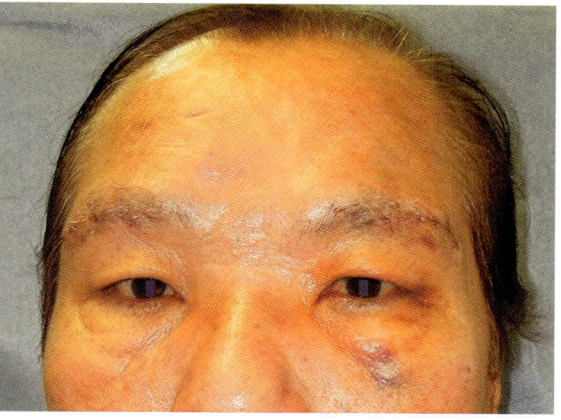

a | b　　　　　　　図 5．眉毛下での blepharoplasty と browplasty

症例 2：65 歳，男性．主訴は上眼瞼外側部の視野狭小
 a：上眼瞼外側部における皮膚のたるみが目立つ．前頭筋は持続的収縮を示し，前額部の横じわと強い眉毛挙上を認める．本人は目の印象が極端に変わるのを危惧している．
 b：眉毛下での骨膜弁を用いた blepharoplasty を行った．眼輪筋と皮膚の切除はそれぞれ 6 mm であった．術後，持続性の前頭筋収縮は消失し，眉毛の形態，位置と共に良好となった．

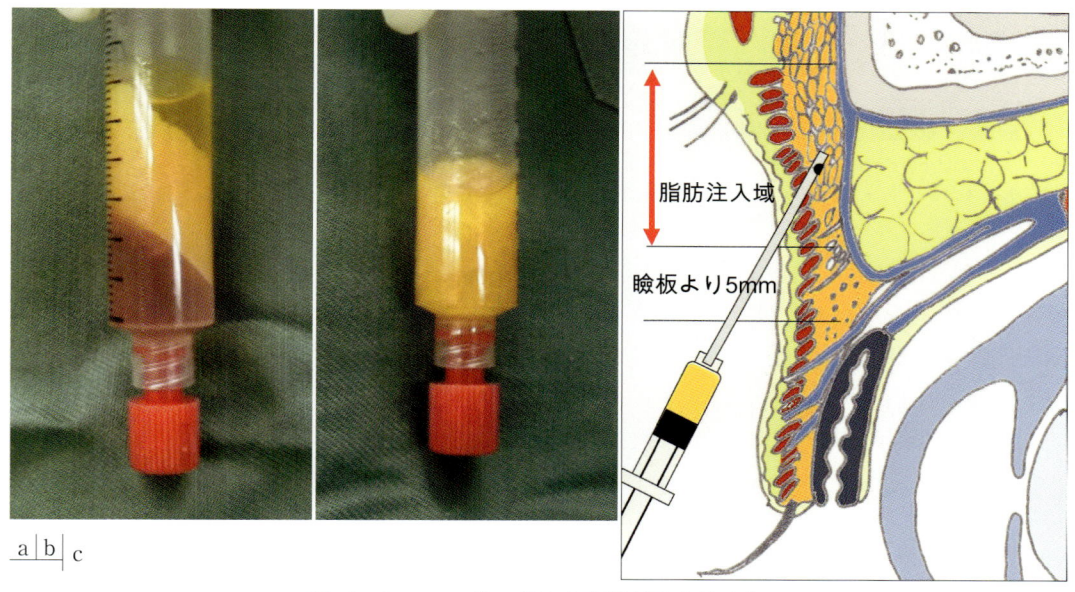

図 6．Coleman 法に準じた脂肪採取と注入術
 a：低陰圧で吸引した脂肪を遠心分離機にかけ血液成分，オイル，脂肪層に分離する．
 b：脂肪層だけを使用する．1 ml の注射器に移し，0.1 ml ずつ鈍針で注入する．
 c：上眼下縁を中心に眼窩隔膜上層に脂肪注入を行う．瞼板近傍は避ける．

避ける（図 6）．

B．手術の適応と禁忌

　脂肪注入術は合併症も多い手術なので，注入された脂肪の凸凹が目立たず，出来るだけ生着しやすい手技を選択することが望まれる．過剰な注入は極力避け，眼窩脂肪内に混入させない．そのためには注入層の確認が重要で，注入前に鈍針を眼輪筋下で上眼窩縁に進め，これが眼窩内に進まなければ隔膜上層と判断し 0.1 ml 単位で少しずつ注入する．脂肪注入・移植術はいかなる方法でも何割かは吸収されるが，それを見越した過剰な注入を行うより 3～6 か月後に追加注入を行った方

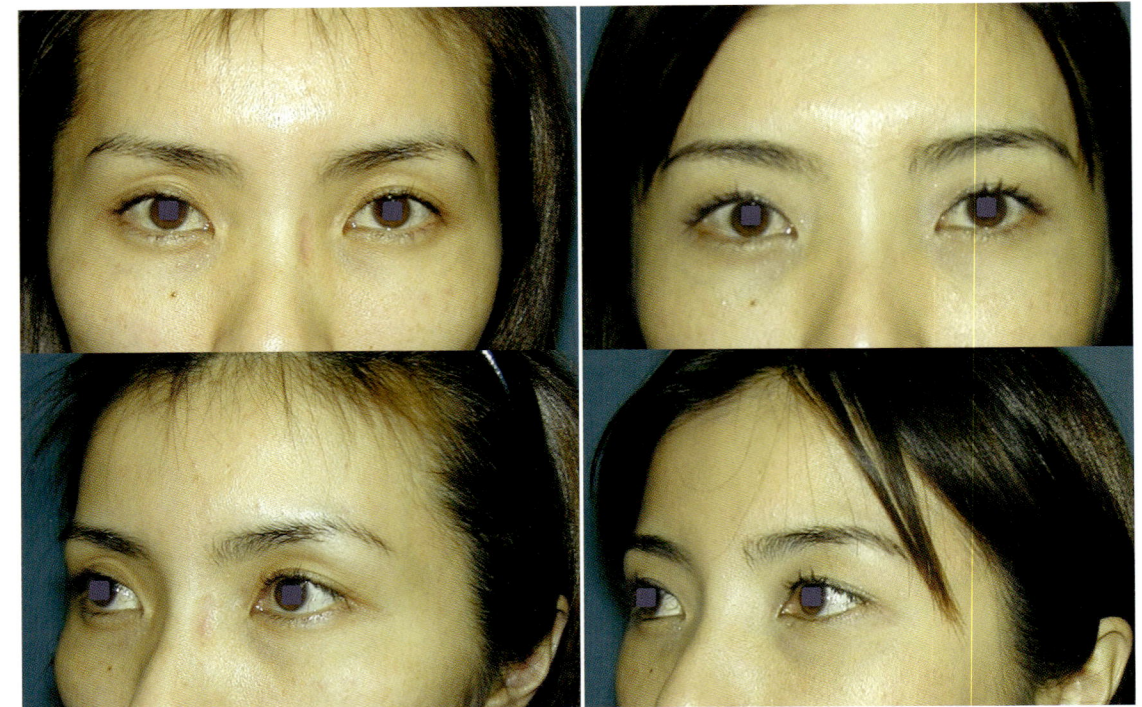

図 7. 上眼下縁部の陥凹　　　　　　　　　　　　　　a｜b

症例 3：40 歳，女性．上眼瞼の陥凹が出現して急に老けてみえるようになったので治療したい．
a：上眼窩中央部から外側にかけての陥凹を認める．各々 0.4 ml の脂肪注入を行った．
b：術後 1 年目．陥凹は消失し，注入部位の凸凹も認めない．

がダウンタイムも少なく患者のストレスも少ない．脂肪塊の移植(紐状脂肪移植)は良い結果をもたらさない(図7)．

4．加齢に伴う眼瞼下垂
A．術式の概要

加齢に伴う眼瞼下垂(老人性眼瞼下垂)の特徴は腱膜性と皮膚性の双方が混在したもので，眼瞼挙筋機能そのものには異常がない場合が多い[9]．皮膚性の眼瞼下垂が先行するが，加齢が進むと皮膚性，腱膜性の臨床診断に迷うことも多い．老人性眼瞼下垂の特長としては，術後過矯正をきたす場合と逆に眼瞼挙筋前転術が効果を示さない，いわゆる後戻りの状態を呈することもあり処理が難しい．

B．手術の適応と禁忌

眉毛の位置の変化を認める場合は眉毛下切開での ROOF・眼輪筋の吊り上げと余剰皮膚切除を念頭に置いて腱膜性眼瞼下垂の有無を検査する．腱膜性眼瞼下垂を伴う場合でも，先に皮膚性眼瞼下垂を治療する．これは眉毛下縁部で余剰皮膚の切除を行うことにより，重瞼ラインで行う皮膚切除幅を減少でき，開瞼時の負荷を改善するだけでなく整容的な効果が得られる理由からである．開瞼幅のチェックは，必ず術後3時間ほど待機してもらい，局所麻酔が切れた後に行う．瞼裂の過剰開大が認められる場合は反転部位を調整する(図8)．

5．術式の組み合わせによる各症例への対応

重瞼ラインからのアプローチは腱膜性眼瞼下垂の機能的改善，整容的には重瞼幅の修正，左右差の改善などに用いられ，眉毛下切開からのアプローチは，眉毛位置の修正や重瞼線切開で生じやすい過剰な皮膚切除による不自然な眼瞼の予防などに有効である．したがって従来重瞼線切開で行われていた blepharoplasty を眉毛下切開と併用することで，より整容的な効果を得ることができる．上眼瞼の加齢的変化は最終的に前額を含めた変化として反映されるが，前額挙上術との併用も効果的である(図9)．

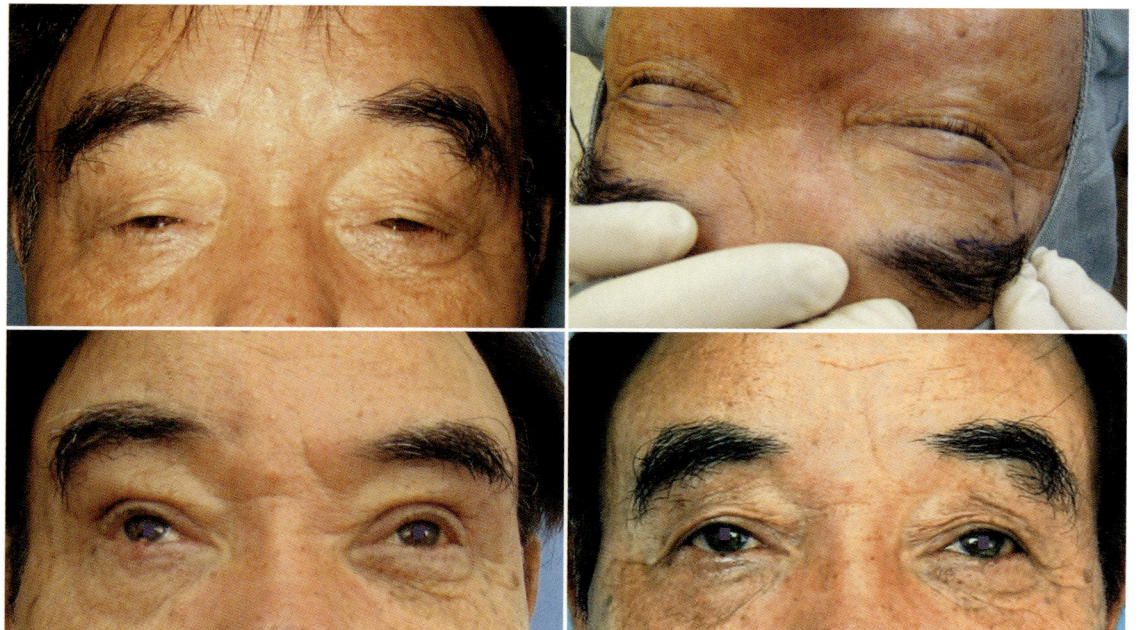

a	b
c	d

図 8. 腱膜性眼瞼下垂と皮膚性眼瞼下垂の合併

症例 4：72 歳，男性．開瞼がおぼつかない．
 a：術前．眉毛の挙上と瞼裂の狭小が著しい．
 b：眉毛下切開での上眼瞼余剰皮膚の切除(7 mm)と骨膜弁による眉毛位置の修正，挙筋腱膜前転法 10 mm を行った．
 c：術後 2 か月目．上眼瞼の腫脹は継続している．
 d：術後 1 年目．眉毛の位置は若干高いが開瞼機能は獲得され，整容的にも良好と判断した．

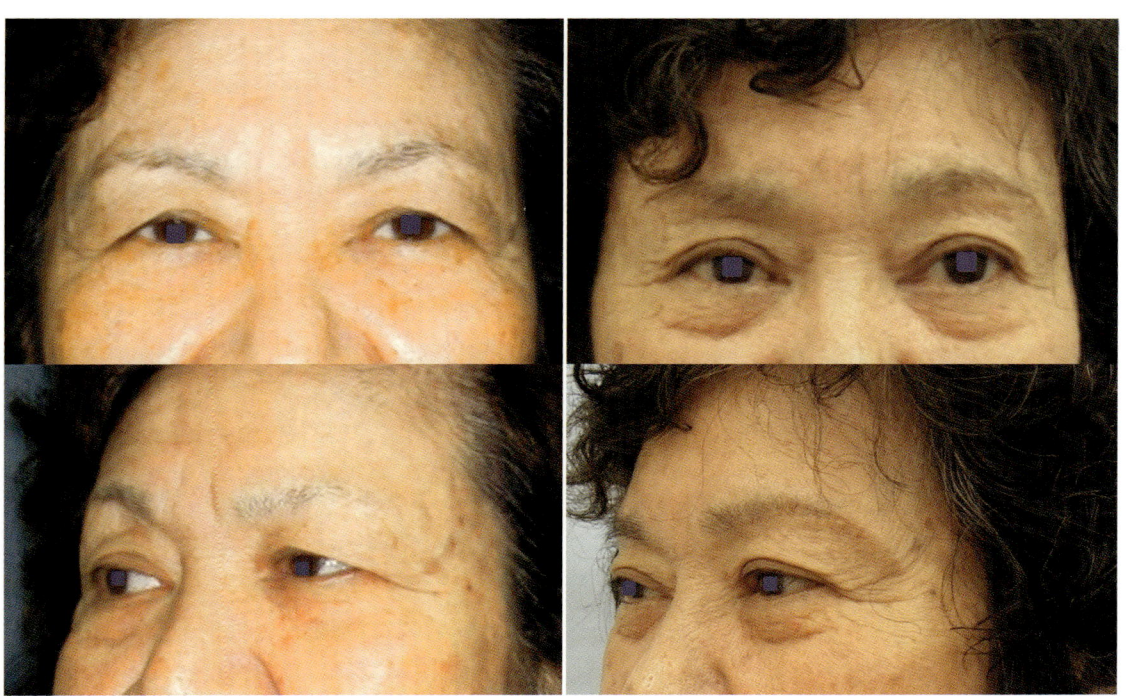

a	b

図 9. 前額部の横皺と眉間の縦皺，および眉毛挙上を伴った眼瞼外側部の下垂

症例 5：74 歳，女性
 a：重瞼線は左右対称で腱膜性眼瞼下垂は認めない．手術は毛生え際冠状切開による前額挙上術，皺眉筋の切除，眉毛下切開による骨膜弁を用いた眉毛位置の修正と眼瞼皮膚の切除 8 mm を行った．重瞼線からの皮膚切除は行っていない．
 b：術後 1 年目．眉毛位置の改善，前額，眉間の皺の改善を認める．上眼瞼のかぶさりが著明な症例では重瞼線からの余剰皮膚切除より眉毛下での皮膚切除の方が整容的効果は高い．

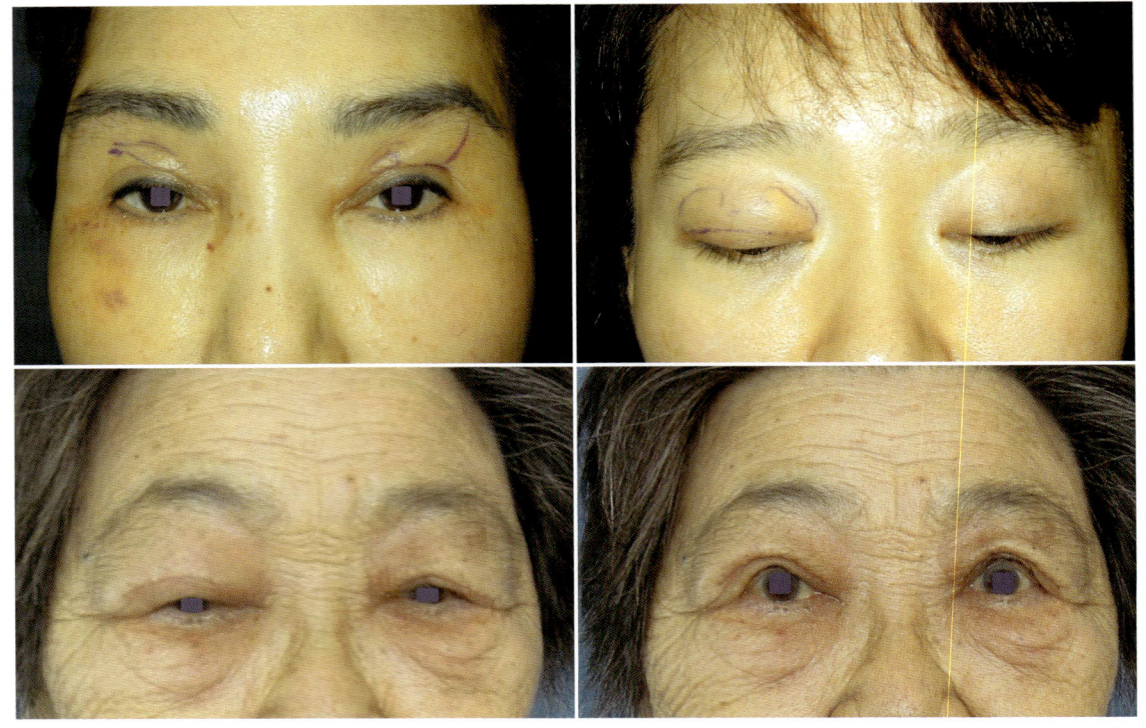

図 10. 各手技における合併症

a：眼瞼陥凹型に眉毛下での blepharoplasty を行った例．上眼瞼内側に眼輪筋の過剰牽引による皮膚の引きつれを認める．
b：脂肪塊の移植（紐状脂肪移植）が行われた症例．腹部から脂肪採取され右上眼瞼の陥凹に移植された．術後 6 か月の所見．移植脂肪は過剰で，注入側は眼瞼下垂を呈し，閉眼時に移植部位の膨隆と皮膚の硬結を認める．
c, d：老人性眼瞼下垂過矯正．固視眼では瞼裂は狭く手術の効果が少なく見えるが，意図的な開瞼では瞼裂の開大は過剰である．上眼瞼外側部は下垂し眉毛の挙上は改善されていない．

a|b
c|d

6．各手技における合併症（図 10）

重瞼線からの blepharoplasty における合併症には，皮膚の過剰切除による不整な眼瞼，左右非対称などが挙げられる．眉毛下での ROOF・眼輪筋の挙上が強いと上眼瞼に斜めの引きつれが生ずる（図 10-a）．この場合は眼輪筋上層で緊張を弛め，皮下剥離を行う．脂肪注入術の合併症は過剰な注入による場合が多いが，図 10-b の症例のように脂肪塊を移植する場合は極めてリスクが高い．腱膜性眼瞼下垂の合併症は固視眼では眼瞼下垂の改善が得られていないにもかかわらず上方注視時に過剰な開大を示すことである（図 10-c, d）．手術で対処せざるを得ないため，術中における眼瞼腱膜の短縮幅，固定位置の工夫，術後の確認が必要である．

考　察

上眼瞼で一般的に行われる重瞼線を用いた blepharoplasty の歴史は古く[5]，手技が簡便なこともあって現在でも多用される．その最大の欠点は上眼瞼における余剰皮膚の切除幅が大きい場合や，作成した重瞼ラインが瞼板上縁を超えてしまう（睫毛線から 10 mm 前後）と，不自然な形態となり，切開線と睫毛間で持続性の浮腫が生ずることがある．

上眼瞼からの皮切で ROOF を切除することで整容的改善が得られることを報告したのは Owsley[10] が最初と言われる．現在アプローチの方法は重瞼線切開[11)12)] と眉毛下切開[13)14)] に分かれるが，重瞼線からの ROOF 切除は，上眼瞼の剥離範

囲が広く，切除量がわかりにくいため，術後瘢痕による引きつれや，過剰切除による上眼窩縁での陥凹を生じやすい印象がある．加齢が進むにつれて前頭筋の持続性収縮や弛緩が出現すると，眉毛の位置が逸脱する．骨膜弁作成による眉毛位置の補正は，ROOF・眼輪筋の吊り上げ時に生ずる負荷を眉毛から軽減させるため，挙上した眉毛だけでなく，下垂を生じた眉毛に対しても効果的である．ただし，女性における皮切のデザインは化粧で作成している眉毛ラインとなるので，眉毛下での皮膚切除量が多くなり皮膚に斜めの引きつれが生ずることがあるので注意を要する．

　上眼瞼における加齢の手術の特徴は，機能的改善を目的とした腱膜性眼瞼下垂の存在と言える．ただし，眼瞼皮膚弛緩症でも腱膜性眼瞼下垂と同様眉毛の挙上を伴い，判別しにくいので注意を要する．手術は局所麻酔で行う場合が多いと思われるが，キシロカインは挙筋の弛緩を，エピネフリンはミュラー筋の収縮を誘因し眼瞼挙上の状態を呈するので，挙上の効果は麻酔が消失する時間に確認する．腱膜性眼瞼下垂は程度の差があっても，一般的に両側に生ずることを念頭に置いて手術を行う．片側のみが改善されると反対側の下垂が増長されることを留意すべきである(Hering's law)[15]．老人性眼瞼下垂は機能低下が著しいと思われる症例でも挙筋の機能は良好な場合が多く[8]，余剰皮膚の切除で改善を得られる場合もあるので，皮膚性の眼瞼下垂を治療し，その結果をみて挙筋腱膜短縮術を行った方が整容的効果を得られやすいと考えている．特に高齢者では機能的改善が優先されると言っても整容的改善への工夫は必要で，長年社会で関わってきた顔(目)に対して，その特徴を有し大きく印象を変えない若返り術を心がけるべきであろう．

参考文献

1) May, J. W., et al.：Retro-orbicularis fat (ROOF) resection in aesthetic bleharoplasty：A 6-year study in 63 patients. Plast Reconstr Surg. 86(4)：682-689, 1990.
2) LaTrenta, G.：Atlas of aesthetic face & neck surgery, 1st ed. Richard, D., ed.. pp2-32, Sunders, Philadelphia, 2007.
3) Mayer, D. R., et al.：Anatomy of the orbital septum and associated eyelid connective tissues. Ophthal Plast Reconstr Surg. 7：104-113, 1991.
4) Mendelson, B. C., et al.：Surgical anatomy of the midcheek and malar mounds. Plast Reconstr Surg. 110：885-896, 2002.
5) Hugo, N., et al.：Anatomy of the blepharoplasty. Plast Reconstr Surg. 53：381-383, 1974.
6) Dupuis, C., et al.：Histrigical notes on blepharoplasty. Plast Reconstr Surg. 60(5)：725-729, 1977.
7) Coleman, S. R.：Long-term survival of fat transplants：controlled demonstrations. Aesthet Plast Surg. 19(5)：421-425, 1995.
8) Coleman, S. R.：Structural fat grafting：More than a permanent filler. Plast Reconstr Surg. 118：108s-120s, 2006.
9) 久保田伸枝：眼瞼下垂　第3刷. pp38-40, 文光堂，2003.
10) Owsley, J. Q. Jr.：Reconstruction of the prominent lateral fat pad during upper lid blepharoplasty. Plast Reconstr Surg. 65(1)：4-9, 1980.
11) Sokol, A. B., Sokol, T. P.：Transblepharoplasty brow suspension. Plast Reconstr Surg. 69：940-944, 1982.
12) McCord, C. D., Doxanas, M. T.：Browplasty and browpexy：An adjunct to blepharoplasty. Plast Reconstr Surg. 86：248-254, 1990.
13) Kim, Y. S., et al.：Infrabrow excision blepharoplasty：applications and outcomes in upper blepharoplasty in Asian women. Plast Reconstr Surg. 122：1199-1205, 2008.
14) Fang, Y. H., et al.：Infraeyebrow blepharoplasty incorporated browpexy in an Asian population. Ann Plast Surg. 71：S20-S24, 2013.
15) Cetinkaya, A., et al.：Surgical outcomes in patients with bilateral ptosis and Hering's dependence. Ophthalmology. 119：376-381, 2012.

◆特集／美容外科・抗加齢医療—基本から最先端まで—

部位別
下眼瞼形成術—基本から最先端まで—

緒方　寿夫*

Key Words：下眼瞼形成術(lower blepharoplasty)，下眼瞼除皺術(lower eyelid rhitidectomy)，経結膜アプローチ(transconjunctival approach)，目袋(baggy eyelid)，ティアートラフ(tear trough)

Abstract　下眼瞼には，しわ，たるみ，目袋，といった加齢変化があり，手術治療は，"除皺"と"除脂"を基本とした下眼瞼形成術が広く行われてきた．除皺目的の皮膚切除は，眼瞼外反の合併症を防ぐため，皮膚切除を適量とし，筋弁吊り上げの併用，術後皮下血腫予防などに留意することが大切である．除皺が不要な症例や非手術治療による除皺が期待される症例では，皮膚切除を行わず除脂術のみを行うとよい．経結膜アプローチによる除脂術は，皮膚瘢痕を遺さず眼瞼外反などの合併症が少ない利点があり，非手術療法との併用も有用である．レーザー・電磁波などでの skin tightening，ボツリヌストキシンによる relaxing，フィラー・脂肪注入による augmentation など，下眼瞼の除皺や contouring には様々な非手術療法が開発されている．いずれも下眼瞼凹凸や皺の成因を解剖学的に理解してから行うとよい．本稿では，下眼瞼形態把握に必要な用語を示し，基本的手技となる下眼瞼形成術(経皮アプローチでの除皺と除脂)と経結膜的除脂術のポイントを述べる．

はじめに

　下眼瞼の加齢変化は，皮膚・眼窩脂肪の弛緩による皺とたるみ，すなわち小皺(ちりめん皺)や表情皺(Crow's feet)，目袋(baggy eyelid)や脂肪脱と称されるたるみ，などがある．その形態は個々人の骨格・筋層の凹凸によって多様に修飾される[1]．手術治療では，弛緩した皮膚の切除と吊り上げ，突出した眼窩脂肪の切除などが行われ，細かな凹凸の修正(augmentation や contouring)には非手術療法の併用が普及しつつある．本稿では，形態把握に必要な用語を示し，基本的手技となる下眼瞼形成術(経皮アプローチでの除皺と除脂)と経結膜的除脂術の手技とポイントを述べる．

下眼瞼形態を示す用語

　下眼瞼に生じる凹凸は，涙袋と目袋(baggy

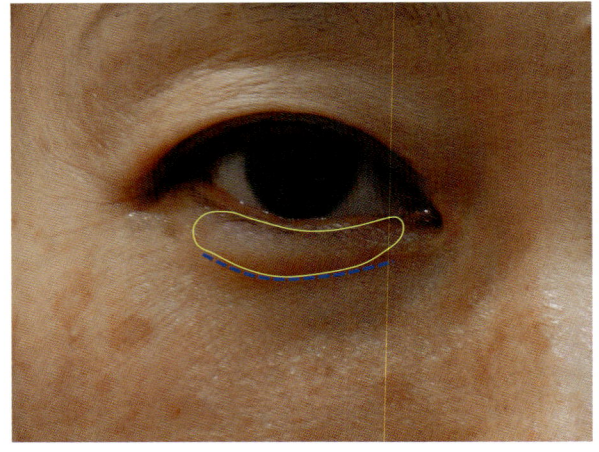

図 1．涙袋
眼輪筋瞼板部の膨大もしくは収縮によって形成される隆起(黄色枠)．下縁(青色点線)は inferior palpebral groove

eyelid)と称される凸変形を基準として，隣接する陥凹部を inferior palpebral groove, naso-jugal groove (tear trough), palpebromalar groove (lid/cheek junction) などと称している(図1～3)．皺に

---

* Hisao OGATA，〒150-0036　東京都渋谷区南平台町 13-1 サトウビル 3F　南平台 緒方クリニック，院長

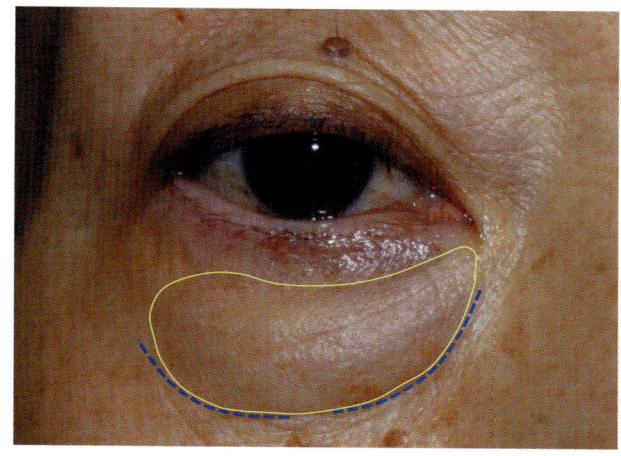

図 2.
目袋(baggy eyelid)
下眼瞼眼窩部全体の膨隆，いわゆる baggy eyelid(黄色枠)．下縁は，鼻側を鼻頬溝 naso-jugal groove(広義の tear trough)，外側を頬瞼溝 palpebro-malar groove または lid/cheek junction(青色点線)と称する．

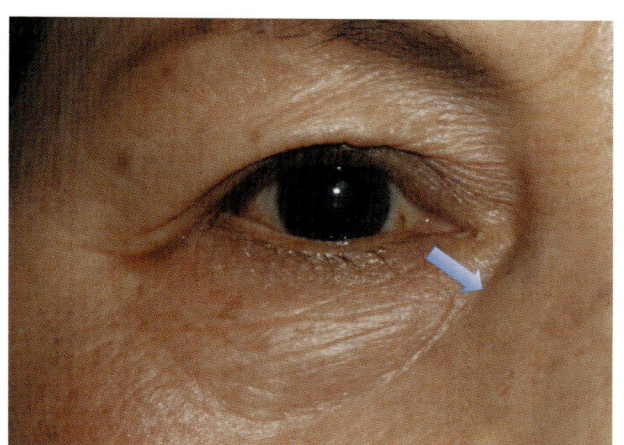

図 3.
ティアートラフ(tear trough)(矢印)
内眼角部の鼻骨・眼窩移行部の陥凹を示す．目袋(baggy eyelid)の下縁鼻側(鼻頬溝 naso-jugal groove)を tear trough と称することが多いが，眼窩下縁と，眼輪筋や上唇鼻翼挙筋，頬部脂肪の上縁とのギャップで生じる陥凹との解剖学的根拠も示されている[2)~4)]．したがって狭義の tear trough は，骨格形態次第で目袋下縁(鼻頬溝 naso-jugal groove)と必ずしも一致しない．症例では，眼窩下縁鼻側に骨性筋性による著明な tear trough を認める．

関しては眼輪筋と平行に生じるちりめん皺と垂直に生じる表情皺がある(図 4)．

手術治療の適応

従来は経皮的下眼瞼形成術による除皺(皮膚切除)と除脂を標準的手術として，fascia tightening や fat repositioning/sliding などの modification が行われてきた[5)6)]．最近ではこれらの手技を経結膜的に行う手技も報告されている．一方，レーザー・電磁波などでの skin tightening，ボツリヌストキシンによる relaxing，フィラー・脂肪注入による augmentation など，下眼瞼の除皺や contouring には様々な非手術療法が開発されている．皮膚切除を必要としない症例や非手術治療による除皺が期待される症例では，皮膚切除を行わず，経結膜的除脂を行い，非手術療法を同時もしくは二期的に行うとよい．

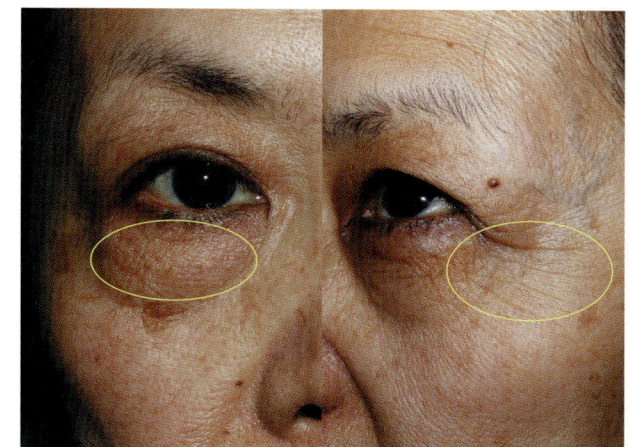

図 4．下眼瞼の皺
下眼瞼では，皮膚の弛緩と萎縮に因る小皺(ちりめん皺)(写真左)や表情皺(Crow's feet)(写真右)などが見られる．

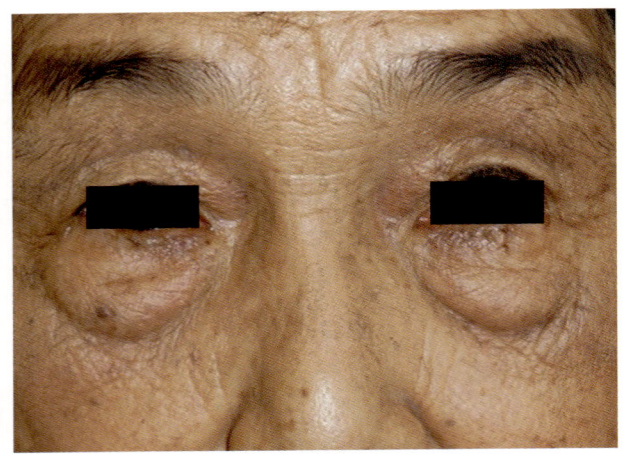

図 5. 著明な皮膚余剰と脂肪脱による眼瞼全体の目袋変形を伴う症例

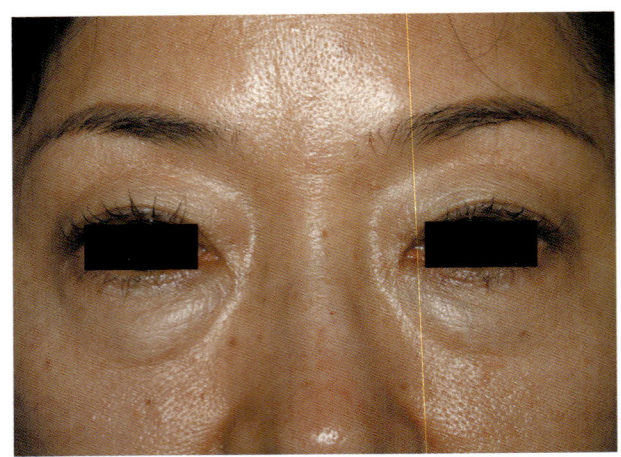

図 6. 皮膚余剰が比較的軽度な目袋変形を示す症例

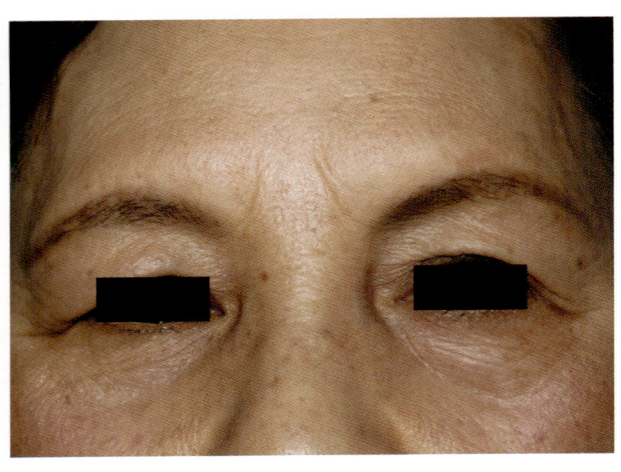

図 7.
頬部組織下垂による陥凹，naso-jugal groove，tear trough の陥凹が目立つ症例

手術適応をまとめると，
① 著明な皮膚余剰と脂肪脱による眼瞼全体の目袋変形を伴うもの(図5)
⇒経皮的下眼瞼形成術(除皺と除脂)
② 皮膚余剰が比較的軽度な目袋変形(図6)
⇒経結膜的除脂術
③ 頬部組織下垂による陥凹，naso-jugal groove，tear trough の陥凹が目立つもの(図7)
⇒フィラーや脂肪による augmentation，contouring を併用
となる．

典型的手術と私の工夫

1．経皮的下眼瞼形成術(除皺と除脂)

下眼瞼皮膚の弛緩余剰による皺と眼窩脂肪脱による下眼瞼のふくらみに対して，余剰皮膚の切除と眼窩脂肪の切除を行う．合併症の眼瞼外反予防に眼輪筋の plication を行う．本法を基本として fat repositioning/sliding などの modification も行われる．

デザイン：切除すべき脂肪の部位を座位でマーキングする．鼻側，中央および外側に分けてマーキングする．皮膚切開のデザインは臥位で消毒後に行う(図8)．

麻　酔：エピネフリン加 1％キシロカインの局所浸潤麻酔とし，眼窩下神経ブロックを適宜併用する．

皮膚切開：睫毛直下で行い，内側は皮膚のみ，外側では皮下組織を含める．続いて皮下剝離は，瞼板部は眼輪筋を瞼板側に残し皮膚のみを挙上し，

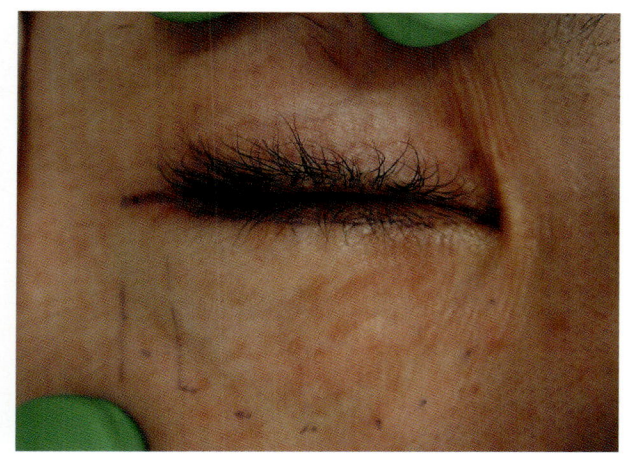

図 8. 下眼瞼睫毛直下の皮切デザイン

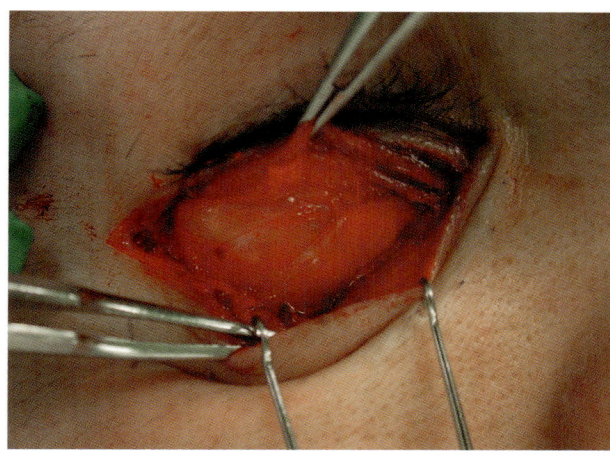

図 9. 経皮手術における眼窩脂肪の透見
皮膚筋弁を挙上すると眼窩隔膜下に眼窩脂肪を透見できる.

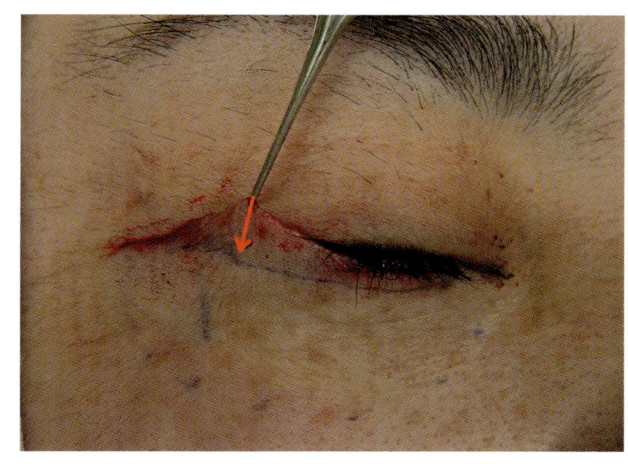

図 10.
皮膚切除のトリミング
外眼角部で縦切開(矢印)を行いこの部を仮固定した後に皮膚切除を行う.

瞼板部より尾側は皮膚筋弁として剥離挙上する.

眼窩脂肪の切除:眼窩隔膜より脂肪を透見できるので(図9),隔膜を切開し,鼻側・中央・外側の脂肪塊からそれぞれ適量を切除する.鼻側脂肪塊は血管叢が豊富で太いため,脂肪切除後は十分に止血する.

皮膚の切除:過剰切除による眼瞼外反を生じないよう切除量をデザインする.患者に上方視(眼球上転)と開口を指示し,下眼瞼皮膚に尾側方向への緊張を強いた状態で皮膚切除をデザインする.外眼角部で余剰皮膚に縦切開を行いこの部を仮固定した後に皮膚切除を行う(図10).

眼輪筋の plication:外眼角部の皮膚切除断端に残る眼輪筋を外側頭側に牽引固定する.

閉　創:外眼角は密に,瞼裂部は疎に,縫合閉創する.

2.経結膜的除脂

皮膚余剰の少ない目袋変形(baggy eyelid)に対して,経結膜的に眼窩脂肪の切除が行われてきた[7〜10].その後,炭酸ガスレーザーを用いて結膜の切開,脂肪の切除を行うことで,術中出血が少なく短時間での施術が可能となり本法の普及に繋がった[11)12].現在ではその適応が広がり,若年者,軽度目袋のみならず,高齢者の皮膚余剰の明らかな目袋,男性などにも広く行われている[13].レーザー・電磁波などでの skin tightening,ボツリヌストキシンによる relaxing,フィラー・脂肪注入による augmentation など,下眼瞼の除皺や con-

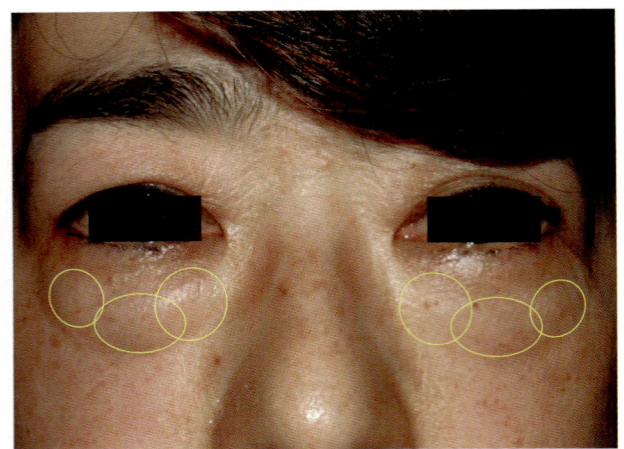

図 11. 切除脂肪塊のマーキング
鼻側，中央，外側の脂肪塊をマーキングし，切除する脂肪の目安とする．本症例は外側脂肪塊も含めて3か所より切除するが，外側脂肪塊の切除は不要な症例が多い．

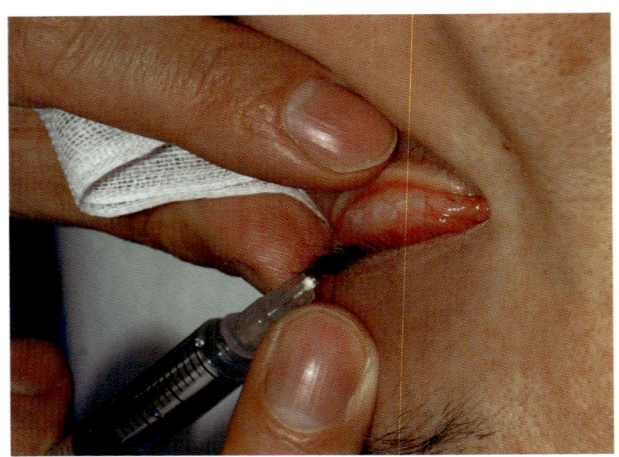

図 12. 瞼結膜への局所麻酔薬注入
血管叢の豊富な内側脂肪塊への針刺入による血腫形成を避けるため，瞼結膜外側より針を刺入する方がよい．

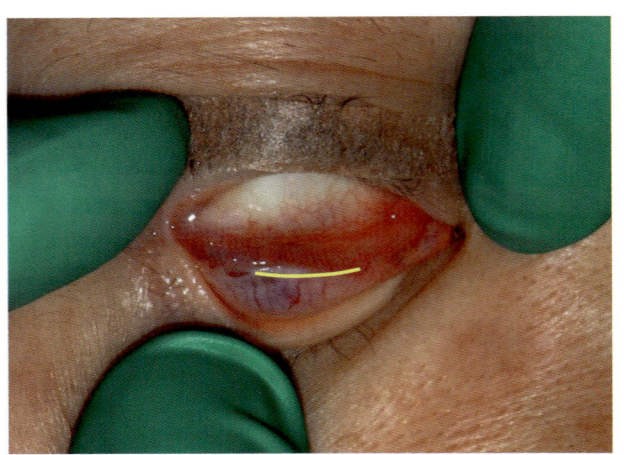

図 13. 結膜切開線のデザイン
円蓋最深部より数 mm 瞼板側，横方向に 10 mm 程度の結膜切開を予定する．

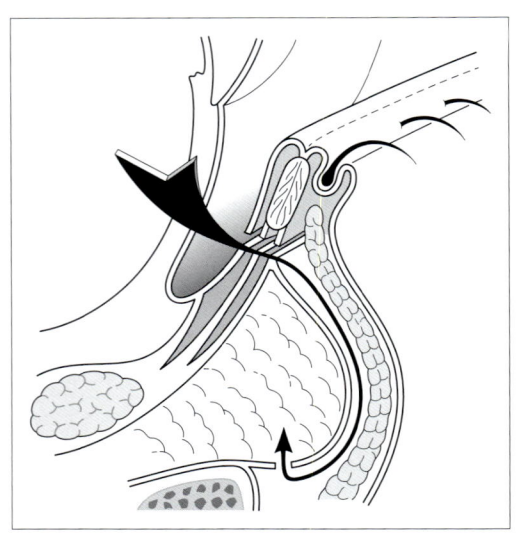

図 14. 眼窩隔膜前アプローチのシェーマ

touring には様々な非手術療法が開発され，こうした非手術療法との併用にも本法は有用である．また，本法を基本として fat repositioning/sliding などの modification も行われる．

デザイン：座位で下眼瞼膨隆部を鼻側，中央および外側に分けてマーキングし，切除する脂肪塊を決める(図 11)．

麻酔：ベノキシールによる点眼麻酔の後，結膜切開部と結膜下眼窩脂肪にエピネフリン加 2%キシロカインを局注する．瞼結膜は下眼瞼を尾側に牽引することで露出し，結膜切開予定部に 0.5 ml，結膜下眼窩脂肪に 1.0 ml，両側計 3.0 ml を注入する(図 12)．

結膜切開：円蓋最深部より数 mm 瞼板側で横方向に 10 mm 程度とする．術者左拇指で下眼瞼皮膚を尾側に牽引させ眼瞼結膜を露出し，患者に上方視(眼球上転)を指示すると瞼結膜切開予定部が隆起突出しその後の操作が容易となる(図 13)．

眼窩下縁の露出：結膜切開の後，隔膜前アプローチにて眼輪筋と隔膜の剝離を眼窩下縁まで進める(図 14)．筆者は，綿棒を剝離子(プッシャーとして)として用い鈍的に剝離することで眼窩隔膜の

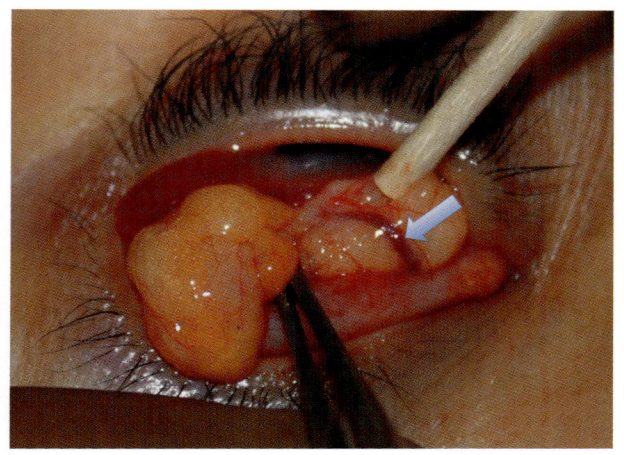

図 15. 鼻側脂肪塊と中央脂肪塊
鼻側脂肪塊は淡く白色調で，太い血管叢を有する（矢印）．

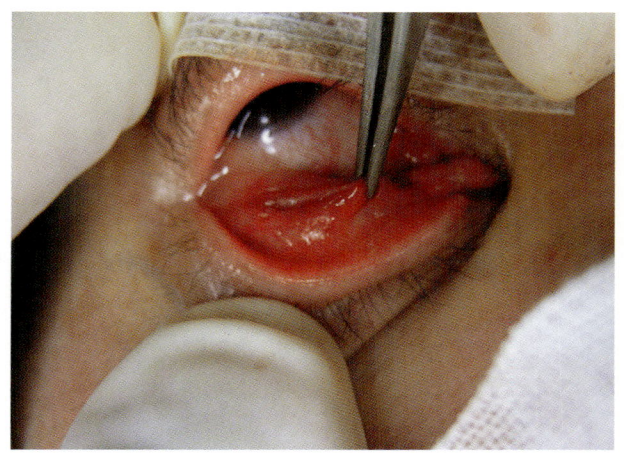

図 16. 有鉤鑷子による結膜閉創

損傷（眼窩脂肪の不用意な脱出），出血の予防をしている．眼窩下縁に達してから眼窩隔膜を切開し，眼窩脂肪を脱出させる．

眼窩脂肪の脱出：眼窩隔膜切開により最初に脱出するのは中央脂肪塊である．同脂肪塊を結膜外に脱出させ，下眼瞼の翻転を元に戻すと下眼瞼中央部の陥凹を確認できるので，これにより脂肪塊の部位確認を行う．鼻側脂肪塊は色調と血管叢の有無が他の脂肪塊と異なる．脂肪の黄色調が他脂肪塊に比し淡く白色調で，太い血管叢を有する（図15）．外側脂肪塊の露出は，眼窩縁に沿って外側に進んでから剖出する．脂肪塊の部位同定は上記と同様である．

眼窩脂肪の切除：脂肪塊の同定の後，それぞれの脂肪塊より症例に応じて適切量を切除する．多くの症例は中央脂肪塊と鼻側脂肪塊の適量切除で目袋変形（baggy eye）の改善が得られる．注意を必要とする症例は，狭義の tear trough が明らかな症例（図18）と，外側脂肪による隆起が明らかな症例（図11）である．前者は内側脂肪塊の切除を避け，後者は外側脂肪塊を切除するとよい．また，術後血腫予防のため，脂肪切除断端を十分止血する．鼻側脂肪塊については血管叢を温存し損傷しないように脂肪切除することで術中出血と術後出血を予防することができる．

閉　創：閉創は有鉤鑷子で創縁粘膜を寄せるのみとし，敢えて縫合閉鎖はしていない（図16）．

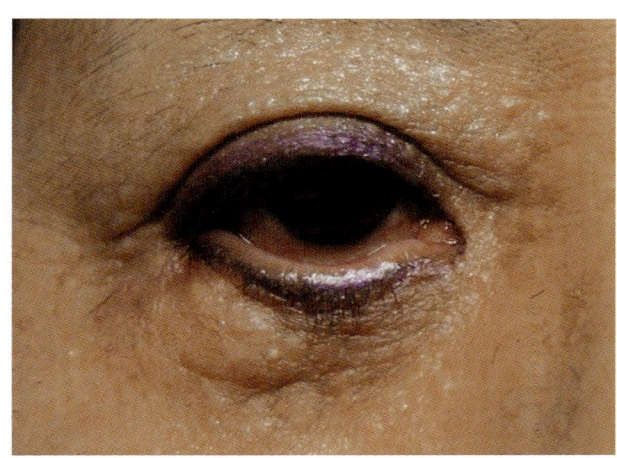

図 17. 術後血腫形成により眼瞼皮膚筋弁の瘢痕拘縮と眼瞼外反を生じた症例

してはいけないこと

1．除皺における皮膚過剰切除

下眼瞼除皺術後の眼瞼外反は修正が困難である．過剰の皮膚切除や皮膚筋弁の術後瘢痕拘縮がその原因となり，術後皮下血腫形成が皮膚筋弁の瘢痕拘縮を惹起する（図17）．術中止血に加え，出血傾向が危惧される場合はドレナージを促す工夫や圧迫止血を念入りに行う．

2．鼻側脂肪塊の過剰切除

眼窩鼻側の tear trough が存在する場合は，下眼瞼全体の目袋（baggy eyelid）が著明な症例でも，鼻側脂肪塊の切除の適応は乏しく，augmen-

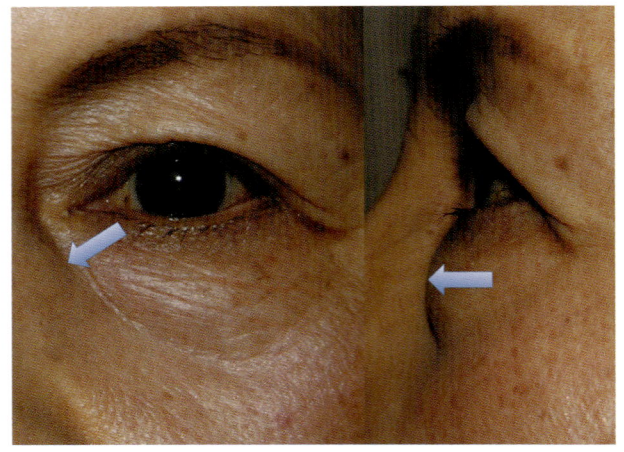

図 18．
目袋変形を伴い眼窩鼻側の陥凹（tear trough）が明らかな症例
目袋変形は下眼瞼眼窩部全域に及び，中央・外側では眼窩縁より明らかな前方突出を示すが，眼窩縁鼻側ではむしろ陥凹を示す．このような症例の眼瞼 contouring は，中央・外側では除脂の適応となるものの，鼻側の除脂は tear trough の悪化に繋がるため，augmentation を行う方がよい．

tation の適応を検討する．中央・外側脂肪の切除が有効な症例でも，鼻側に tear trough がある症例では鼻側脂肪切除の適応は乏しい（図 18）．

3．左右非対称の修正

眼瞼形態の左右差は骨格や筋緊張の非対称に因ることが多く，皮膚切除（除皺），脂肪切除（contouring）による非対称の修正は難しい．骨格性非対称は，眼球突出度の左右差を診ることで推察できるので，非対称の程度を術前に評価し記録に残すとよい．

まとめ

昨今の非手術療法が好まれる傾向や，経皮手術での術後合併症への危惧から，経結膜的アプローチが主流になりつつある．本稿では基本的な経結膜的除脂術を記したが，症例および術者の技術に応じて，fat repositioning/sliding や fascia tightening の併用も可能である．また，非手術療法の併用は，二期的に行う方がよく，生涯複数回の治療を行う可能性を考慮して手術治療の適応と方法を検討するとよい．

文 献

1) Parkes, M. L., Griffiths, C. O. Jr.：An unrecognized cause of baggy lower eyelids. Arch Otolaryngol. 86：201-204, 1967.
   Summary　Baggy eyelid の成因について．
2) Flowers, R. S.：Tear trough implants for correction of tear trough deformity. Clin Plast Surg. 20：403-415, 1993.
   Summary　Tear trough の報告．
3) Haddock, N. T., Saadeh, P. B., Boutros, S., et al.：The tear trough and lid/cheek junction：anatomy and implications for surgical correction. Plast Reconstr Surg. 123：1332-1340, 2009.
   Summary　Tear trough の治療法．
4) Hirmand, H.：Anatomy and nonsurgical correction of the tear trough deformity. Plast Reconstr Surg. 125：699-708, 2010.
   Summary　Tear trough の病態と成因．
5) Loeb, R.：Fat pad sliding and fat grafting for leveling lid depressions. Clin Plast Surg. 8：757-776, 1981.
   Summary　Lower blepharoplasty における fat pad sliding の報告．
6) Hamra, S. T.：Arcus marginalis release and orbital fat preservation in midface rejuvenation. Plast Reconstr Surg. 96：354-362, 1995.
   Summary　いわゆる Hamra 法の報告．
7) Bourguet, J.：Notre traitement chirurgical de 1995 in midface ryeax sans cicatrice. Arch Fr Belg Chir. 31：133-137, 1928.
   Summary　経結膜除脂術の最初の報告とされる．
8) Tomlinson, F. B., Hovey, L. M.：Transconjunctival lower lid blepharoplasty for removal of fat. Plast Reconstr Surg. 56：314-318, 1975.
   Summary　経結膜除脂術の報告．
9) Tessier, P., Rougier, J., Hervouet, F., et al.：Plastic Surgery of the Orbit and Eyelids. Translated by Wolfe SA, pp356-360, Masson Publishing, New York, 1981（原書：Chirurgie Plastique Orbitopalpebrale. Societe Francaise d'Ophtalmologie et Masson, Paris, 1977）
   Summary　Tessier の著書における経結膜除脂術の記載．

10) 緒方寿夫：【下眼瞼加齢性変形の治療】Baggy eyelid の診断と除脂術の適応. 形成外科. **55**：471-480, 2012.
   Summary　経結膜除脂術の適応を記載.
11) Baker, S. S., Muenzler, W. S., Small, R. G., et al：Carbon dioxide laser blepharoplasty. Ophthalmology. **91**：238-244, 1984.
   Summary　経結膜除脂術への炭酸ガスレーザーの利用を報告.
12) 緒方寿夫：【顔のアンチエイジング美容外科手術】下眼瞼形成術　結膜アプローチ. PEPARS. **30**：37-43, 2009.
   Summary　炭酸ガスレーザーを用いた経結膜除脂術を詳述.
13) Zarem, H. A., Resnick, J. I.：Expanded applications for transconjunctival lower lid blepharoplasty. Plast Reconstr Surg. **88**：215-220, 1991.
   Summary　経結膜除脂術の適応の拡大を報告.

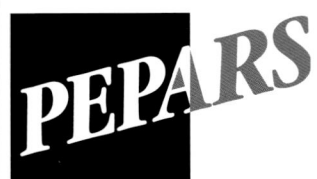

◆特集／美容外科・抗加齢医療—基本から最先端まで—

部位別 ワークフローに基づいた整鼻術のプランニング

菅原　康志*

Key Words：整鼻術(rhinoplasty), インフォームドコンセント(informed consent), コンピューターシミュレーション(computer simulation)

Abstract　再手術がしばしば行われる整鼻術においては，患者の曖昧な要望をできるだけ具体的な画像に落とし込み，それを患者と医師が共有することが重要である．手術に至るプロセスは，定型的なワークフローに沿って行うとよい．すなわち，要望を聞き出し，それを画像上で客観的に評価，検討し，シミュレーションの手法を使って具体的な形態を決定するという，7つのプロセスである．

ワークフローにおいて医師に必要とされるものは，よい写真を撮影することと，コンピューターを用いたシミュレーション技術，およびそれらを行うための鑑識眼である．特に鼻と顔面の調和を導き出すセンスについては，生来のものも少なくないが，修練によっても高めることができるので，その努力を惜しんではならない．また手術に適切な患者を選択することも，ワークフローの重要なプロセスの一つである．

はじめに

残念ながら整鼻術は，再手術率が高いことでも知られている．その原因の多くは，「鼻背は少し高く，鼻尖はやや細めに」といったように，目標形態が曖昧であることに加え，それを患者と医師が共有していないことにあると思われる．

こうした理由から，目標とする形態をできるだけ具体的に決めておくことが，よい結果を得るための最初のステップであり，また最も重要なことと言える．

外鼻手術の全体を述べることは誌面の関係上できないので，手技については成書を参照して頂き，ここでは患者の希望を正確に引き出すための方法と，術者側からの提案のための基礎的知識について，ワークフローに沿って解説する．

手術を行うまでのワークフロー

手術を行うまでのワークフローは，患者の希望を正確に引き出して，具体的な目標形態を決定するまでの7つのステップからなる(図1)．またこのワークフローを通じて，手術に適切な患者か否かを選択する作業も同時に行う[1]．

1．患者の情報を集める
2．患者の要望を聞く，あるいは聞き出す
3．写真を撮影する
4．形態を分析し，問題点を患者と共有する
5．シミュレーションを行い，具体的な目標形態を仮決定する
6．付帯条件を勘案する
7．最終的な目標形態を決定する

1．患者の情報を集める

まずはインタビューを通して，患者情報の収集を行う．

A．背景

・年　齢：実年齢と精神的成熟度のバランスを見る．

---

* Yasushi SUGAWARA, 〒329-0431　下野市薬師寺3311-1　自治医科大学形成外科，教授

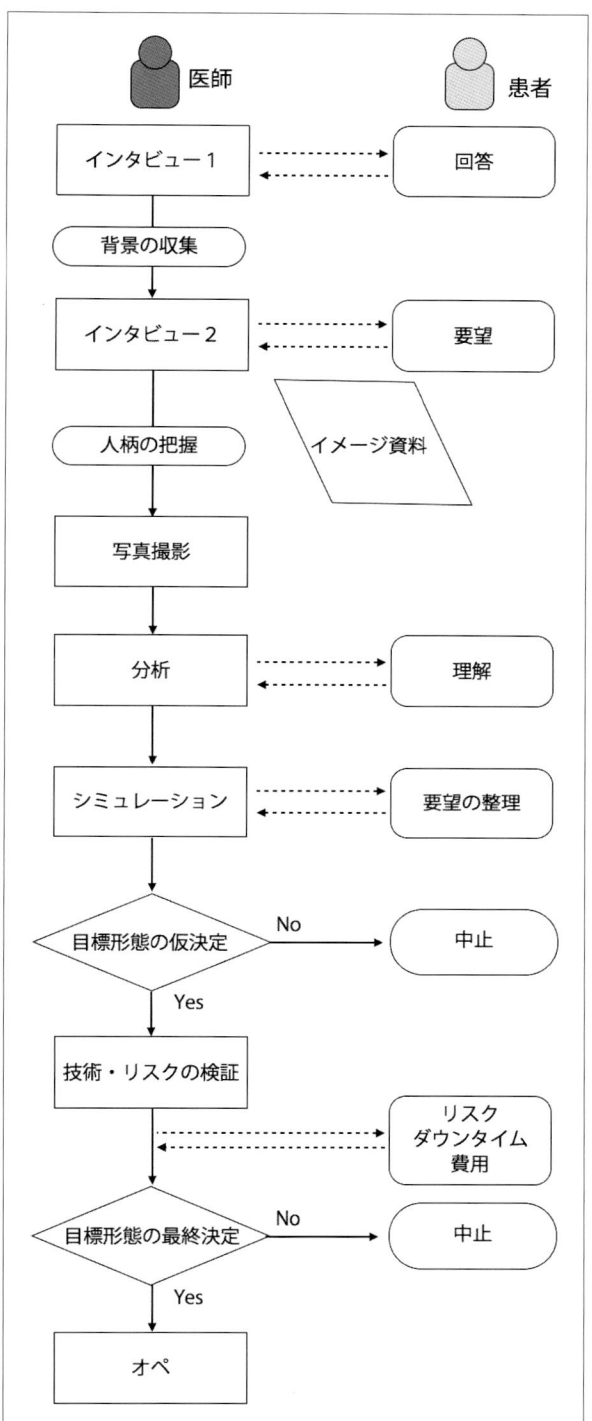

図 1.
整鼻術におけるワークフロー
手術に至るまで，7つのプロセスから成る．

・性　別：男性で，訴えが細かく粘着気質である場合には注意する．
・職　業：芸能や接客関係の仕事をしている場合は結果の要求度が高く，かつ短いダウンタイムが求められる．また，合併症を生じた場合，休業に伴う収入面での問題が生じることがある．
・既往歴：整鼻術では複数回の手術を受けていることも少なくない．感染や注入剤など，できるだけ正確に既往歴を聴取する．精神科疾患の既往がある場合は現在の状態を聴取し，可能であれば

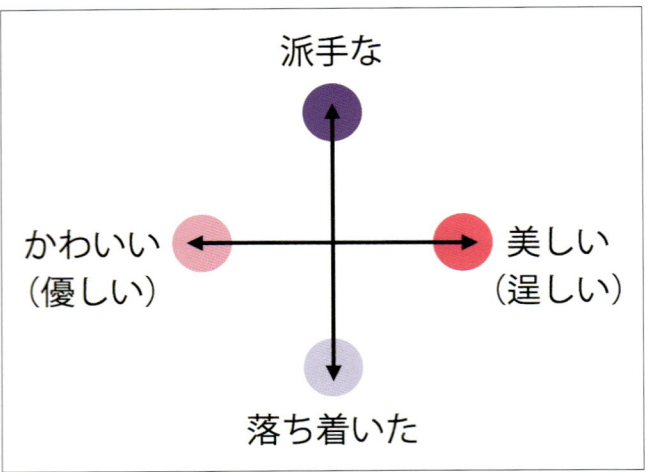

図 2. 患者傾向の対立軸
おおよそどのあたりの立ち位置なのかをくみ取る.

担当医と連絡をとる.

B．性　格

様々な気質があるが，"SIMON"と呼ばれる，Single, Immature, Male, Over-expectant, Narcissistic（独身，未熟，男性，過度の期待，自己陶酔的）の条件に当てはまる場合には，注意する.

2．患者の要望を聞き出す

インタビューを進め，患者が求める形態を具体的に聞き出す．通常は，鼻を高く，低く，真っ直ぐに，かわいく，狭く，小さく，細くなど，曖昧な表現に終始することが多いが，そのままとする．イメージとするモデルの写真などを持参していれば見る．

ここでは，主に患者の全体的な人柄を把握する

ようにする．性格，気質，知性，教養，職業，家族関係，生活環境や社会的地位などを，話の内容からだけでなく服装や持ち物，髪型，化粧，装飾品なども参考にしてできるだけ収集する．

基本的には，派手―質素，美麗―可愛いの対立軸における患者の立ち位置をみつけることが目的になる（図2）．時に鼻の要望が全体のイメージから乖離していることもあり，統一性に欠ける場合は注意を要する．

またインタビュー中，下記の状況がみられる場合は注意して次に進む．

・利害関係が生じていない段階から攻撃的な態度を示したり，批判的な態度をとる

・手術によって新しい仕事や生活，パートナーが得られるといった非現実的な期待を持っている

・写真や絵を持ち込んで，自らが受けるべき手術を解説し，完璧にそれを遂行することを要求する

・15分以上話が続き，収束する気配がない

・何となく相性が悪い，不快な相手と外科医自身が感じる

3．写真を撮影する

術前の記録としてだけでなく，次からのワークフローにも用いるため，この段階で撮影する．問題点の共有やシミュレーションに必要となるため，できるだけ正確かつ再現性が得られるように撮影する必要がある．そのために準備すべき事項

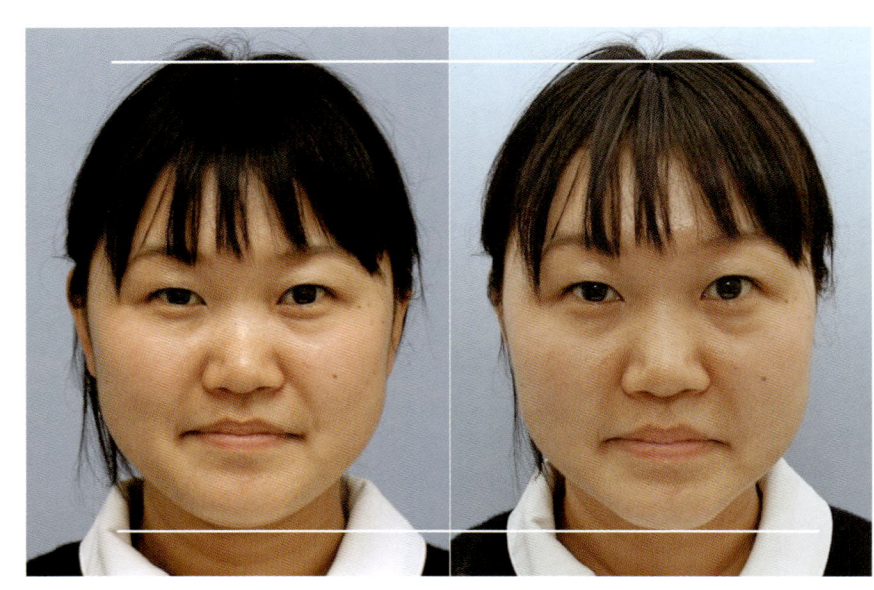

図 3.
レンズによる画像のゆがみ
50 mm（左）および18 mm（右）のレンズで撮影した同一人物の画像．右の画像では，実際の顔と異なり大きく歪んでしまっている．

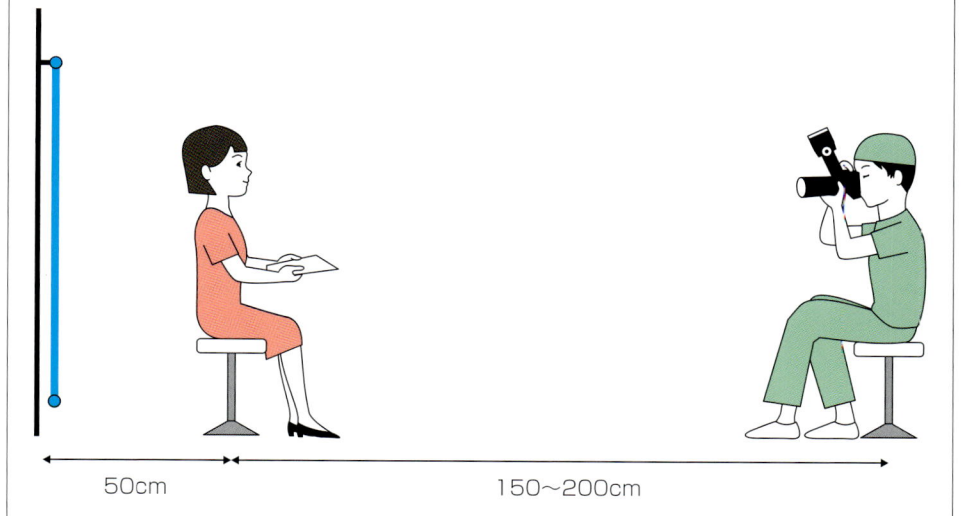

図 4.
ライティング
ライトボックスを用いる方法(a)と，バウンスストロボを用いる方法(b)などがある．いずれも被写体は壁から少し離し，ゆがみのない程度に離れて撮影する．

を説明する．

A．カメラ

デジタル一眼レフカメラの使用が望ましい．CCD(CMOS)のサイズは APS-C で十分であり full size の必要はない．レンズは，50 mm レンズ(術中写真も撮影する場合は 50 mm マクロレンズ)を選択する．APS-C との組み合わせでは，約 75 mm となり，歪みの少ない良質の顔面画像が撮影できる(図 3)．50 mm レンズ以下では，画像が歪み正しい評価ができない．CCD が full size の場合は，80 mm 以上のレンズを選択するが，レンズが長く重くなるため手ぶれに注意する．

B．光源

よい写真には，良質の光源とスペースが必要である．

撮影に必要な部屋の条件は，150×250 cm 以上である．患者は，壁から 50 cm 離れた位置に座らせる．50 mm レンズを使用した場合，カメラマンは約 1.5～2 m 離れた位置から撮影する．

光源には，direct lighting と bounce lighting とがある(図 4)．Direct lighting では，カメラのストロボではなく，必ずライトボックスを使用し，患者の前方でやや上方から発光させる．患者には，反射板を持たせ，鼻やオトガイ下に影が生じない

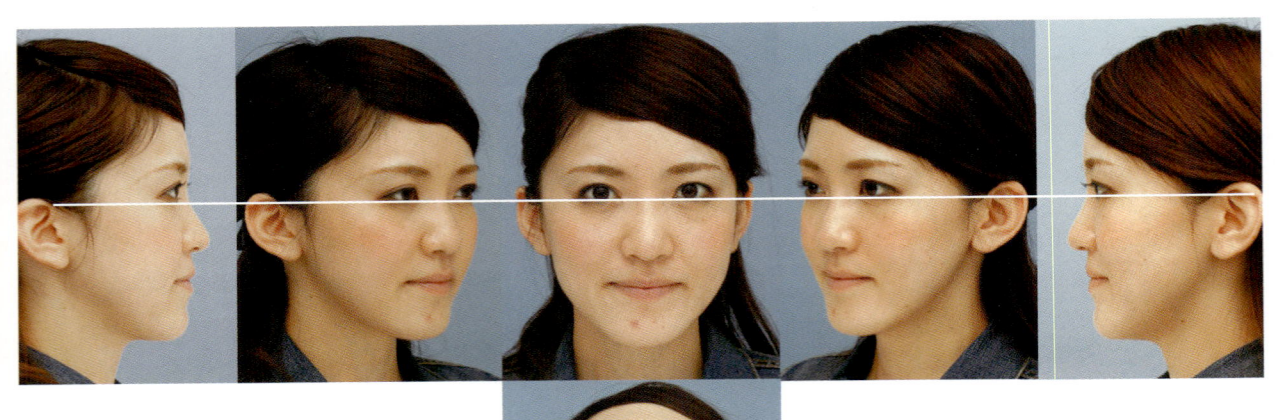

図 5. 6方向の顔面写真
顔面の傾きがないように，眼の位置に気を付けて撮影する．

ようにする．Profileを撮影する際には，患者の後方に影ができないように，ライトボックスと患者との位置関係を調整する．

Bounce lightingでは，まずバウンス撮影が可能なストロボを用意する．ストロボは天井に向けて発光する．白い壁の部屋がよい．患者には，反射板を持たせる．ストロボの発光角度を変えて，患者の後方までうまく光が回るように調整する．

C．撮影条件

A4サイズへのプリントアウトを行う場合は，解像度は800万ピクセル必要となる．PC，あるいはプロジェクターへの出力だけであれば，80万ピクセルで十分であるが，鼻の部分のみを切り出して加工することを考慮し，400万ピクセル前後の解像度で撮影する．絞りは8.0，シャッタースピードは1/60以上に設定する．

6方向からの写真を撮る．両眼を結んだラインが水平になるように頭位を調整し撮影する（図5）．正面，側面では，左右への回転ができるだけ少なくなるようにする．

4．形態を分析し，問題点を患者と共有する

客観的に形態を理解しておらず，思い込みによる形のイメージを持っている患者は少なくないため，まず写真上で客観的に評価し，その内容を患者と共有する．次に実際に鼻に触れながら詳細に観察，分析する．患者には手鏡を持たせ，患者自身による現在の状態の評価を聞きながら，双方の認識を揃えてゆく．

ここでは，患者自身が気にしている問題点を，患者と医師がより具体的に共有することが必須である．「鼻先が丸い」のであれば，鼻尖のどの部分がどのような形になっていることが「丸い」のかを，はっきりさせる．

形態については，解剖学的特徴点，それを結んだ線，それで囲まれた面を意識して解析すると，特徴を把握しやすい（図6）．

5．シミュレーションを行い，具体的な目標形態を仮決定する

良い鼻の形態は，標準値で一様に決められるものではなく，顔面におけるバランスとハーモニー，および患者の要望により異なってくる．したがって患者の希望する形態を導き出すためにも，シミュレーションの作業はとても重要になる．

シミュレーションは，フォトショップ®を用いるのが最も簡便で安価であるが，専用のソフトもある．正・斜・側の3方向で撮影された画像上で，シミュレーションを行う．患者の希望を取り入れた中で，まずは大きな方向性を示し，それの同意

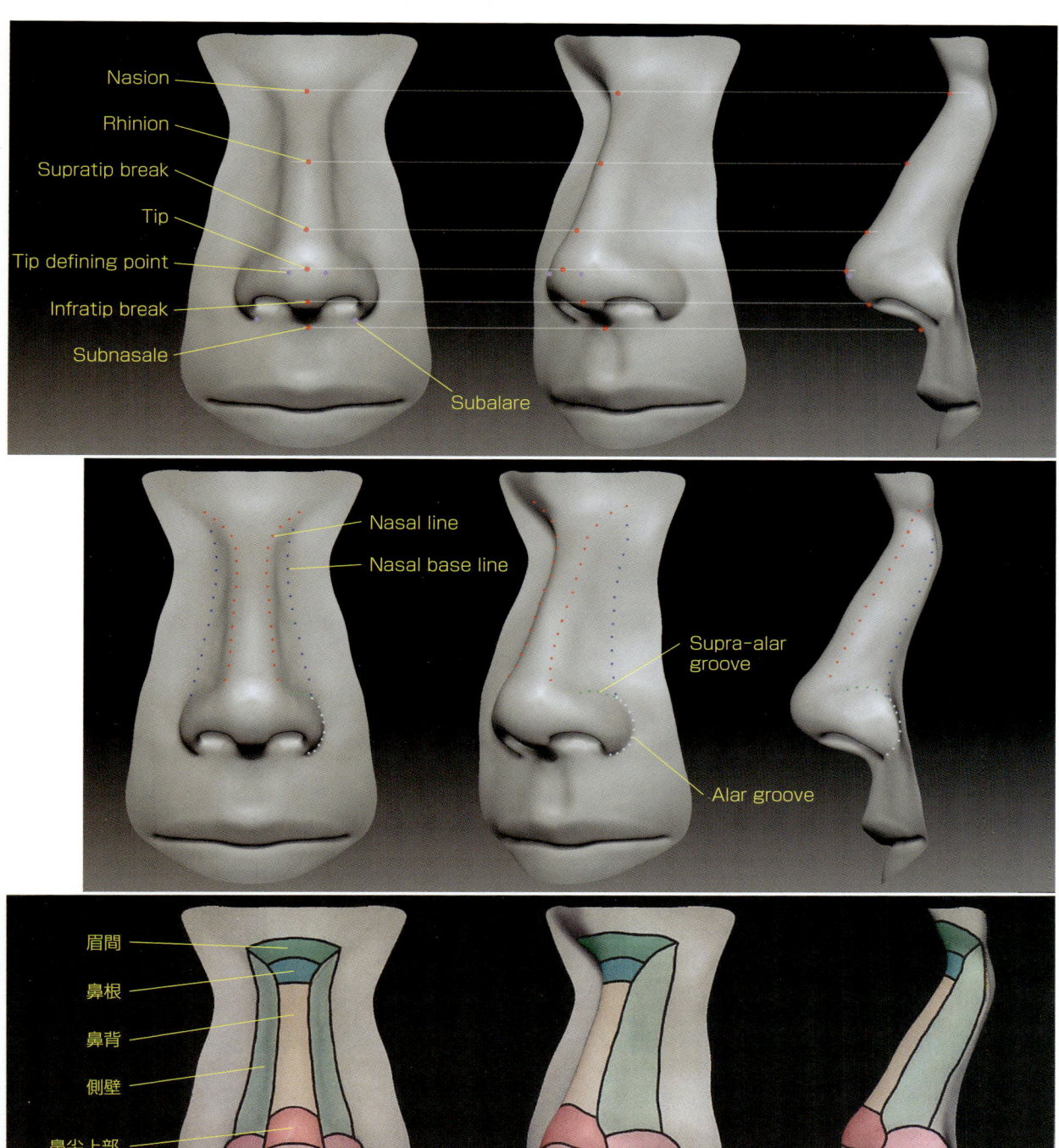

図 6. 鼻の表面解剖
外鼻の特徴を示す点，線，面を示した．

を得た後に，細部のニュアンスを調整してゆく．ただ側貌については問題なく作成できるが，正貌は若干正確さを欠く．

場合によっては，鼻以外に改善した方が望ましい部位がある場合は，そちらの治療との組み合わせを提案する場合もある．鼻の手術は，鼻を美しくする手術というだけでなく，それによって結果的に顔面のバランスが整う治療と考えているためである．シミュレーションの詳しい方法については論文を参照されたい[2]．

6．付帯条件を勘案する

形態としての目標が決まったら，次に下記の条件とのすりあわせを行う．

- 費　用：呈示した費用で対応できない場合は，代替のオペを考える．
- 軟部組織の条件：頻回のオペや感染の既往により軟部組織条件が悪い症例などでは，大幅な形態変化は予定しない方がよい．
- 外科医のスキル：技術的にできないことはしない．シミュレーション内容を変更する．
- 自家組織，インプラントなどの材料：費用および患者の希望に関わるため確認しておく．
- ダウンタイム：手術内容により異なるので，アプローチ法などを変更する．

7．最終的な目標形態の決定

こうした種々の条件とのすりあわせを行った上で，最終的な目標形態と術式を決定する．

典型的手技

鼻の手術においては，基本的な形成外科的手技を習得していれば，テクニック自体に高いものは不要であると考えている．ただ狭い術野や，全く視認できない部分への手術操作も含まれるため，手の感覚から得られる情報を正確に捉えられるスキルは必要とされる．皮下と軟骨の境や，鼻中隔軟骨とその軟骨膜との違いがわからなければ，手術はできない．

詳しい外科的手技については，成書を参照されたい．

私の工夫

整鼻術の場合，手術手技を習得することも重要であるが，それ以前に形態を把握する眼と，よいバランスの形態を導き出すセンスが求められる．これらは修練で習得可能と考えている．

1．自然で好ましい鼻の特徴を理解する

鼻の形態は，高さや大きさだけでなく，人種差や性差，年齢差，あるいは皮膚や軟骨の状態など極めて多様であるが[3]，好ましいとされる鼻の形態は，こうした多様な鼻の中に含まれており，自然に存在する形態である．また美しい鼻は，多様な鼻の最大公約数であるとする報告もあることから[4]，自然で好ましい形態を理解する必要がある．

しかし再手術を希望する患者の中に，太い鼻梁に細い鼻尖が連続していたり，鼻翼溝が鼻尖近くまで長く連続していたり，あるいは細い鼻尖に polly beak deformity が存在するといった不自然な形態を見ると，はたして外科医が自然な形態を理解しているのか疑問に思うことがある．時にこうした形態を好む患者もいるが，基本的には正常・自然という範囲を逸脱しないよう，その境界を知る必要がある．そのためには，次の2つが効果的と考えている．

A．ポートレイトなどの写真を模写する

写真上のハイライトと影を意識して，正面・斜め・側面・下方の4方向を模写する．側面では，額からオトガイまでを描き，その関係性を理解する．

B．粘土で造形する

粘土で鼻の造形をする．できれば顔面全体を作った方がよい．鼻の形態だけでなく，顔全体の中でのバランスを意識しながら造形する．

2．よい顔のバランスを導き出すセンスを磨く

鼻が審美的に好ましいかそうでないかは，額や口唇，オトガイとのバランスに依存している．したがって手術で鼻のみを変化させた場合，他との関係性が変化し，その結果の良否を判断する必要があるが，これには実際にそうなったバランスを目で見て判断するしかない．もちろん平均値と

いった数字上のバランスを知っている必要はあるが，実際はあまり役に立たず，コンピューターを使った画像シミュレーションが最も効果的である[5][6]．シミュレーションの作業を繰り返すことで，よいバランスを導き出す技術が身につくと考えている．

絶対にやってはいけないこと

1．術後早期に再手術を行うこと

鼻の術後は，少なくとも1～2か月は腫脹が持続するため，フレームの形状が描出されない．このためこの時期には，しばしば不安になった患者が予定した結果との相違を訴え，早期の修正手術を要求してくることがある．6か月までは腫脹が減退するため待った方が賢明であり，ステロイド局注で経過を見るべきである．

2．前医の手術を否定すること

セカンドオピニオンを求めてきた患者に対しあきらかな手技上の問題があれば別だが，形態的な不具合については，必ずしも患者の訴えを鵜呑みにしない方がよい．前医が十分な IC に基づいて行ったとしても，術後に新たな要求が生じたり，心変わりすることが整鼻術を受ける患者の中には少なからずある．そうした患者傾向を理解しないと，逆に過度な期待を抱かせることになり，ドクターショッピングを繰り返す．

3．再手術を拒否すること

手術で予測した形態が得られないことは，少なくない．鼻の形態は1mmレベルで微妙な差が生じるので，経験豊かな医師であっても低くない確率で生じる．こうした場合，患者の指摘が客観的に正しければ再手術を行うようにしている．また困難な症例を行うようになればなるほど，合併症の発生率が高まるので，再手術の機会も増える．筆者の場合，再手術率はおよそ20％である．

4．皮下軟部組織の過剰な切除

フレームの形態を出そうとして，皮下軟部組織の過剰な切除を行うことは避けた方がよい．慢性的な血流低下による皮膚の菲薄化が数年単位で生じ，フレーム形態が不自然に露呈することが少なくない．皮下脂肪はかならず1層残すようにする．

まとめ

整鼻術における，術前のワークフローについて述べた．鼻の手術はその手技のみならず，患者の選択，プランニング，インフォームドコンセントも極めて重要である．

参考文献

1) 菅原康志：【整鼻術（鼻の美容外科）】患者の選択とインフォームドコンセント．形成外科．49(6)：619-626，2006．
2) 菅原康志：【頭部・顔面の画像診断と手術シミュレーション】整鼻術におけるコンピューター・シミュレーション．PEPARS．29：43-47，2009．
3) Springer, I. N., Zernial, O., Nölke, F., Warnke, P. H., Wiltfang, J., Russo, P. A. J., et al.：Gender and nasal shape：measures for rhinoplasty. Plast Reconstr Surg. 121(2)：629-637, 2008.
4) Springer, I. N., Zernial, O., Warnke, P. H., Wiltfang, J., Russo, P. A. J., Wolfart, S.：Nasal shape and gender of the observer：implications for rhinoplasty. J Craniomaxillofac Surg. 37(1)：3-7, 2009.
5) Muhlbauer, W., Holm, C.：Computer imaging and surgical reality in aesthetic rhinoplasty. Plast Reconstr Surg. 115(7)：2098-2104, 2005.
6) Mehta, U., Mazhar, K., Frankel, A. S.：Accuracy of preoperative computer imaging in rhinoplasty. Arch Facial Plast Surg. 12(6)：394-398, 2010.

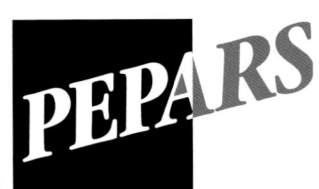

◆特集／美容外科・抗加齢医療—基本から最先端まで—

部位別 フェイスリフト（上顔面，中顔面，下顔面）

白壁征夫[*1]　新妻克宜[*2]　白壁輝美[*3]

Key Words：前額部除皺術(forehead rhytidectomy)，頬部の除皺術(face lift)，顔面頚部の除皺術(cervicofacial rhytidectomy)，表在性筋膜(SMAS)

Abstract　本稿では，顔面を上顔面(前額部)・中顔面(頬と下顎)・下顔面(頚部)の3つに分けて，それぞれの部位における老化症状を解説し，筆者が行っている手術による若返り法を紹介する．

はじめに

顔の1本の表面的な溝（しわ）だけを改善するならば，fillerによる方法は，目的に適っている．しかし，このfillerも最近ではvolumizing（量感）を目的として顔の輪郭を改善していることも否めない[1]．

Non-surgicalな若返り法がもてはやされる日本では，手術を希望する患者が減少傾向にある．その大きな要因として，日本人患者は，傷が残らず，腫れず，他人にわからず，そしてダウンタイムがほとんどない若返り法を望むことが挙げられる．しかしフェイスリフトよりも，確実にたるみを改善し，長期に効果が持続する方法はない．筆者を含む日本の美容外科医は，上記のような日本人患者の非常に厳しい要求に応えるために，おそらく世界で一番ダウンタイムを縮小させる方法でフェイスリフトを行っているものと思われる．

上顔面

上顔面，特に前額部の老化は横皺，眉間の縦皺，額が狭くなる，平坦になるなど，たるみの症状ではない点が，他の顔面部分とは異なっている．前額部は頬のような脂肪組織が少ないために重力に関係する弛みは認められない代わりに，表皮と前頭筋のずれ，および両方の萎縮を原因として，前額部の老化が生じるからである．手術法としては頭頂部の環状切開法による引き上げ，つまり前額部除皺術が効果的である．

1．前額部除皺術の手術手技

A．切開線(図1-a)

頭頂部環状切開で行うが，2〜3か所にV状切開を入れることで術後の創部拘縮による締め付けるような痛みを回避することができる．切開は毛流を考慮して毛に沿って毛根を傷つけないように切開することが大切である．

B．剝離(図1-b, c)

剝離は骨膜上を剝離する．筆者が開発した先端が曲面の23 Gの鈍針cannula[2]を使って，骨膜上に局所麻酔剤を注入してハイドロダイセクションをしておくと，出血も少なく容易に剝離ができる．剝離は鼻骨先端まで行うことが大切である．

---

*[*1] Yukio SHIRAKABE，〒106-0032　東京都港区六本木5-17-16　サフォクリニック，院長*
*[*2] Katsunori NIITSUMA，同*
*[*3] Terumi SHIRAKABE，同，副院長*

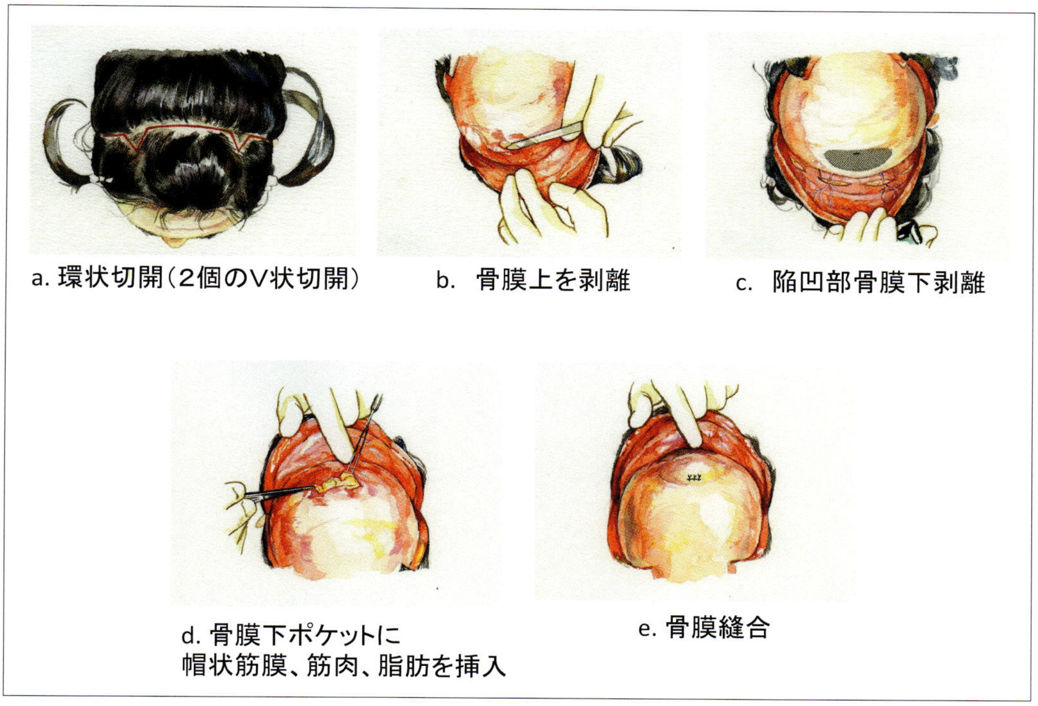

図1. 前額除皺術術式
a：頭頂環状切開での切開線（2〜3か所V状切開を挿入する）．
b：骨膜上を剥離する．
c：陥凹部骨膜下剥離
d：骨膜下ポケットに帽状筋膜，筋肉，脂肪を挿入
e：骨膜縫合

C．皺眉筋処理

皺眉筋は海外の文献では切断するが[3]，筆者は表情の少ない日本人では1/3残すようにしている．また眼窩上神経は眉から4cmのところで前頭筋を貫通して皮下に伸び，前頭部から頭頂部までの皮膚に知覚神経を送っているので，皺眉筋の剥離時には，注意が必要である．

D．前頭筋裏面筋膜に割線

皮弁裏面の筋肉膜に割線を入れて皮弁の伸びを良くする．ピタンギーのRhytido-markerを用いて切除量を決める．

ここで大切なことは，本人が前額中央部を引きのばしたいのか，側頭部を引き上げたいのかを術前に聞いておくことである．何故なら引きのばして皮弁断端切除をする際に，全方向に引き上げると，円周状の切開であるので皮弁の緊張が強くなり，後で創部に大きな負担がかかるため，傷が開いたり肥厚性瘢痕となったりする．これを防ぐために，前述したV状切開を入れるのである．

E．骨膜内帽状腱膜挿入

額に丸みをつける場合は切除した皮弁の表皮と毛根部を切除して残りの脂肪層，筋膜，筋肉，帽状腱膜を前額中央の陥凹部骨膜下に挿入して額に丸みを出すことで若さを強調する（図1-d, e, 図2）．

F．縫合，術後処置

縫合は3-0または4-0テトロン（非吸収糸）で筋膜，腱膜断端部を縫縮し，埋没縫合は3-0デキソン，皮膚縫合は4-0ナイロン糸で行い，抜糸は4日目，8日目に分けて行う．術後2日間は前額部にレストン固定を行う．

腫脹や内出血が術後3日目頃より眼瞼部に現れること，前額部や頭頂部に知覚鈍麻が術後3〜6か月残ること，術後2か月目から創部に掻痒感が出現することを術前に説明する必要がある．

症例の術前・術後を図2に示す．

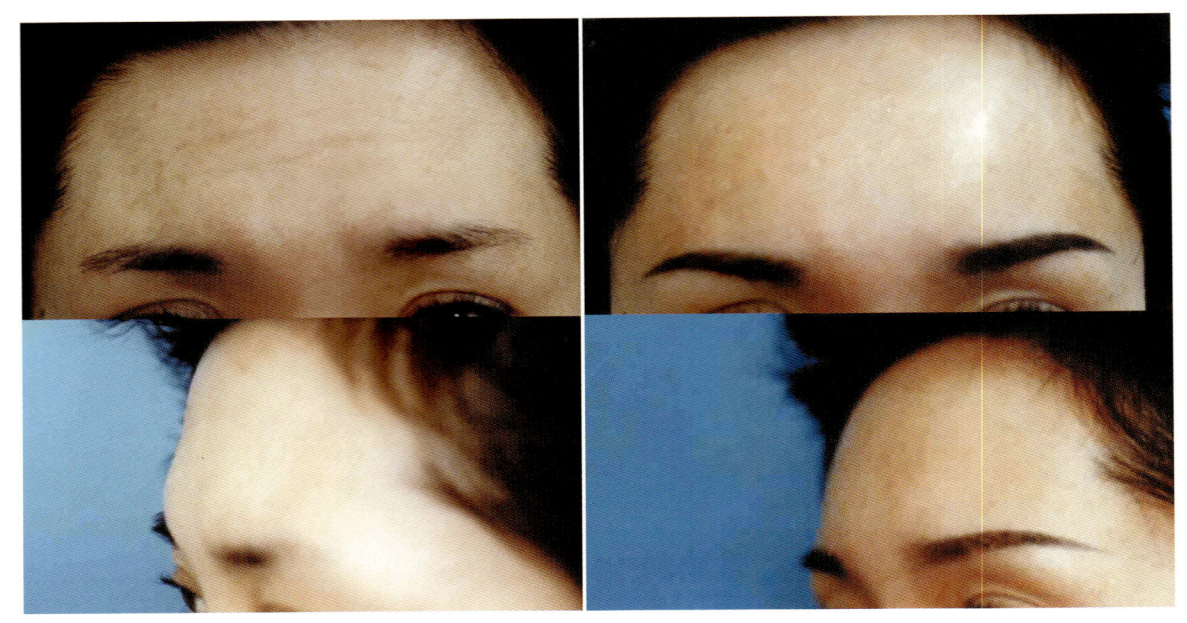

　　　　　a．術前　　　　　　　　　　　　　　　　b．術後3か月
図 2．前額中央部のくぼみに挿入

中顔面

　中顔面では，頬部から法令線，下顎部のたるみを治療の対象とする．

　頬のたるみの3大要因として以下のものが挙げられる．
1）頬の脂肪の下垂：顔と首の全脂肪の半分が頬にある[4]
2）顔面部皮下組織支持靱帯のたるみ：4つのretaining ligament[5]
3）顔面部SMAS(表在性筋膜)のたるみ：トランポリン効果[4]

　頬のたるみには，上記のごとく3つの要素があり，これらが単独でなく重なり合って色々な症状が出現する．特に法令線が年と共に深くなるのは頬の脂肪の下垂が大きな誘因となっている．

　また，頬骨リガメント，上顎骨リガメント，下顎骨リガメント，広頚筋リガメントという顔面部の皮下組織を支持する4つのretaining ligament（靱帯）がある．この4つのリガメントを結ぶテント状の箇所がSMAS(表在性筋膜)のたるみに相当する．すなわち頬の張りの状態をトランポリンのマットとし，各リガメントがトランポリンを支える4つの支柱とした考えをElsa Raskinが報告している[4]．

1．顔の老化症状とフェイスリフト

　2004年Thierry Besins[6]が，顔面縦割り3分割のうち，内眼角から下顎に引いた垂線から眼窩外側縁から引いた垂線の間(section 2)に顔の老化症状のほとんどが集約されていると報告している（図3）．

　この理論をもとに71歳の筆者が座位と臥位での顔を3分割して比較してみると，確かにこのsection 2を除けば座位も臥位もほとんど変わらない．Section 2では，老化の症状の変化がよくわかる．したがってこのsection 2の改善がフェイスリフト手術の根幹となる（図4）．

　最近のフェイスリフトはSMAS法が主流であるので皮膚を引き上げるというよりも皮下のSMAS(表在性筋膜)をどのように効果的に引き上げるかが主目的となっている．そのためにはいかに皮下を薄く剥がしてSMASを厚くとるかが，手術結果に大いに影響する．

　頬部と法令線の老化のみの場合はフェイスリフトを行う．しかし多くの場合が頬部，下顎部，頚部を同時に行うフェイスネックリフトである．

　筆者が用いた従来のフェイスリフトの切開線は側頭毛髪内切開であったが，「もみあげの位置を

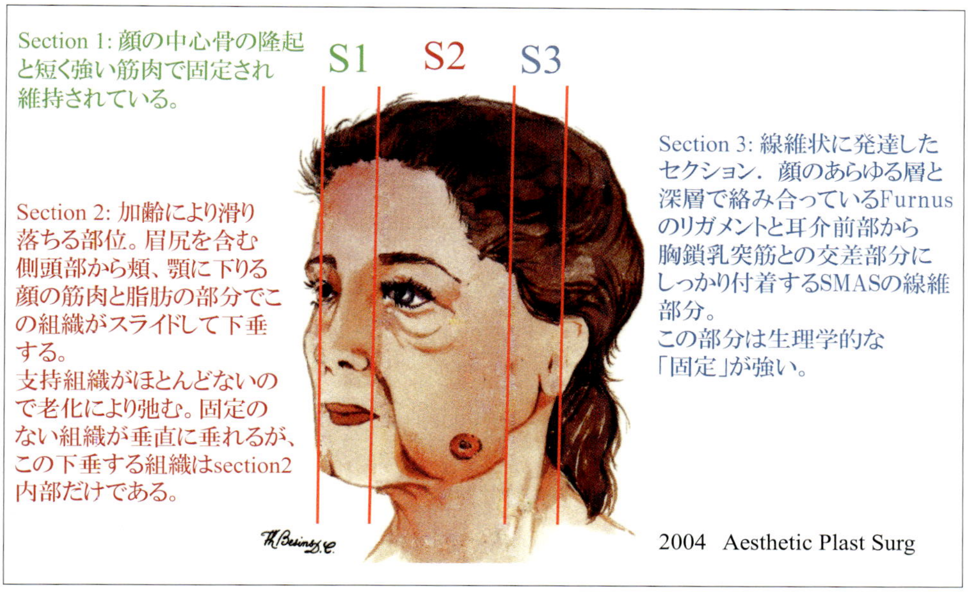

図 3. Thierry Besins の縦割り 3 分割．Section 2 のみ老化症状が著明

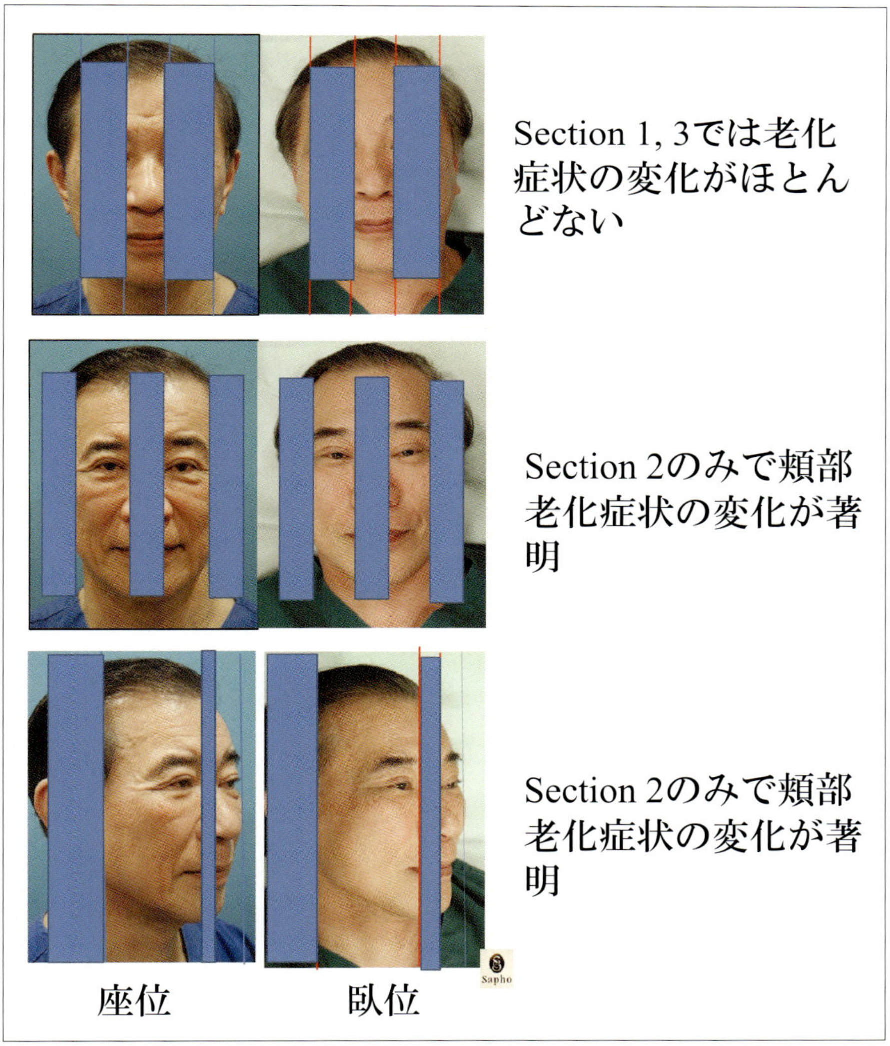

図 4. 筆者の座位と臥位の比較．Section 2 のみに老化症状あり

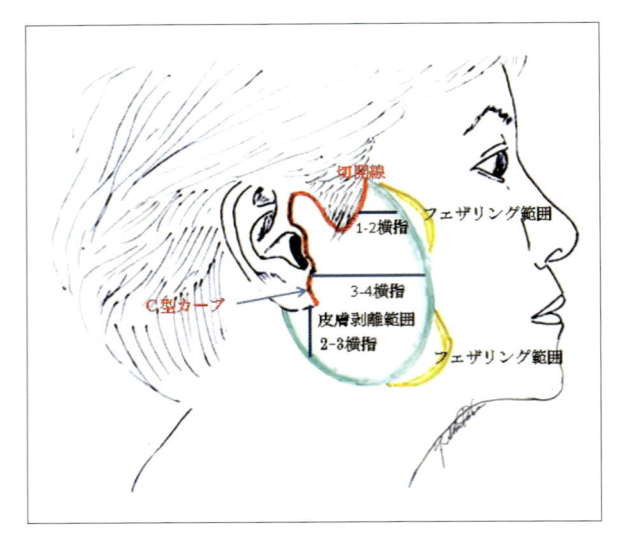

図 5. フェイスリフトの切開線（赤線）と剥離範囲（緑線）

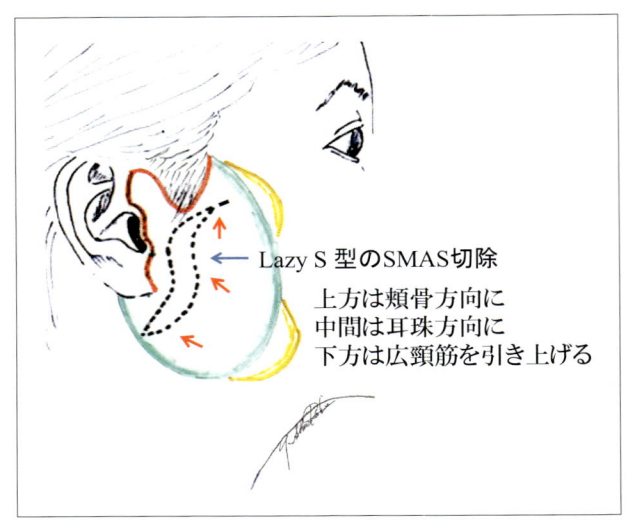

図 6. SMAS の Lazy S 状切開

保つ，もみあげ後方の空間を保つ，側頭を剥離しないことで術後腫脹を減少させる，頭髪内に傷が残らない」などの理由で，もみあげ前後から始まる切開を近年は用いている[7]．

2．フェイスリフトの手術手技

A．切開線（図 5）

もみあげ前後から耳珠の頂点を通り耳垂前で C 状のカーブを入れる．この耳垂前の C 型切開は耳垂前を引き上げた際に耳垂前にできる dog ear を避けるために入れるのだが，それでも耳垂前に dog ear が残る場合は付着部の耳垂後方まで延長し，ここでも切開線に C 状のカーブを入れて自然な耳垂を形成する．

B．皮膚剥離範囲

皮膚剥離範囲は，切開線から 3～4 横指までとして，頬，顎，耳垂下まで行う．切開線が耳垂後方まで延長される時は 2～3 横指幅で耳垂下を剥離する．皮膚剥離はフェイスリフト用はさみを用いて行うが，術前に局所麻酔液を 23 G 鈍針 cannula で皮下に注入し，ハイドロダイセクションを行っているため，容易に剥離ができる[2]．

C．フェザリング

直径 1.8～2.0 mm の cannula で剥離境界線部をハニカムコンディション（蜂の巣状）にして沢山の穴を開けて段差を滑らかにする．これにより皮膚も伸びやすくなる．

D．SMASectomy（図 6）

SMASectomy は頬から広頸筋上部まで Lazy S 状で SMAS を耳後部方向，耳珠方向，頬骨方向に 10～15 mm 幅にて切除し 3-0 デキソンにて縫縮する．

E．アンカリング

耳前部で 2 か所 3-0 デキソンにて皮膚と皮下組織を固定してアンカリングを行う．これにより縫合部の緊張を避ける．

F．皮膚切除

皮弁を斜め上方に引き延ばし，切開線の上にのせる．耳垂前面の C 型の切開線に合わせて dog ear ができないように，余剰皮膚の切除ラインをピオクタニンにてデザインする．次に耳珠の下端から上端まで頂上に合わせて余剰皮膚の切除ラインをゆったりと描く．ここで耳珠上縁から耳垂まで，余剰な皮膚を切除して 5-0 PDS にて埋没縫合する．耳垂後面まで切開を延長した場合は，まず耳垂基部まで皮弁を切開し基部と断端とを埋没糸にて縫合固定する．最初に耳垂後面の C 型切開線に合わせて余剰皮膚切除し，5-0 PDS にて埋没縫合して 5-0 黒ナイロンにて連続縫合する．次に耳珠上縁から耳垂までの皮膚切除を，上記の方法で行う．次いで，もみあげ前後の余剰皮膚を切除し 5-0 PDS で埋没縫合し，5-0 ナイロンで連続縫合する．最後に耳珠上方の余剰皮膚を切除し，5-0 PDS で

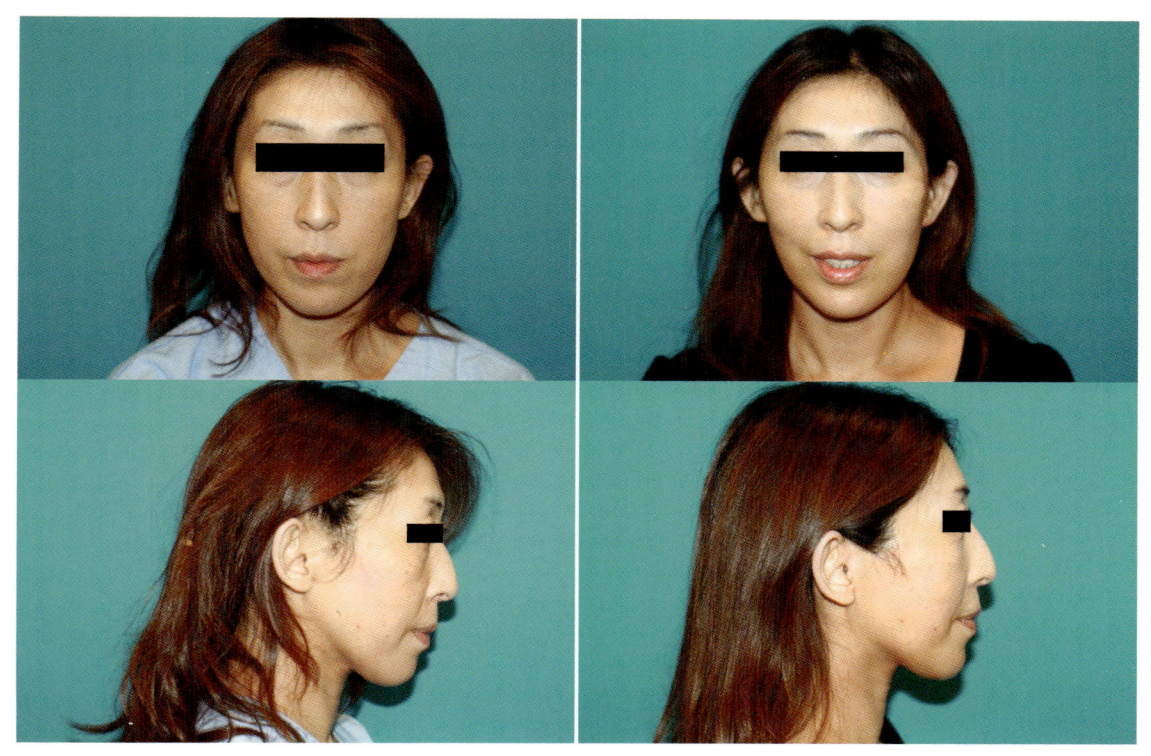

a．術前　　　　　　　　　　　　　b．術後 6 か月

図 7．フェイスリフト

埋没縫合し，5-0 ナイロンにて連続縫合する．

止血が十分にできていればドレーンは不要である．抜糸は 8 日目に行う．術後 1 日は耳前部にレストンスポンジを貼り圧迫する．

症例の術前・術後を図 7 に示す．

下顔面

下顔面は，頸部を治療対象とする．通常フェイスネックリフトとして行う場合が多く，ネックリフトのみのケースは少ない．しかし二重顎や七面鳥状の首(turkish neck)が著明な時に，ネックリフトを行う場合がある．二重顎や七面鳥状の首に対しては，脂肪の蓄積と共に広頸筋の緩みを改善する必要がある．首の皮膚，筋肉が引き上げられると耳前部に弛みが出現するために，耳介後部までの切開線だけでなく，耳珠上縁までの切開が必要となる．したがってほぼフェイスネックリフトと同様の手術方法となる．

1．ネックリフト

二重顎も七面鳥状の首も切開線は同じであるが，後者の場合は広頸筋内側の開きが強いため頤下に約 3 cm 程度の横切開を入れて広頸筋の内側断端を縫縮することがある．特に頤の短い日本人の場合二重顎や七面鳥状の首になりやすく，この切開が必要なことが多い．

2．ネックリフトの手術手技

A．切開線(図 8)

耳珠上縁から耳珠頂上，耳垂前面までの切開線はフェイスリフトの場合と同じであるが，耳珠上縁からもみあげに向かって斜め上方に切開線を 2～3 cm 延長することで剝離，止血，SMAS 処理が直視下で容易にできるのでおすすめする．

耳垂裏面の切開線は前面と同様に C 状のカーブを入れることで耳垂下での dog ear を避けることができ，終了後の耳垂の動きを滑らかにする(直線だと前後の動きが硬い)．その後切開線は，耳介溝に沿って通過して耳珠上端と同じ高さで水平に生え際に進むがこの中に V 状の切開を挿入する．

B．皮膚剝離

頰部の剝離は 2～3 横指の範囲にとどめ口角外

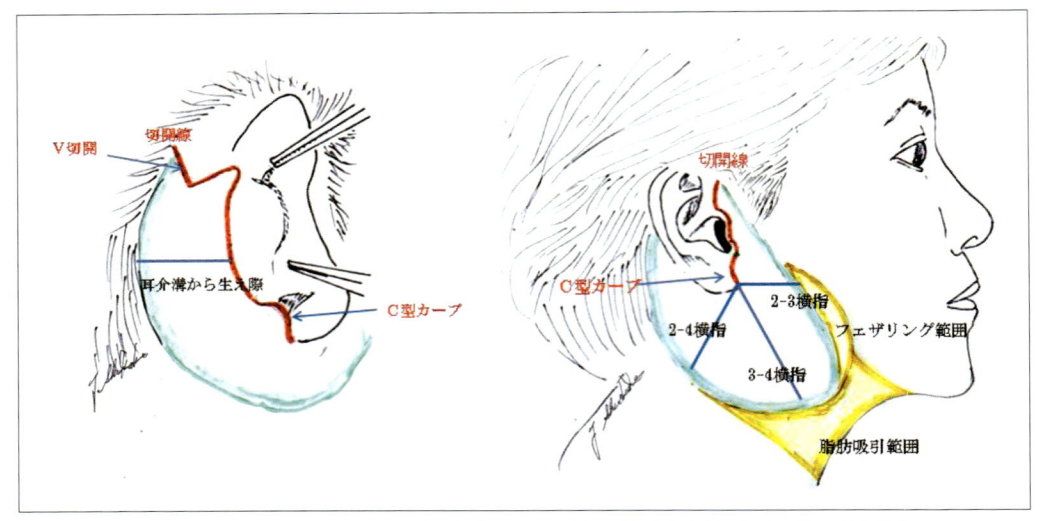

図 8. ネックリフトの切開線（赤線）と剝離範囲（緑線）と脂肪吸引範囲（黄色）

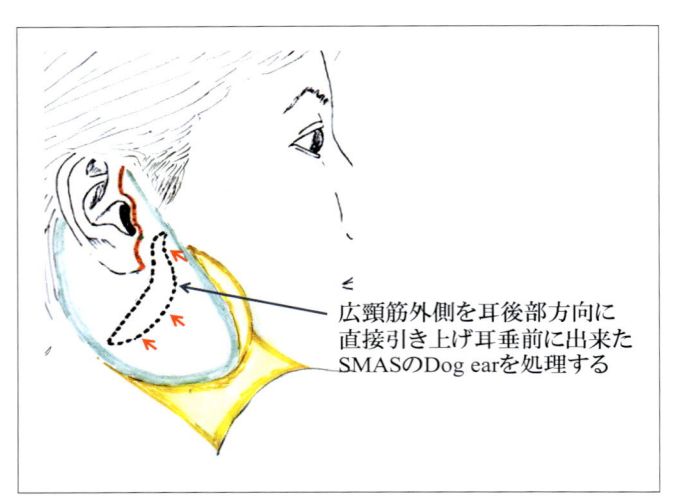

図 9. SMAS 切開デザイン

側，下顎，耳垂下，耳介後面は 3〜4 横指として生え際まで行う．この生え際部分に後頭動静脈が走行しているので注意して剝離と止血をする必要がある．また胸鎖乳突筋上では浅い部位に大耳介神経が走行しているので皮下を浅い層で剝離する必要がある．

C．脂肪吸引，フェザリング

直径 1.8〜2.0 mm の cannula にて二重顎の場合は広頚筋上に蓄積した脂肪を十分に吸引し，七面鳥状の首の場合は皮膚と筋肉との間にたくさんの穴を開けて広頚筋と皮膚とが別々に引き上げられるように，ハニカムコンディション（蜂の巣状）にする．

D．SMASectomy（図 9）

SMAS は本来側頭筋から広頚筋につながる表在性筋膜である．したがってネックリフトの場合は広頚筋外側をダイレクトに引き上げ固定することで頚部のたるみを改善するのであるが，当然 SMAS が頬部に余ってくるので，この部分の SMASectomy も必要になる．フェイスリフトほど上方ではないが頬から広頚筋まで Lazy S 状に切除する必要がある．SMAS 断端は，デキソン 3-0 にて縫縮する．

E．アンカリング

頬と耳垂前部で皮膚と SMAS を 3-0 デキソンにて縫合固定して縫合部に緊張がかからないようにする．

F．皮膚切除

はじめに皮弁を斜め上方に引き延ばし，切開線の上にのせて，耳垂を覆った皮弁を軽く引き上げて耳垂基部まで切開を入れ耳垂を露出させる．次に耳介裏面の余剰皮膚を斜め上方内側に軽く引き上げ（強く引き上げないこと），切開線に合わせて余剰皮膚を耳介溝上縁まで切除し，5-0 PDS にて埋没縫合する．毛髪内や生え際へは切開を延長しない．耳介前の皮膚切除はフェイスリフトの切除法にほぼ準ずる．

初心者の場合，持続吸引ドレーンを入れておく方がよいが，ドレーンは止血器具ではないことを

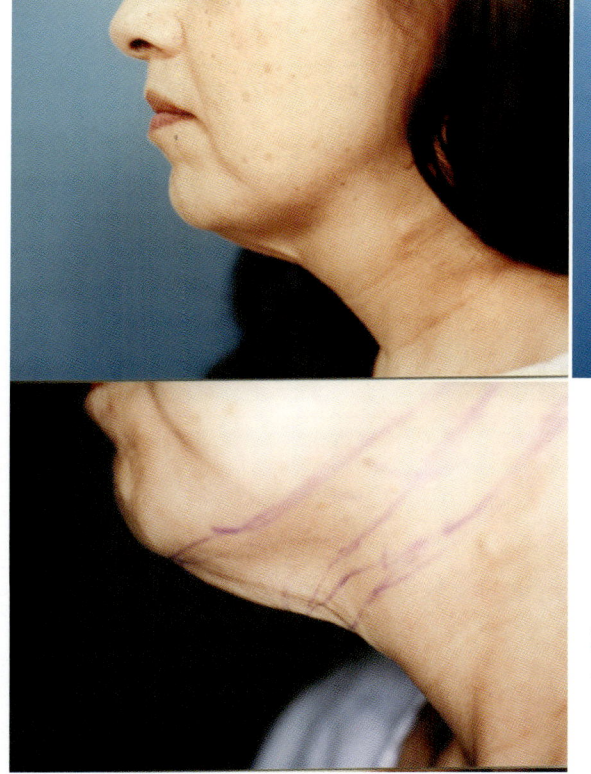

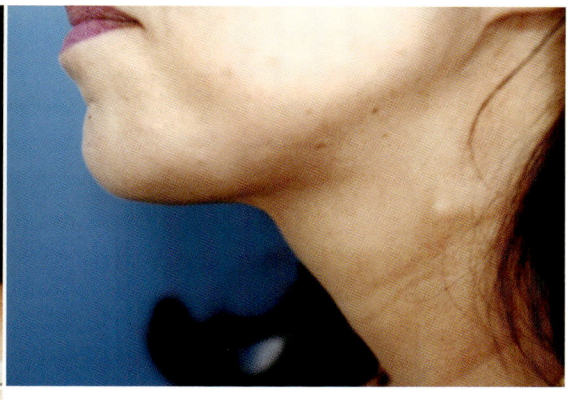

図 10.
ネックリフト（七面鳥様首）
 a：術前（側面とデザイン）
 b：術後6か月目

認識して，術中の止血を十分に行うことが大切である．慣れればドレーンの必要はない．術後頸部にレストンスポンジを当てると術後の内出血斑を防ぐことができる．

症例の術前・術後を図10に示す．

文献

1) Mills, D. C., Camp, S., Mosser, S., et al.：Malar augmentation with a polymethylmethacrylate-enhanced filler. Aesthet Surg J. **33**：421-430, 2013.
2) 白壁征夫，白壁輝美：先端球面形状なる23G/60 mm 横穴4穴注入用 Micro-Cannula による美容外科領域での局所麻酔への応用．日美外報．**33**：8-18，2011.
3) Kesselring, U. K.：Direct approach in Aesthetic Facial Surgery. World Plast. **1**：194-213, 1996.
4) Raskin, E., Latrenta, G. S.：Why do we age in our cheeks? Aesthet Surg J. **27**：19-28, 2007.
5) Alghoul, M., Codner, M. A.：Retaining ligaments of the face：review of anatomy and clinical applications. Aesthet Surg J. **33**：769-782, 2013.
6) Besins, T.：The "R. A. R. E." technique：the renaissance of the aging face and neck. Aesthetic Plast Surg. **28**：127-142, 2004.
7) 白壁征夫，白壁輝美：眉下切開による下眼瞼除皺術を併用し腫脹を最小限にしたフェイスリフト手術．日美外報．**32**：53-63，2010.

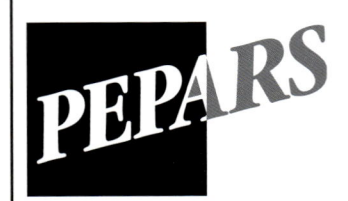

◆特集／美容外科・抗加齢医療—基本から最先端まで—

部位別
乳房増大術

高田章好[*1] 原岡剛一[*2]

Key Words：乳房増大術 (breast augmentation)，シリコンインプラント (silicone implant)，挿入部位 (subpectoral/subglandular/subfascial)，インプラント形状 (smooth/textured/round/anatomical)，局所解剖 (regional anatomy)

Abstract 乳房の美容外科手術で最も多いのはインプラントを用いた乳房増大術である．インプラントのゲル内容はコヒーシブタイプ(ゲルの結合度が高いもの)が新たに作られ，シェル表面はスムーズとテクスチャードの2種類があり，形態もラウンドとアナトミカルがある．さらにコヒーシブには結合度により柔らかいものから硬いものまで，またシェル表面が細かい凹凸のマイクロテクスチャードも作られ，日進月歩で改良されている．先日，乳房再建にシリコンインプラントの健康保険の適応が認められたことは記憶に新しい．今後は乳房再建でも自家組織と比べてインプラントによる再建の希望患者が増加していくと考えられる．乳房再建は形成外科の手術であるが，患者は高度な美容レベルを求めているので乳房増大術に劣らない結果が求められる．インプラントは人工材料であり，耐久性や被膜拘縮についての課題は未だ解決していないので，術後も慎重な経過観察が必要である．

皮膚切開の部位(図1)

切開瘢痕がどの位置にできるかということと手術の確実性・手技によって次の3部位がある．

美容外科では腋窩切開が多く，形成外科では乳房下溝切開が多い．

形成外科的縫合をすればどの切開を用いても線状瘢痕にできる．腋窩切開は稀に肥厚性瘢痕を生じ，乳輪周囲切開は乳輪部分に白色瘢痕を生じることがある．乳房下溝切開は直視下に術野を確認でき，剝離・止血も確実で手術はこのアプローチが最も容易であるので慣れないうちはこの切開を用いるのが安心である．しかし術前のデザインに慣れないと術後の新しい乳房下溝と縫合線にズレを生じやすい．またこの切開はアナトミカル／テクスチャードのインプラントでも挿入しやすく位

図1．

置決定も確実である．

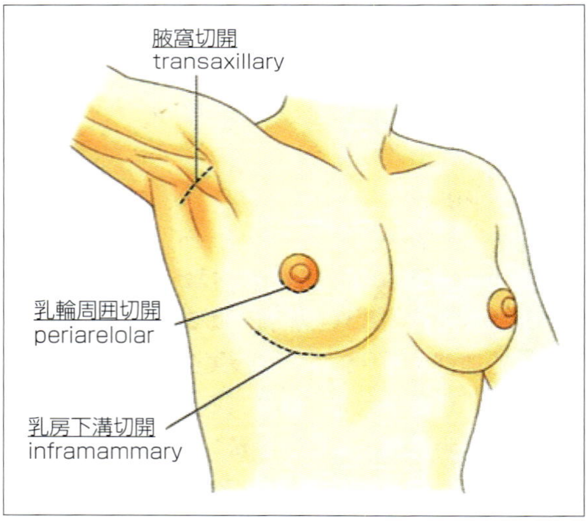

1．腋窩切開 (transaxillary incision)

腋窩の皮膚をシワに沿って切開する．大胸筋の外側縁に沿って下方に皮下剝離を行い，大胸筋を確認したら，大胸筋下法では大胸筋と小胸筋間を剝離する．アナトミカル／テクスチャードのイン

[*1] Akiyoshi TAKADA，〒565-0871 吹田市山田丘 2-2 大阪大学医学部形成外科学講座，招聘教授

[*2] Goichi HARAOKA，〒594-0076 和泉市肥子町 1-10-17 府中病院形成外科，部長

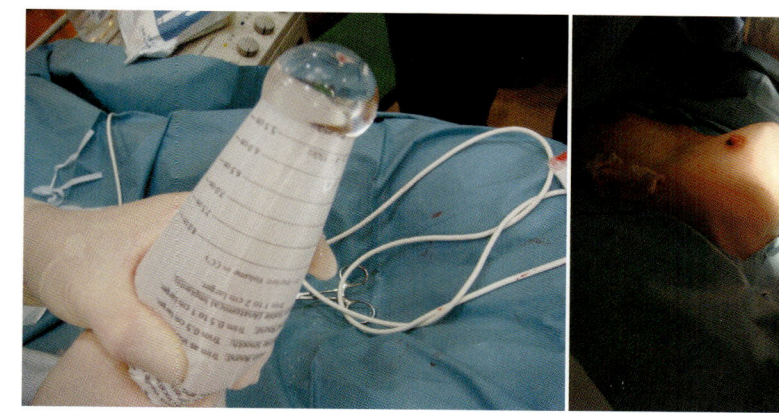

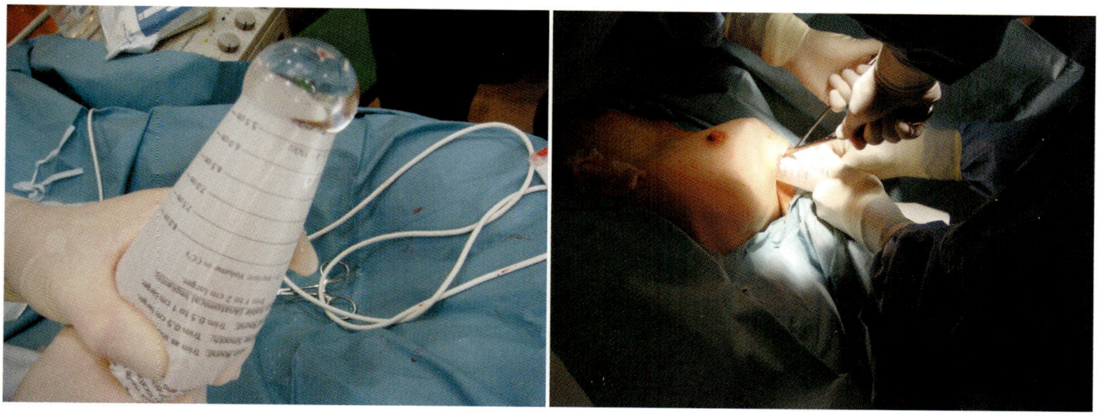

図 2. Keller Funnel

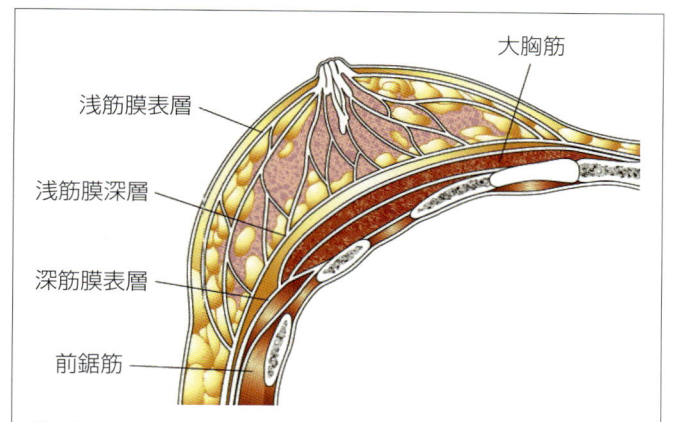

図 3. 乳房の筋肉と筋膜（水平断）

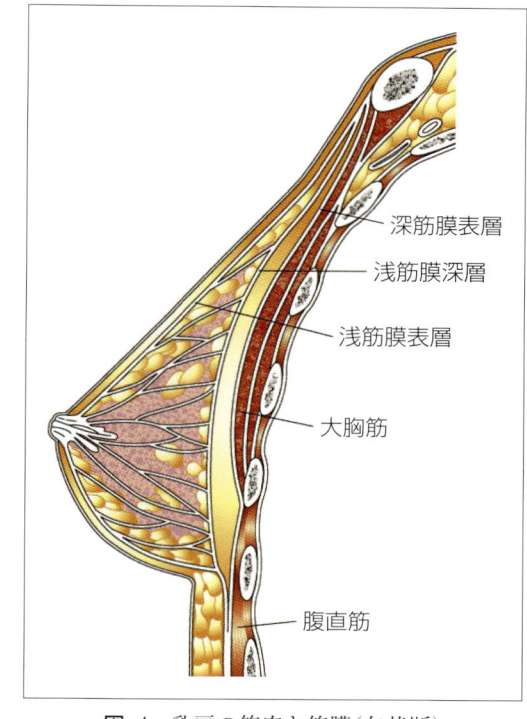

図 4. 乳房の筋肉と筋膜（矢状断）

プラントを挿入する時は，すべりが悪いので切開線の長さにこだわると皮膚縁が傷つきやすい．

Keller Funnel（図2）を使用するとNo touch methodでありインプラントの挿入は容易である．

筋膜下法では，大胸筋筋膜を切開し筋膜と筋体の間を，筋膜を損傷しないよう注意して剝離する．乳腺下法では乳腺と大胸筋筋膜の間を剝離する．

2．乳輪周囲切開（periareolar incision）

乳管を傷つけないよう，また乳腺を避けての皮下剝離は薄くなり過ぎないように注意する．乳房下溝線まで剝離し，大胸筋の下縁と外側縁を確認したら，それぞれのインプラントを挿入する剝離層で剝離する．

乳腺下挿入で用いられることが多い．

3．乳房下溝切開（inframammary incision）

乳房下溝もしくはインプラント挿入後の新しい乳房下溝予定線で皮膚切開する．大胸筋下縁を確認したらそれぞれのインプラントを挿入する剝離層で剝離する．

大胸筋下法の場合はdual plane[4)6)]で剝離することが多い[4)]．

局所解剖

1．乳　房

乳房は第2肋骨から第6肋骨までの高さで内側は胸骨外側縁，外側は中腋窩線まであり，その大部分は大胸筋上で下外側の一部は前鋸筋上に存在

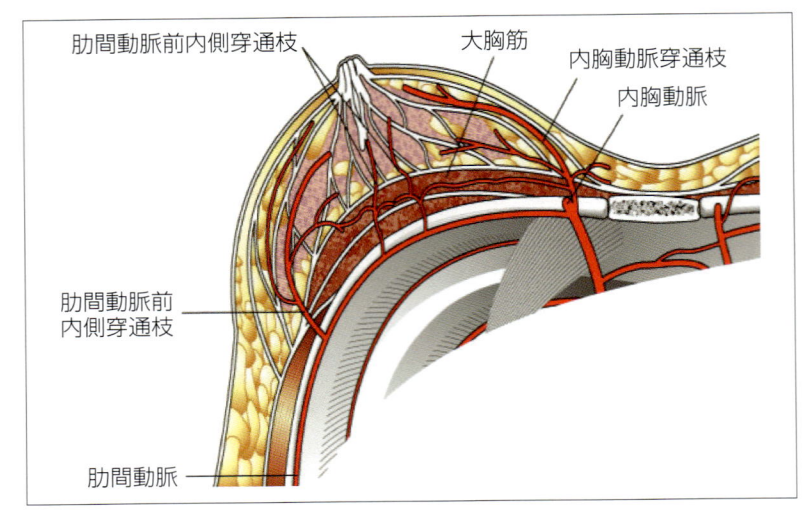

図 5.
乳房の血管系（水平断）

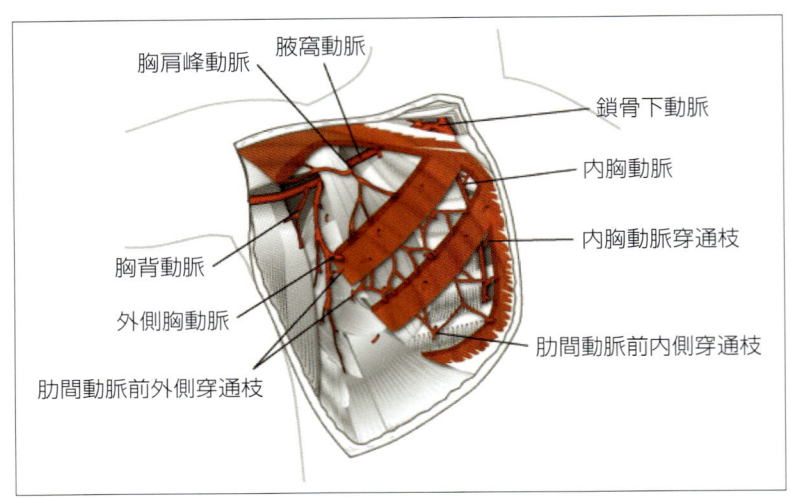

図 6.
乳房の血管系（深部）

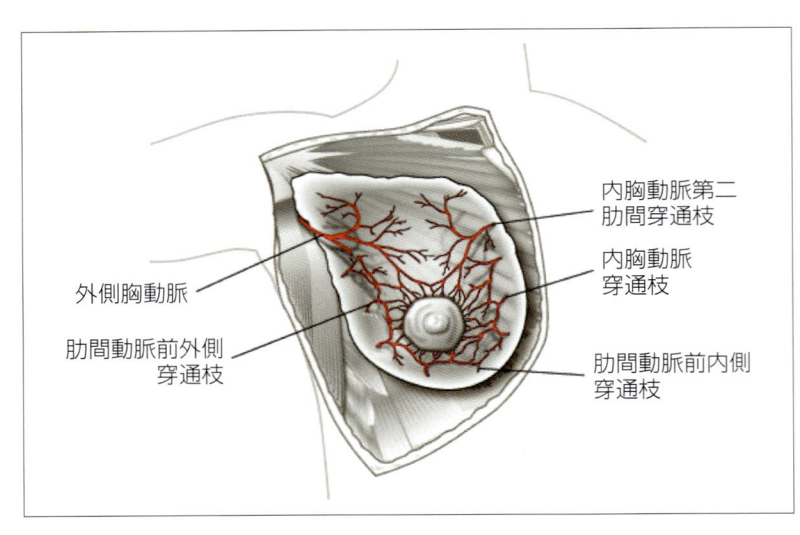

図 7.
乳房の血管系（表面）

している．乳輪には 15〜20 本の乳管が開口し，乳輪周囲にはモンゴメリー腺が存在する．

　乳腺は脂腺毛囊系の皮膚付属器で，浅筋膜の浅層と深層に包まれ乳房脂肪体の中にある．乳腺の大部分は前胸部浅筋膜内にあり，尾部は深筋膜を貫いて腋窩に至る（図 3，4）．

2. 神 経

乳房上部には頸神経叢の第3，第4枝からの鎖骨上神経が分布する．肋間神経は肋間動静脈とともに最内肋間筋と内肋間筋の間を走行し，前皮枝と外側皮枝を胸壁の前面と側面とにそれぞれ分岐する．前皮枝はさらに内，外側枝に分かれ，外側枝が乳房内側部に分布する．外側皮枝は鎖骨中線上で肋間筋と前鋸筋を貫いて前，後枝に分かれ，前枝が乳房の中央部から外側部に分布する．第3～5肋間神経外側皮枝の後枝が，乳頭・乳輪に分布する知覚神経である．

3. 血 管

乳房への血行は内胸動脈，肋間動脈，外側胸動脈，胸肩峰動脈により供給される．内胸動脈からの第2，3肋間穿通枝と外側胸動脈の枝は乳腺被膜に至り吻合し，乳房上部に分布する．内胸動脈の第4～6肋間穿通枝は，乳房内側部に分布する．乳輪・乳頭には，主に第4～5肋間にある内胸動脈前肋間枝の穿通枝が分布する．外側胸動脈の先端は大胸筋外側から前胸部に至り内胸動脈前肋間枝の穿通枝と吻合し，乳房外側部に分布する．肋間動脈は乳頭下部で内胸動脈，外側胸動脈の分枝と吻合する．すなわち乳房上部と内側部は内胸動脈第2～6肋間穿通枝，中央から外側部は第4～5肋間にある内胸動脈前肋間枝の穿通枝と外側胸動脈，下部は第5～6肋間にある内胸動脈前肋間枝の穿通枝により栄養されている．

静脈は浅層系と深層系の2つがあり，浅層系の大部分は内胸静脈に流れ，深層系は同名の動脈やその分枝とともに走行する（図5～7）．

4. 筋 肉

乳房を支持している筋肉は広頚筋，大胸筋，前鋸筋，外腹斜筋，腹直筋鞘前葉である．大胸筋は胸部前面の大部分を覆い，鎖骨部，胸肋部，腹部の3部分からなる．起始部は鎖骨内側，胸骨，第1～7肋軟骨と腹直筋鞘前葉で，停止部は上腕骨の大結節稜である．腹部は腹直筋鞘前葉の表面に付着し，腹直筋鞘前葉は外上方で外腹斜筋筋膜に移行する（図8）．大胸筋下にある小胸筋は第2(3)～

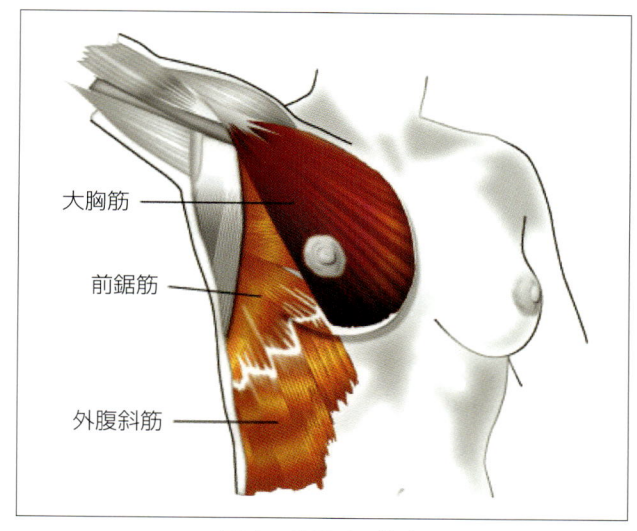

図 8．乳房下の筋肉

第5肋骨の前端から外上方に走行する．

乳房インプラント挿入のアプローチ（図9，10）

インプラントの挿入部位は患者の体格・体型・乳房皮膚の柔軟性・大胸筋・乳腺組織量などによって選択する．

Tebbettsは5つの部位の計測によって無理のない大きさのインプラントをどの部位に挿入すべきかについて述べている[4)5)]．

1. 大胸筋下法

術前に乳房上部の皮膚にpinch testをして2cm以下であれば大胸筋下法の適応と言われている．大胸筋は挿入されたインプラントの外側と下部は解剖学的に被覆しないので，筋下に挿入しても痩せていたり，乳腺量が少ないと乳腺下挿入と同様に挿入したインプラントの辺縁を触れることがある．

腋窩切開から大・小胸筋間に入り大胸筋を越えて剝離したら，外側では前鋸筋筋膜上，外側下部では外腹斜筋筋膜上を剝離して，大胸筋が十分に剝離された状態でインプラントを挿入する皮下ポケットを広く作成する．

大・小胸筋間を確認してからの剝離は内視鏡を用いない限りはブラインド操作となり，出血させると止血は困難になるので出来るだけ注意して丁寧に剝離しなければならない．また大胸筋外側下部を確実に切離するならば内視鏡を使用する．

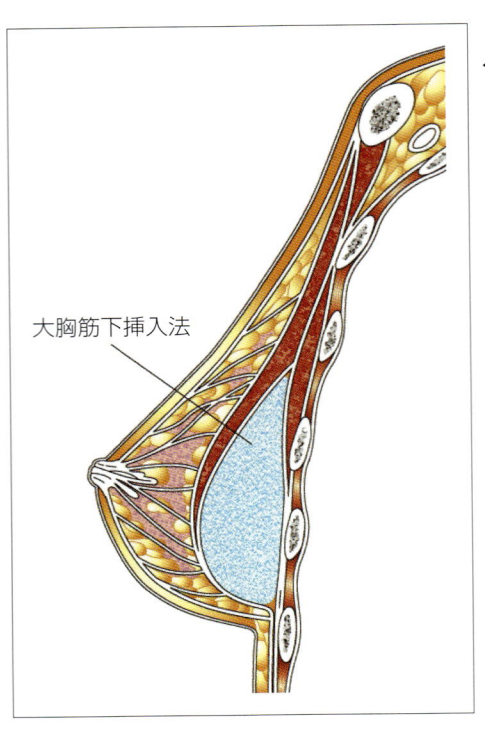

◀図 9.
インプラントの挿入位置(大胸筋下(subpectoral))

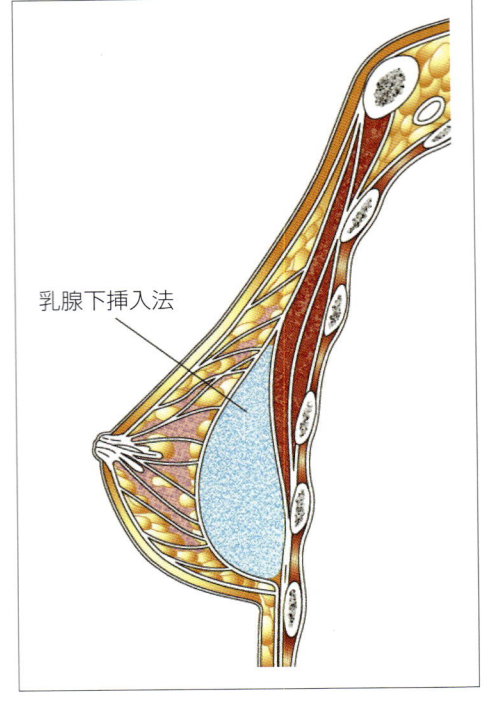

大胸筋下挿入法

図 10. ▶
インプラントの挿入位置(乳腺下(subglandular))

乳腺下挿入法

　大胸筋外側縁のすぐ後方脂肪層に内側上腕皮神経，肋間上腕神経があるので，これを損傷すると上腕の疼痛やしびれを残すことがある．剥離は，内側では内胸動脈の穿通枝と肋間神経の前皮枝，外側では乳頭・乳輪に分布する知覚神経である第3～5肋間神経外側皮枝と外側胸動脈に注意し，乳房下方では内胸動脈前肋間枝の穿通枝に注意する．

　大胸筋下法で筋力が強く残存すると術後にインプラントは上方に移動しやすいので，下方の剥離は新しい乳房下溝より多めに剥離しておく．剥離が終了したら剥離範囲とインプラント許容量をサイザーで確認し，内側では離れ過ぎず胸の谷間が出来るよう，外側では流れる胸になっていることを確認する．

2．乳腺下法と筋膜下法[1)～3)]

　乳房がある程度大きく皮膚にも余裕があり，また授乳後や軽度の乳房下垂に適応がある．乳房下垂が中等度以上であれば乳房固定術の適応になり，乳房増大術のみでは整容的に改善しない．

　皮膚切開の後，できるだけ乳腺組織を避けて皮下剥離をし，大胸筋を確認したら筋膜直上(筋膜下法では筋膜直下)を丁寧に剥離する．剥離範囲は大胸筋下法に比べて狭いが乳房下溝の位置に注意する．

乳房インプラントの挿入位置

1．大胸筋下(subpectoral)(図9)

　大・小胸筋間にインプラントが挿入される．インプラント下部は大胸筋を越えた乳腺下に位置する．Dual planeで剥離，挿入されることが多い[4)6)]．

2．乳腺下(subglandular)(図10)

　乳腺組織の下で大胸筋筋膜上にインプラントが挿入される．

3．筋膜下(subfascial)

　大胸筋筋膜下にインプラントが挿入されるが大胸筋を越えたインプラント下部は乳腺下に位置する．

インプラントの選択

　インプラントの選択には，患者の希望，体格・体型，乳房皮膚の柔軟性，乳腺組織量などを参考にする．

1．スムーズタイプ

　シェルが薄く，ゲルも(コヒーシブでも)柔らかいので触感がよく動きやすい．被膜拘縮が起こりやすいという報告もあるが，術後に広い皮下ポ

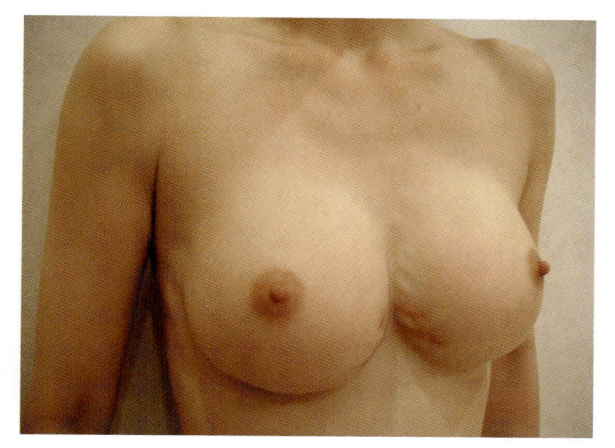

図 11. Rippling

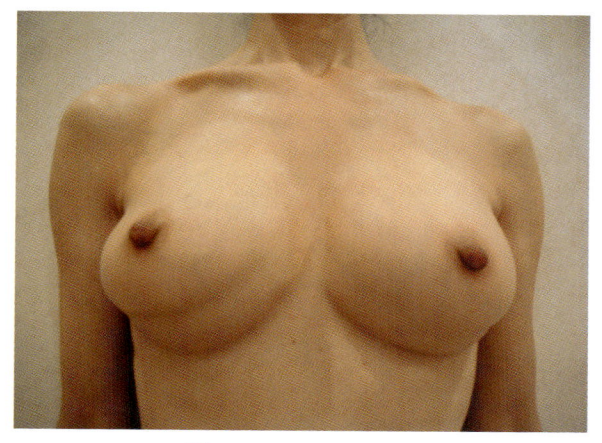

図 12. Double bubble

ケットを維持できれば非常に柔らかく自然な乳房になる．

2．テクスチャードタイプ
シェルはやや厚いので触感はスムーズタイプに劣るが，被膜形成が薄く，拘縮が起こりにくいと言われている．

3．ラウンドタイプ
シェルはスムーズタイプとテクスチャードタイプの両方が作られている．挿入したインプラントが大き過ぎたり，上方に移動すると乳房上部の突出が目立つ．

大胸筋下にはスムーズタイプが，乳腺下ではテクスチャードタイプが挿入されることが多い．

4．アナトミカルタイプ
インプラントの形状を保持するためシェルはテクスチャードであり，ゲルも固めのコヒーシブである．いわゆる涙型(tear drop type)で乳房上部の膨らみは少ないが，動かない(回転してはいけない)ので触感は劣る．

乳房増大術では乳腺下で，乳房再建では大胸筋下で挿入されることが多い．

合併症

- 血腫・漿液腫・感染
- 被膜拘縮・非対称
- インプラントの回転
- rippling(図 11)
- bottoming out
- double bubble(図 12)

引用文献

1) Graf, R. M., et al.：Subfascial endoscopic transaxillary augmentation mammaplasty. Aesthetic Plast Surg. **24**：216-220, 2000.
   Summary 筋膜下法の手技について．
2) Graf, R. M., et al.：Subfascial breast implant：a new procedure. Plast Reconstr Surg. **111**：904-908, 2003.
   Summary それぞれの皮膚切開からの筋膜下挿入についての経験．
3) Lin, J., et al.：Anatomy and clinical significance of pectral fascia. Plast Reconstr Surg. **118**：1557-1560, 2006.
   Summary 中国人女性 15 屍体 30 例での胸筋筋膜の厚さと臨床解剖．
4) Tebbetts, J. B.：Dual plane breast augmentation：optimizing implant-soft-tissue relationships in a wide range of breast types. Plast Reconstr Surg. **107**：1255-1272, 2001.
   Summary 患者の体格・体型によってインプラントを覆う組織を考慮した乳房増大術について．
5) Tebbetts, J. B., et al.：Five critical decisions in breast augmentation using five measurements in 5 minutes：the high five decision support process. Plast Reconstr Surg. **118**：35S-45S, 2006.
   Summary 5 つの部位の計測より無理のない大きさのインプラントをどの層に挿入すべきかについて．
6) Spear, S. L., et al.：The correction of capsular contracture by conversion to "dual-plane" positioning：Technique and outcomes. Plast Reconstr Surg. **118**：103S, 2006.
   Summary 大胸筋下法，乳腺下法で被膜拘縮をきたした症例を dual plane に入れ直して検討した．手術法は Tebbetts と類似．

ハリウッドでも大好評の施術が日本に上陸！

同時発信テクノロジーを駆使した最新医療治療「エムピースクエア」

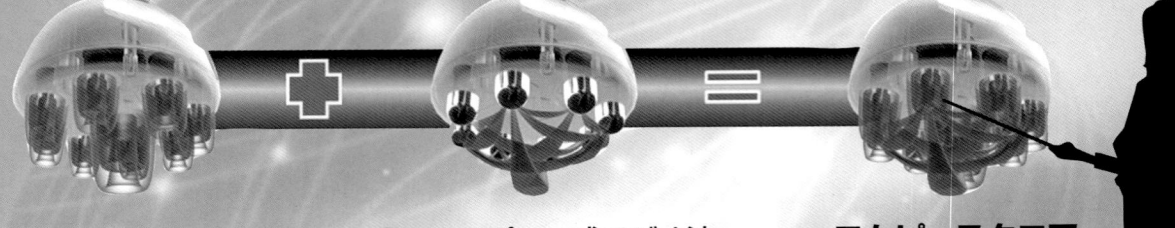

●パルス磁場
▶ 線維芽細胞の増殖
▶ 毛細血管分布の改善
　（毛細血管形成）
▶ 新しいコラーゲン線維の合成を直接促進する非加熱式メカニズム

●マルチポーラ式ラジオ波
▶ 線維自然の創傷治療反応を誘発する加熱式メカニズム
▶ 施術領域全体に温熱効果

エムピースクエア
MP^2

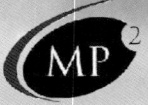

RFとMagnetic Fieldの技術を駆使

世界中の機関と有名医師がこの技術を後押ししています

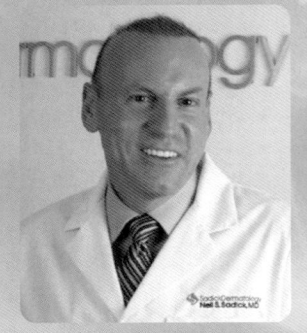

Neil Sadick
- MD-Dermatologist -

"私は優れた結果と患者たちの満足度について強く言及しています。患者を若く健康に又、ハッピーにしてくれる大変優秀な技術です。"

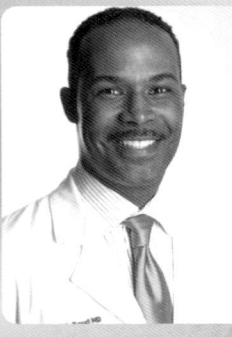

Charles Boyd
- MD-Plastic Surgeon -

"簡単にこの治療と他の施術を組み合わせて行うことができます。この治療は大変簡単でしかも安全に施術でき、毎日使えるとスタッフが言っています。"

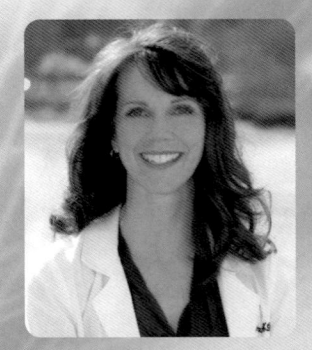

Tami Meraglia
- MD -

"結果を伴い、苦痛もなく、患者にお手頃な治療です！顔と体の引き締めをしてくれるこの治療をとても気に入っています。"

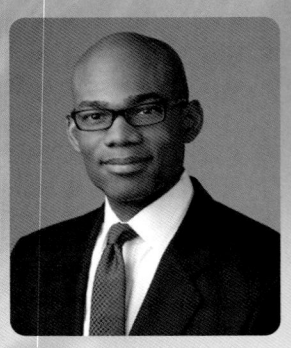

Julius Few
- MD-Plastic Surgeon -

"この治療は形成外科業界にとって理想的な補足です。痛みのない肌とセルライトの引き締め方法をクリニックで提供してくれます。"

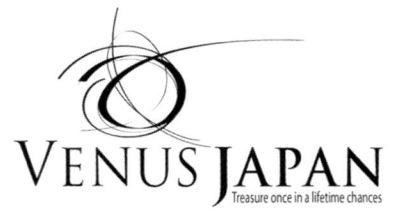

VENUS JAPAN
Treasure once in a lifetime chances

最先端の医療機器をご案内しております。

高度医療機器等販売業・賃貸業：第N06992号　医療機器修理業：27BS200464　大阪府公安委員会古物商：第621060140958号

株式会社ヴィーナス・ジャパン

〒540-0003　大阪府大阪市中央区森ノ宮中央2-7-20　ウエムラ法円坂ビル4F
TEL.06-6910-4107　FAX.06-6910-4108　http://venusjapan.co.jp/

VENUS JAPAN

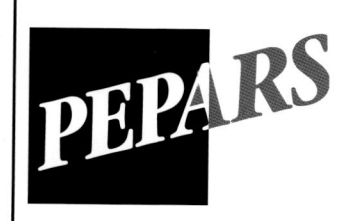

◆特集／美容外科・抗加齢医療―基本から最先端まで―
部位別

陥没乳頭，乳輪下膿瘍，Seton 法と酒井法による修正

酒井成身[*1]　種子田紘子[*2]　渡海由貴子[*3]　酒井成貴[*4]

Key Words：陥没乳頭(inverted nipple)，乳輪下膿瘍(subareolar abscess)，Seton 法(Seton method)，酒井法(Sakai method)，乳頭・乳輪修正(nipple areolar repair)，肥大乳頭(enlarged papilla)

Abstract　乳頭の抗加齢は，乳房・乳頭・乳輪に炎症を繰り返し乳房が下垂し乳頭も変形・肥大・下垂してしまうことを防ぐことである．乳腺炎や乳輪下膿瘍など炎症を起こす原因で最も多いのは陥没乳頭である．陥没乳頭をそのまま放置しておくと授乳ができずに，出産しても乳房は腫れて痛いし乳児も母乳を吸えずに不満で泣き叫ぶ．陥没乳頭は乳輪下膿瘍をひき起こし，切開排膿で一時的には鎮静してもまた再発する．何回切開を繰り返しても，その閉塞している責任乳管(罹患乳管)を膿瘍，瘻管とともに切除し，同時に陥没乳頭も修正しないと解決しない．乳輪下膿瘍の排膿では単に切開するより責任乳管とともに膿瘍部にナイロン糸を通してドレーンとしておく Seton 法は非常に有用である．これは排膿が十分なされた時点で細く土管のようになった瘻孔・瘻管を責任乳管とともに切除すると根治手術となる．同時に酒井法で陥没乳頭の修正も行う．筆者は 700 例ほどこの陥没乳頭を酒井法で手術し，ほぼ全例良好な結果を得ている．また授乳などで乳児が咥え続けたため肥大下垂してしまった乳頭は乳頭縮小手術を行う．

はじめに

乳頭の抗加齢において重要なことは，乳頭における変形や健常でない状態において，乳房に炎症を起こすことを繰り返すことや，乳房が下垂して形態のよくない乳房になってしまうこと[1)2)]を防ぐことである．乳腺炎や乳輪下膿瘍など炎症を起こす原因で最も多いのは陥没乳頭である．陥没乳頭をそのまま放置しておくと授乳ができずに，妊娠出産しても乳房は腫れて痛くて仕方なく，また乳児も母乳を吸えずに不満で泣き叫ぶ[3)~5)]．

さらに授乳と関係ない時期においても，乳腺炎を繰り返して腫れて疼痛に悩まされる．陥没乳頭が存在していると乳輪下膿瘍[6)]をひき起こし，切開排膿すると一時的には鎮静しても生理の時期に再発することも多く，何か月か後に膿瘍が再発してなかなか治らず大変な悩みの種になる．そのため陥没乳頭は修正しておく必要がある．何回膿瘍の切開を繰り返しても，その閉塞している責任乳管(罹患乳管)を膿瘍，瘻孔とともに切除し，同時に陥没乳頭も修正しないと解決しない[6)]．乳輪下膿瘍の排膿では単に切開するより責任乳管とともに膿瘍部にナイロン糸を通してそのナイロン糸をドレーンとしておく Seton 法は非常に有用である[7)8)]．これは排膿が十分なされた時点で細く土管のようになった瘻孔・瘻管・膿瘍部を責任乳管とともに切除すると根治手術となり非常によい方法である．同時に酒井法で陥没乳頭の修正も行うと完璧である[3)~5)9)~15)]．

また授乳などで乳児が咥え続けたため肥大下垂してしまった乳頭は部分的に切除する乳頭縮小術

[*1] Shigemi SAKAI，〒108-8329　東京都港区三田 1-4-3　国際医療福祉大学三田病院形成外科，教授
[*2] Hiroko TANEDA，同
[*3] Yukiko TOKAI，〒850-0918　長崎市大浦町 2-17　医療法人恵仁会　今村病院
[*4] Shigeki SAKAI，〒160-8582　東京都新宿区信濃町 35　慶應義塾大学医学部形成外科

図 1.
陥没乳頭に伴う乳輪下膿瘍の排膿のための Seton 法のイラスト

a：陥没乳頭の最も陥凹の深いところで尖ったハサミなどで挿入口を作りその責任乳管（罹患乳管）からモスキートを挿入し，膿瘍を通過して排膿口からモスキートの先端を出して 3-0 ナイロン糸をつかむ．

b：モスキートを引き抜くとともにナイロン糸を膿瘍と責任乳管へ通し抜けないように外で縛る．

c：排膿が十分になされ，膿瘍が小さくなりナイロン糸に沿って瘻孔が土管様になった時点で，責任乳管とともに瘻孔を切除する．

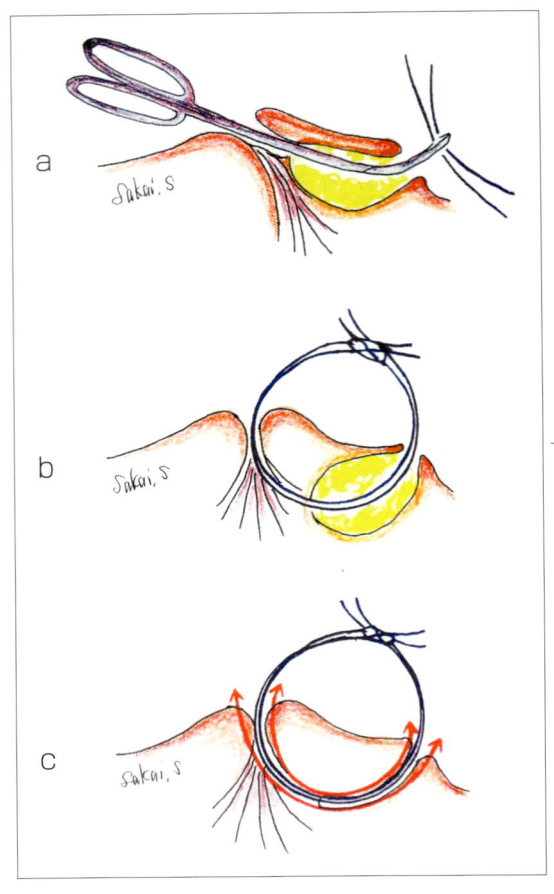

で形態のよい形に修正できる[16)17)]．

乳輪下膿瘍，陥没乳頭

1．乳輪下膿瘍，陥没乳頭の病態

乳輪下膿瘍では重度な陥没乳頭が合併していることがほとんどで，陥没乳頭により乳管の一部が閉塞して，陥凹部の奥に垢などがたまりそこから感染を起こすことがある．再発性乳輪下膿瘍では罹患している主乳管内皮が扁平上皮化（squamous metaplasia）を起こし，それによってケラチン塞栓が生じ，乳管の閉塞のため膿瘍が形成される[6)]．

この原因となり得る陥没乳頭は乳頭が乳輪より下に陥没している状態で，胎生期の発育障害により発生すると考えられている．小児では乳頭が突出していなくても生理的であるが，年齢とともに乳頭が突出してこないで陥没がそのまま続くと完全な陥没乳頭になる．思春期の女性で乳頭が突出していない場合は，外見上精神的な苦痛であるとともに授乳ができないという機能的に重大な問題

があり，手術が必要となる．筆者はこの陥没乳頭を重症度により，

1度：陥没乳頭を簡単に徒手的に整復できるが，いずれまた元に戻るような，出たり潜ったりするもの

2度：なんとかピンセットなどで引き上げると整復できるが離すとまた陥没するもの

3度：手術によらなければ乳頭は出てこないものと 3 段階に分類して[5)9)14)]，さらに，

4度：他施設での陥没乳頭手術後に再陥没して瘢痕だらけであったり，乳頭が壊死し欠損しているもの

と分類している．2 度や 3 度の重症のものは非常に修正しにくく難治性であるが，酒井法でほぼ全例修正できている[10)〜14)]．最近では他施設で陥没乳頭の手術を受けたがまた陥没してしまい，乳頭・乳輪部が瘢痕だらけになったり，乳頭が壊死を起こし乳頭が欠損して来院するケースも多く，これを筆者らは 4 度の陥没乳頭と呼称した[18)]．

この他に乳癌などの腫瘍により乳頭が引き込まれているものもあり，片側の陥没乳頭に対しては乳癌の検索をして乳癌を除外する．

2．膿瘍の鎮静のための Seton（セトン，またはシートン）法（図 1）

膿瘍を切開して膿を出すと一時的には治まるが，また 3〜6 か月ほどして膿瘍が再発することが非常に多い．そのためには責任乳管とともに膿瘍を切除する必要がある．ただ膿がたまっているような状態で膿瘍を切除しようとしても境界がわ

かりにくく，境界部の組織が柔らかくちぎれてしまう．薄めたピオクタニンを膿瘍に注入して範囲をわかりやすくしておいても非常に手術しにくい．その点，陥没乳頭の最も深い所から責任乳管を通って膿瘍部にナイロン糸を入れてそれをドレーンとして排膿しておくSeton法は，膿瘍の膿が糸をドレーンとして排膿が十分なされ，膿瘍は糸の周囲のみに土管様に細い瘻管になりその瘻管を責任乳管とともに割り貫けばよいので，非常に手術しやすい．

この原理は江戸時代に痔瘻に馬毛を通しておいて治療していたことに関連して，今では痔瘻の二次口から原発口へと糸を通しておく治療に類似する[7)8)]．

筆者は最近では乳輪下膿瘍に対してはほとんどの症例にこのSeton法を用いて糸を通して排膿し，3週間～1, 2か月して膿瘍が土管様に鎮静したら，土管抜きのような手術を行い，酒井法の陥没乳頭手術を追加して良好な結果を得ている．

A．Seton 法の糸の挿入法

膿瘍が自壊しているような状態が最も糸を通しやすい．陥没乳頭が存在する場合は陥没乳頭の側からモスキート鉗子を入れ膿瘍の開口部から出してナイロン糸をつかんで逆方向に引き抜いて挿入する．陥没乳頭の陥凹の最も深い所に開口している乳管はほとんどが責任乳管である．その部から挿入すると責任乳管を通って膿瘍へモスキート鉗子を挿入できる．細いモスキートを入れるが，鈍なものでは陥没の奥で入りにくいので，まず先端の細い尖った眼科剪刀のようなハサミを入れハサミを開きながら奥で挿入口を開けるとモスキートは入りやすい．そこで細いモスキートを膿瘍方向に挿入し，まさぐりながら皮膚の膿瘍自壊部へ進むと自壊開口部は簡単に見つかる．その膿瘍自壊開口部よりモスキートの先端を出して3-0のナイロン糸を2～3本掴み逆に乳頭側へ引き戻すと2本を掴んでくると4本，3本を掴んでくると6本の糸が通ることになる（図3参照）．糸を陥没乳頭部分開口部から引き出し，皮膚の上で縛る．この時

4回5回と何回も縛っておかないとナイロン糸は硬いので自然にほどけてくる．糸がほどけない程度の長さを残して糸の余りを切除する．切った糸の先端がチクチクと皮膚に当たり刺激する場合や，ほどけなくするにはその結び目の糸の断端に絆創膏などを巻いておくとよい（図5-a, d）．

陥没乳頭がない場合は逆に膿瘍の自壊部からモスキートを挿入し乳頭の先端に向けて押し出し，糸を通す．

これは局所麻酔で十分できるが，膿瘍のある組織は非常に痛がるので周囲や深い部分から十分局所麻酔剤を注入浸潤させて，十分効いてから行う．

B．挿入後の管理と根治術の時期

挿入後はガーゼを当てて抗生剤と消炎鎮痛剤を渡し帰宅させるが，2～3日したら患部も含めてシャワーで洗い流すようにしている．週1回ほどは来院してもらっているが，忙しくて来られない場合は，シャワー後自分で消毒してガーゼを当てて自分で交換してもらっている．

根治手術の時期は3週間～1, 2か月後にしている．少なくとも挿入した糸を伝って膿が十分出払って，膿瘍が糸の周囲の土管様に細い瘻管になり安定した時期が良い．挿入後1～2か月くらいが一番根治手術をしやすくよい時期と思っているが，患者の都合などで多少延びるのは仕方がない．

3．罹患乳管切除と酒井法による陥没乳頭の修正

陥没乳頭の手術は，乳頭を糸で吊り上げておくなどの方法も報告されているが，糸を切るとまた戻ってしまう場合がほとんどで修正されない．乳頭を引き上げ，ピアスのように串刺しにしておく方法やそのピアスが潜らないように乳頭の周囲にリングを当てて串刺しにして保持する方法も報告されているが，これも不十分の場合が多く，この周囲に当てたリングのために乳頭への血管が圧迫されて乳頭が壊死に陥る危険が大きい．手術中に糸で吊り上げていなければならない状態では剝離が不十分なのである．引き上げた乳頭から手を離してもそのまま陥没しないほどに十分な剝離が必

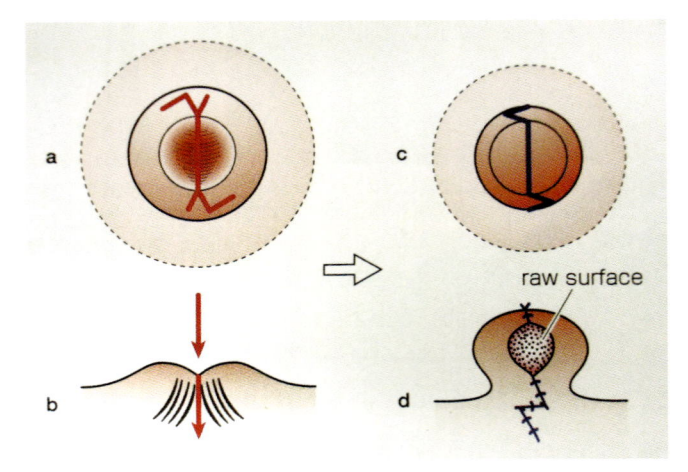

図 2-Ⅰ.
陥没乳頭の根治術式，酒井Ⅰ法のイラスト
陥没した乳頭から垂直に深部へ入り(a, b)，乳管周囲の瘢痕性短縮性組織を剝離・伸展し，乳頭を引き上げ，切開部両側の乳頭頸部でZ形成を行う(c)．乳頭側面は一部縫縮せず raw surface として残す(d)．
（文献9より引用）

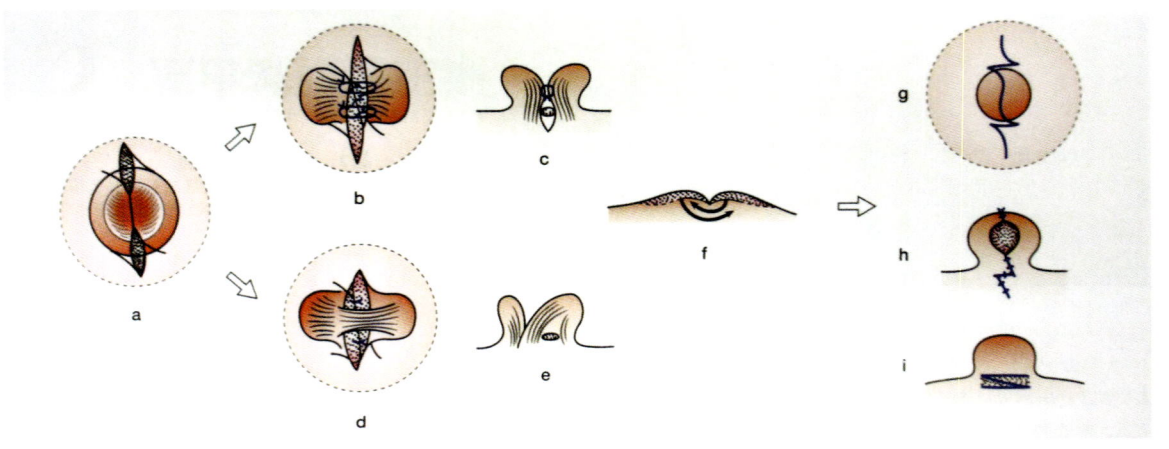

図 2-Ⅱ．陥没乳頭の根治術式，酒井Ⅱ法のイラスト（非常に重度な陥没乳頭に対する手術法）
　a：斑点部は吊り橋状に用いる真皮弁作成部位
　b：真皮弁を引き寄せ吊り橋を作り，その上で分かれた乳頭を引き寄せ縫合
　c：同側面
　d：分かれた乳頭の片方が厚い場合は乳管の間に真皮弁を入れる．
　e：同側面
　f：90°方向を変えた同側面
　g：Z形成終了後
　h：同側面
　i：90°方向を変えた同側面
（文献9：酒井成身：陥没・扁平乳頭修正術．美容外科の基本手術─適応と術式─．酒井成身編集．226-232，南江堂，2008．より引用）

要である．陥没乳頭の修正にはいろいろな方法があるが，他のクリニックで施術されてもほとんどが再陥没してしまったと私のところへ来院する患者がなんと多いことか．

重症な陥没乳頭の修正手術は非常に難しく[3〜5)10)〜14)]，Pitanguy法[19]やBroadbent法[20]などのように乳管を切断してしまえば重症な陥没乳頭でも修正されるが，それでは授乳機能が失われてしまう．酒井法では授乳機能はほとんど温存される．

A．責任乳管と膿瘍の摘除

すべて局所麻酔下で日帰り手術が可能である．陥没乳頭と膿瘍の深い所から十分に麻酔すると表面方向にも効いてくる．

挿入してある 3-0 ナイロン糸は手術操作で切れやすいので，まず最初にナイロン糸を涙管ブジーなど金属のものに入れ替える．すでにナイロン糸をドレーンとして膿瘍は鎮静して糸の周りに瘢痕化しているので，非常に手術はやりやすい．涙管ブジーの周囲の瘻孔・瘻管を土管を抜くように少しずつ切除剝離していく．瘻管の位置が表層に近くまた陥没乳頭に近い場合は，乳輪表層に陥没乳頭のブジー挿入部から膿瘍の出口まで乳輪の表面に切開を加えて開いていき（図 3，4），ブジー周辺で責任乳管と瘢痕化した土管様になった瘻孔・瘻管・膿瘍を連続してブジーとともに切除していく．瘻管が深い場合や膿瘍の出口が乳輪より遠く離れた皮膚にある場合は，ブジーと土管様瘻管に沿ってトンネル工事のように瘻管を剝り貫いていく（図 5）．ただこの時も乳頭の陥凹している所は谷間のように裂け目になっているので，酒井法で切開を始める時のように周囲の外輪山を裂け目の両端で切り開いて広げていき，陥没乳頭の中央の陥凹部が見えるようにしていく[12]．すでに酒井法の陥没乳頭修正術は始まっている．このようにして罹患乳管と瘢痕化した瘻管・膿瘍周囲を切除した後は陥没乳頭の根治手術に入る．

B．陥没乳頭の酒井法による根治手術（図 2）

膿瘍のない重症の陥没乳頭の手術の酒井法と同様に乳頭を開いてその内側の健常な乳管はなるべくそのまま残して，乳管周囲の瘢痕性拘縮性の組織を鈍的にハサミの峯で広げながら剝離していき，十分解離されて乳頭がまたひき戻されないところまで剝離する．ただ土管抜きで乳輪が切開されていると，オリエンテーションがつけにくいこともあるので，先に土管を抜いた穴をふさぐべく 4-0 polyneuron などの吸収糸で組織を元の位置に寄せてオリエンテーションをつけ，さらに死腔を作らないようにすると再感染しにくい．乳輪を元の位置に戻すべく仮に 1，2 針固定しておくか，乳輪の皮下縫合をして単なる陥没乳頭の手術に近い状態に戻しておくとよい．乳管周囲の剝離を十分行い乳頭を突出させ，ピンセットで把持していなくても乳頭が引き戻されない状態まで剝離することが一番のポイントである．乳頭がまだ引き込まれるようなら剝離は不十分である．

剝離した乳頭基部の内側で 2 枚の乳頭の引き寄せ縫合を 4-0 polyneuron などの吸収糸で 1 針縫合する（図 3-i）．この時乳管を巻き込まないように乳管を分けて避けるように開いて助手に把持してもらいその部も十分剝離しておき，かつ内部から乳頭頚部の皮下の真皮を引っかけてくるようなつもりで，乳頭頚部を寄せるように結ぶ．これらの内側に寄せる縫合を乳頭頚部の外輪山切開部辺縁皮下で更に 2 か所掛ける．これで乳頭は全く再陥没しないようになる．

C．乳頭頚部締め付けによる乳頭壊死の危険性

本来の陥没乳頭のみでも無理に引き出し頚部を強く締めるだけで突出させようとすると乳頭が壊死に陥るという最悪の合併症に見舞われる．特に乳輪下膿瘍の症例ではあちこち切開を入れたりして炎症を起こして瘢痕になっていることも多く，血行が悪い状態にあるので，壊死に関しては十分な配慮が必要である．

寄り合った 2 枚の乳頭の基部両側と頂点のみに 5-0 ナイロンで皮膚縫合を行い，乳頭側面は縫合せず皮膚のない raw surface 部分を残して乳頭が球状になっている状態にしておく．この raw surface 部分を縫合して乳頭が富士山のような形になってしまうと再陥没しやすいのでわざと raw surface のままにして球状にしておく（図 3-j）[12]．この raw surface は 2～3 週間で周囲から乳頭の皮膚で被われ乳頭の本来の色になり，全く問題はない．

乳頭・乳輪部はソフラチュールなど軟膏ガーゼでテントを張らないように切れ目を入れて当て，raw surface 部分は軟膏を塗布し，乳頭部分を剝り貫いたガーゼを当ててテープで固定する[12]．

4．術後の管理

術後は感染などで疼痛がなければ 1 週間ごとに包交する．あまり頻回にガーゼを替えると形成されてきた乳頭皮膚が剝がれて，上皮化が遅くなる．

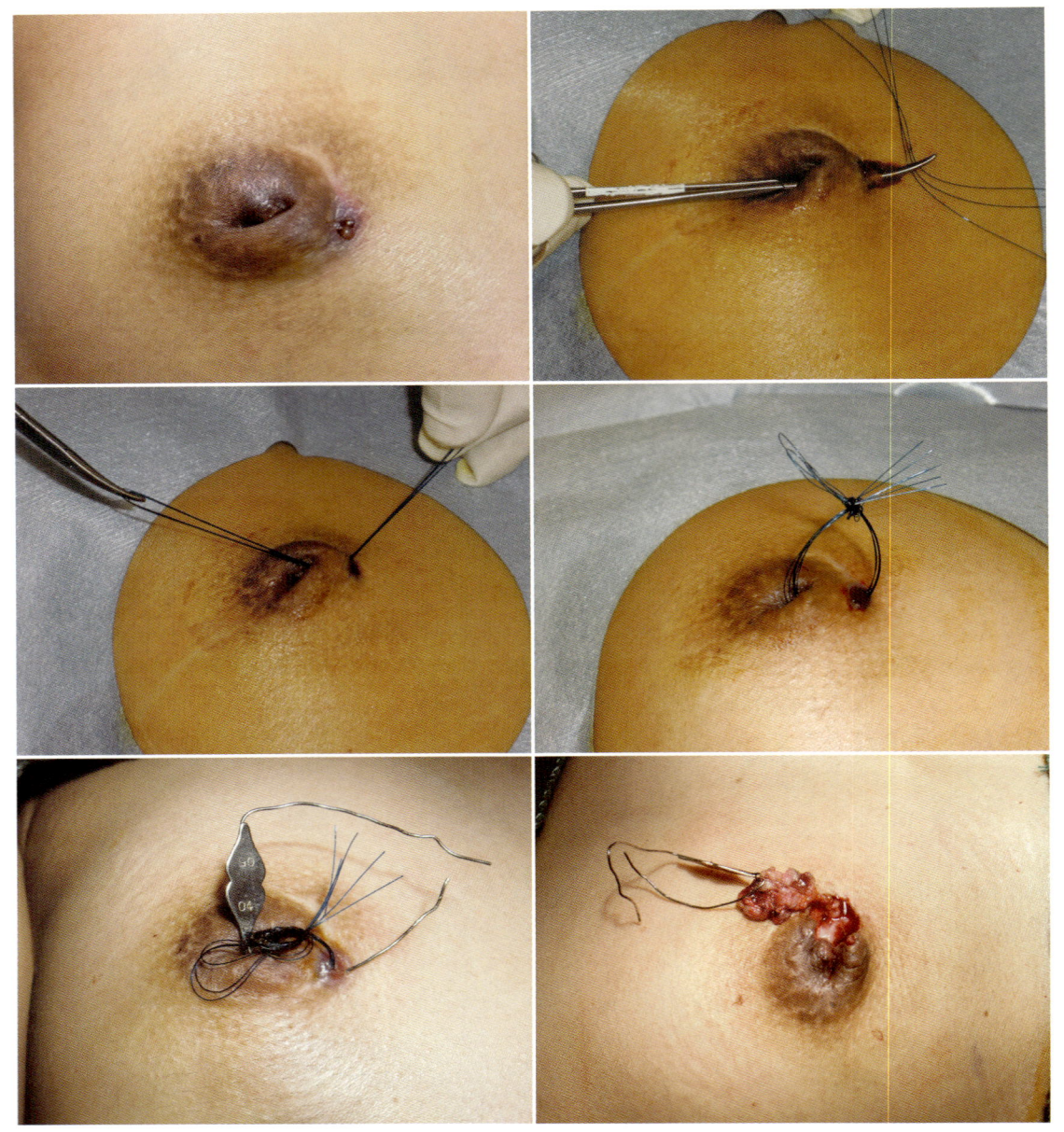

図 3. 症例 1：28 歳，女性．Seton 法による乳輪下膿瘍と酒井法（Ⅰ法）による陥没乳頭の修正例

a：術前．陥没乳頭があり乳輪辺縁に乳輪下膿瘍の開口部がある．他にも膿瘍を切開した瘢痕が乳輪辺縁に見られる．
b：陥没乳頭の深部からモスキートを通して 3-0 ナイロン糸を 3 本掴んでいるところ．このモスキートを乳頭側に引き戻し糸を通す．
c：モスキートを引き戻してナイロン糸を乳輪下膿瘍と責任乳管に通したところ
d：通したナイロン糸を外で縛る．（6 本のナイロン糸が通っている）
e：根治手術時．ナイロン糸は切れやすいので，ナイロン糸と同じ部分に涙管ブジーを入れ直しているところ
f：涙管ブジーの周囲の責任乳管と土管様になった瘻管・膿瘍を切除したところ

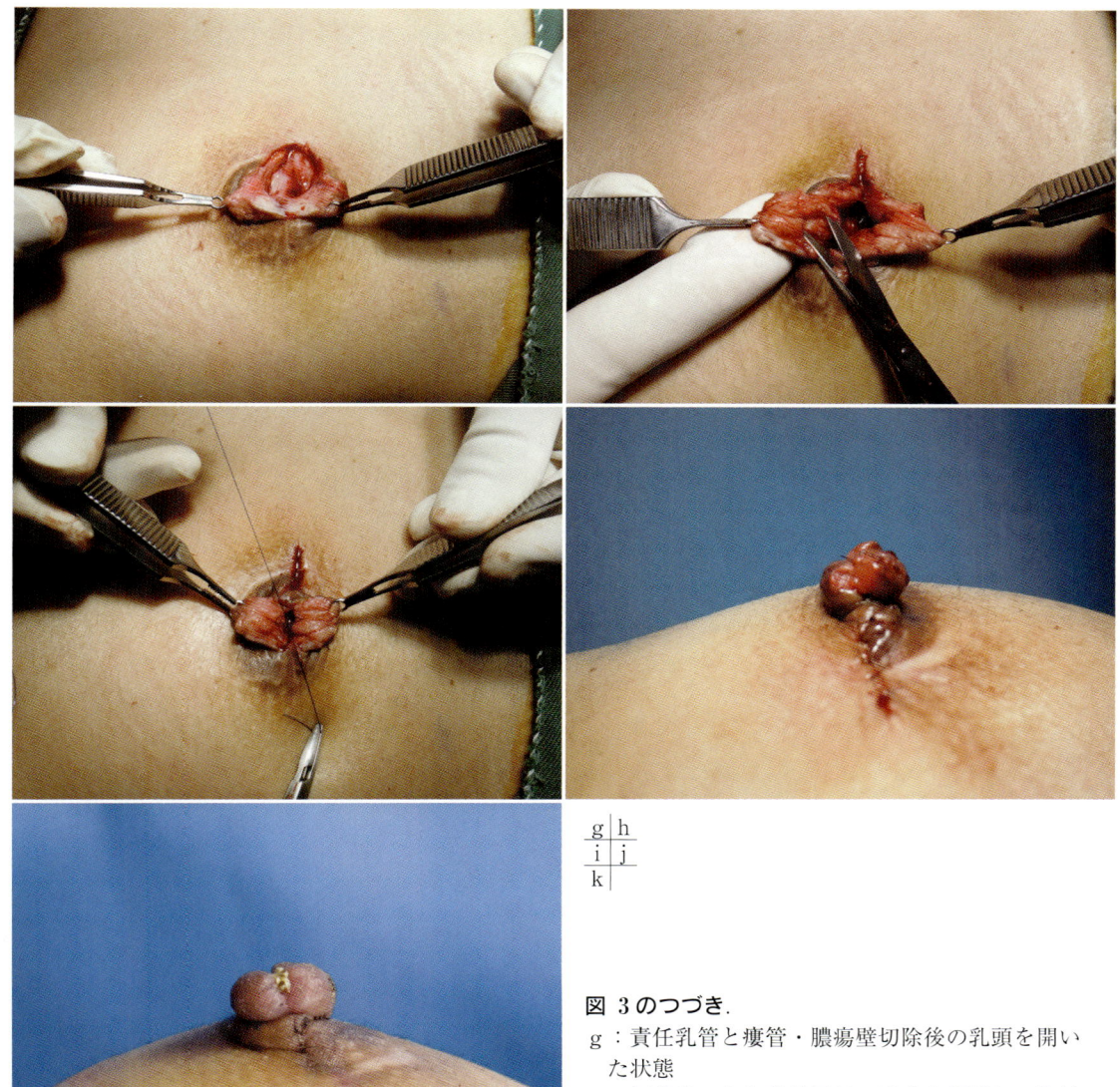

図3のつづき.
g：責任乳管と瘻管・膿瘍壁切除後の乳頭を開いた状態
h：酒井法により乳管周辺の瘢痕を解離して拘縮を剥離解除し陥没乳頭を修正している．（瘻管を切除した部分は創を中で寄せてオリエンテーションをつけやすくしてある）
i：2枚に分かれた乳頭の頚部の内側で引き寄せ，縫合を4-0 polyneuron で行っている．
j：陥没乳頭修正直後，乳頭側面には raw surface を残している．
k：術後1か月．すでに raw surface は上皮化している．

抜糸は乳輪部分を2週間ほどで行うが，乳頭頚部の key suture は1か月目くらいでもよい．2週間ほどでガーゼが取れたなら，これも乳頭部分を刳り貫いたレストンスポンジを貼り保護する．レストンで標準的に6か月くらいは保護する．変形がきそうならもう少し続ける．これらの手術方法により再陥没した例はほとんどない．

乳輪下膿瘍，陥没乳頭の症例

症例1：28歳，女性（図3）

1年ほど前より乳輪下膿瘍があり前医にて切開排膿を受けるが，軽快せず悩まされていて半年間くらい入浴時に自分で膿を出していた．前医より陥没乳頭，乳輪下膿瘍の治療のため当科へ紹介された．持続的な排膿を図るため，0.5％キシロカイ

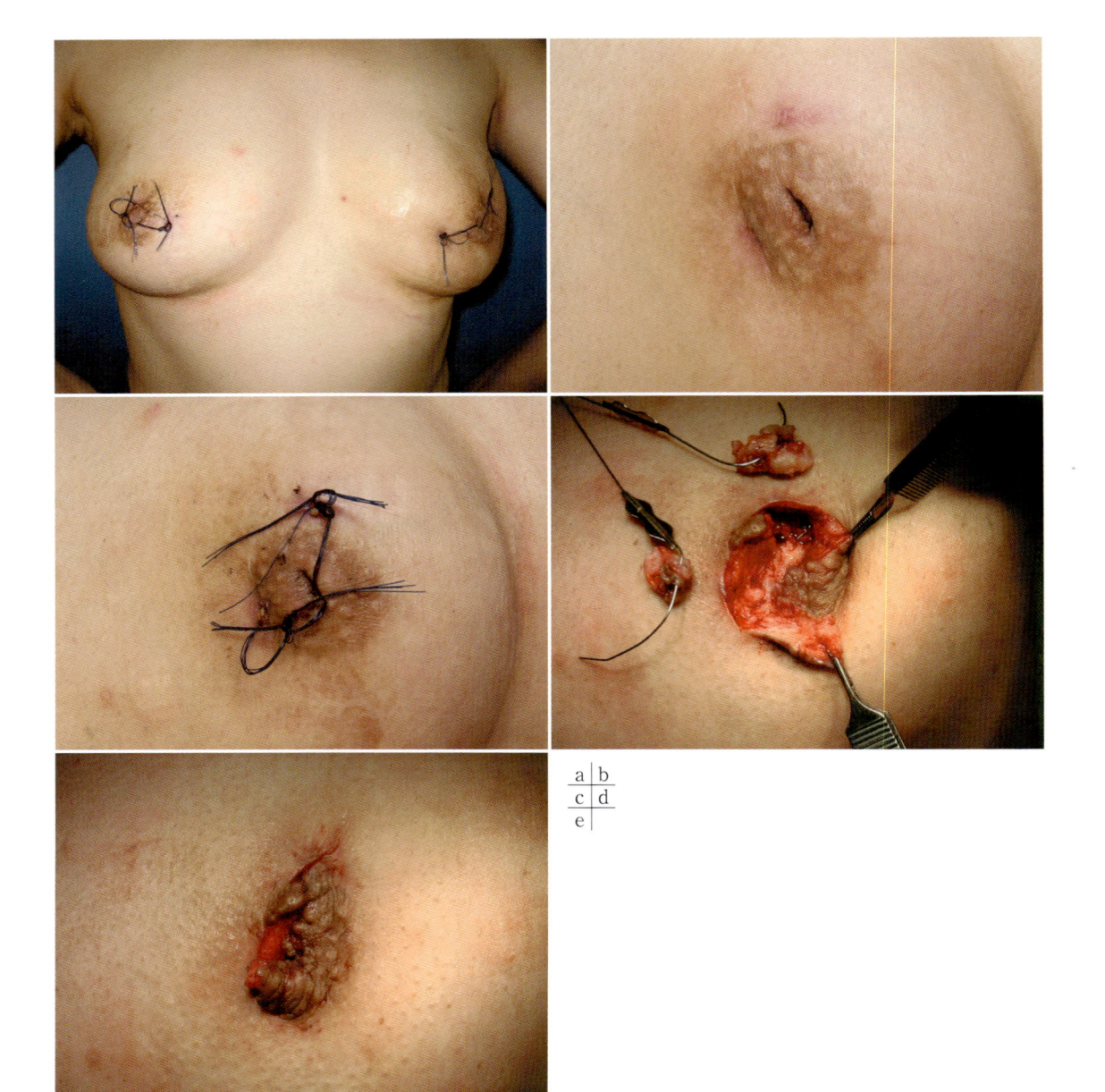

図 4. 症例 2：37 歳，女性．Seton 法による乳輪下膿瘍と酒井法（Ⅰ法）による陥没乳頭の修正例．数か所に Seton 法を行った症例
a：両側陥没乳頭．乳輪下膿瘍で右 2 か所，左 2 か所にナイロン糸を入れている．
b：右 Seton 法前．膿瘍が開口しつつある発赤が見られる．
c：右 Seton 法にて 3-0 ナイロン糸を入れてある．
d：手術時涙管ブジー周囲の瘻管・責任乳管と乳輪下膿瘍壁を切除したところ
e：乳頭はまだ陥没乳頭の状態である．

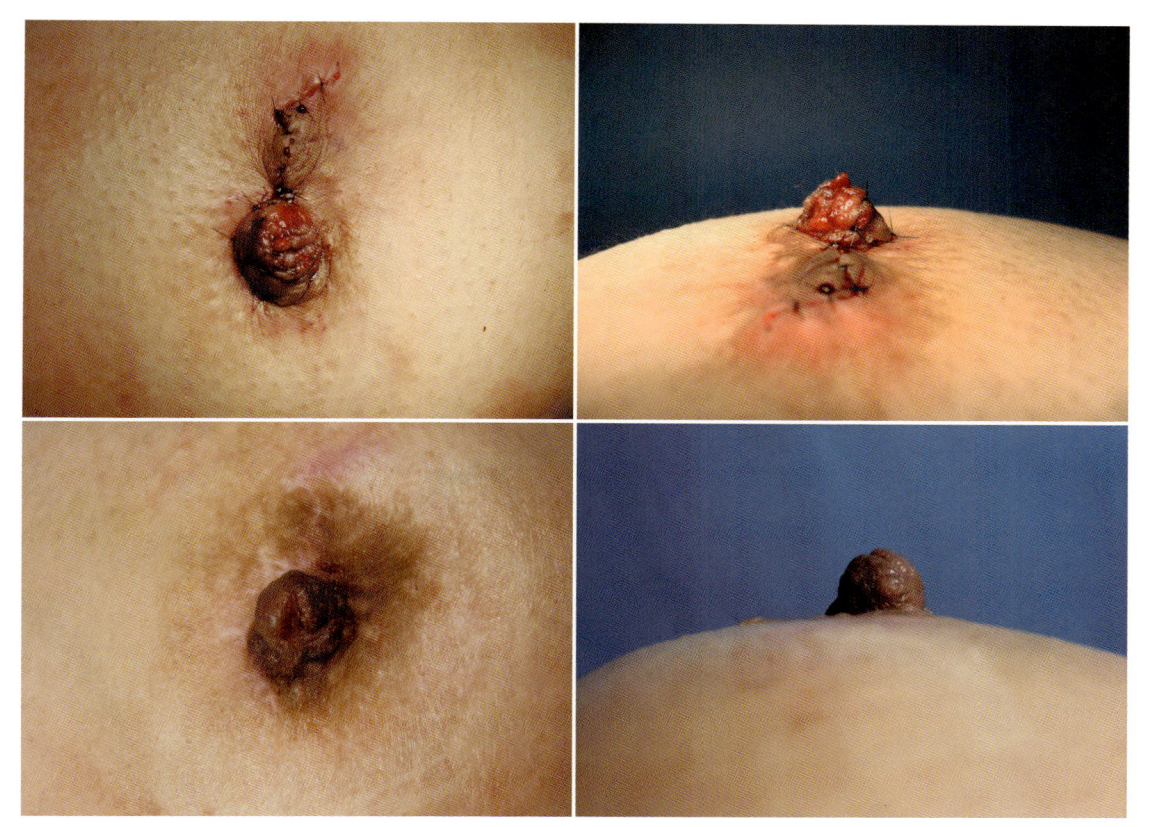

図4のつづき．
f：陥没乳頭修正直後（正面）
g：陥没乳頭修正直後（側面）
h：膿瘍と陥没乳頭修正術後6か月（正面）
i：膿瘍と陥没乳頭修正術後6か月（側面）

ンE局麻下に陥没乳頭の最も深い部分を眼科剪刀のように尖ったハサミでモスキートを入れる入り口を作り，そこより膿瘍部にモスキート鉗子を入れナイロン糸を通し，外で結ぶSeton法を行った．このSeton法で糸を通してから1.5か月後に乳輪下膿瘍と陥没乳頭の根治術を行い経過良好である．

症例2：37歳，女性（図4）
3年ほど前から両側乳輪下に炎症を繰り返し慢性炎症のような状態で，両側ともに2～3か月毎に膿瘍が再発し，責任乳管の切除が必要で，また陥没乳頭の根治術も希望で当科へ紹介された．局麻下に右に2か所，左に2か所Seton法にて3-0ナイロン糸を挿入し，膿の排出を図り膿瘍が小さくなり土管様になるようになる1か月ほどを待って，瘻管・膿瘍切除，罹患乳管切除と陥没乳頭の根治術を行い経過良好である．

症例3：36歳，女性（図5）
右陥没乳頭による乳輪下膿瘍に悩まされていた．かなり深い位置に乳輪下膿瘍がありSeton法にて3-0ナイロン糸を4本入れて，排膿を図った．乳輪下膿瘍の排膿開口部は乳頭・乳輪からかなり離れた位置にあった．約2か月後排膿が落ち着いたので，ナイロンに沿って土管のようになった瘻管・膿瘍切除，責任乳管切除と陥没乳頭の根治術を酒井法で行った．根治術後2年3か月で出産し，乳汁分泌を認めた．術後経過良好で本人は満足している．

症例4：21歳，女性（図6）
他院にて陥没乳頭が修正されず瘢痕が残った症例（4度）の酒井法による修正例
3年ほど前に他院にて両側陥没乳頭に対して手

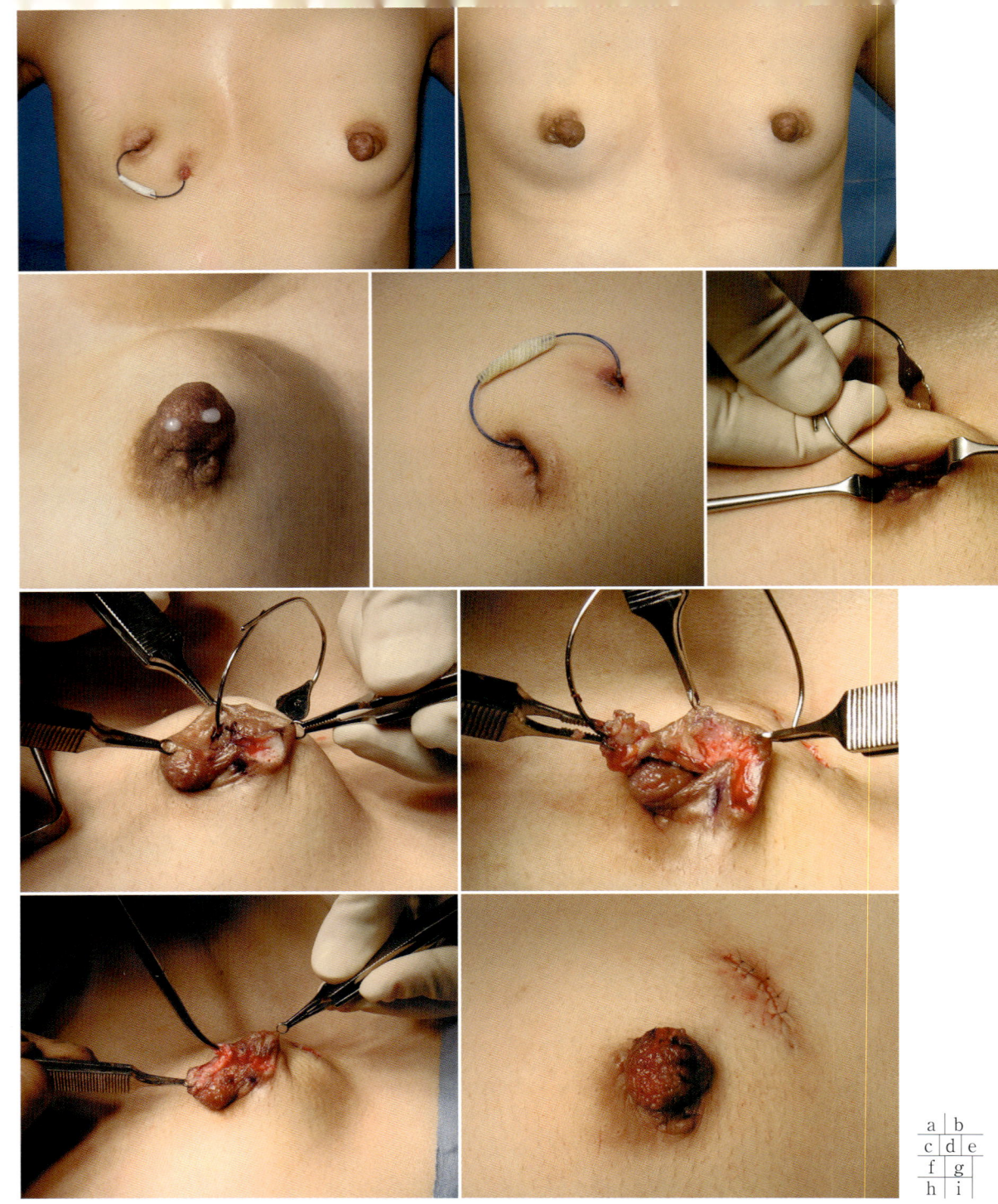

図 5. 症例 3：36 歳，女性．Seton 法による乳輪下膿瘍と酒井法（Ⅰ法）による陥没乳頭の修正後，授乳可能であった症例

a：右側陥没乳頭，乳輪下膿瘍で責任乳管・瘻孔にナイロン糸を入れている．
b：術後 1 年 6 か月．右乳輪下膿瘍と陥没乳頭は修正されている．
c：右術後 2 年 6 か月．出産後 2 か月，乳汁分泌がみられる．
d：右 Seton 法にて糸を入れてあるところ．糸の縫合部切断端がチクチクと皮膚を刺激しないようにテープを巻いてある．
e：涙管ブジーを入れて陥没乳頭を押し出そうとし土管様になった瘻管・膿瘍壁を切除しようとしている状態
f：陥没乳頭の一部に切開を加え陥没乳頭を押し出している．
g：責任乳管・瘻管と膿瘍壁を押し出したところ
h：陥没乳頭の酒井法（Ⅰ法）による修正
i：術後直後（正面）

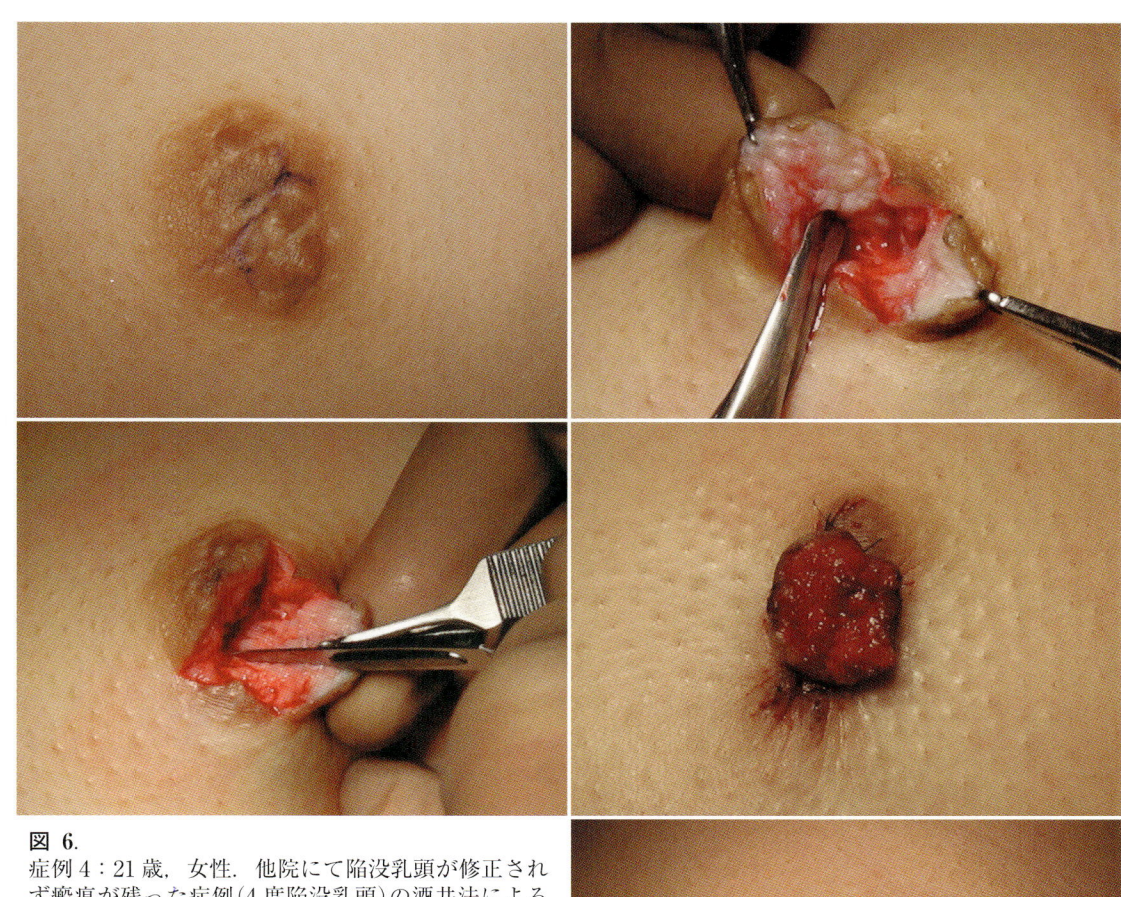

図 6.
症例 4：21 歳，女性．他院にて陥没乳頭が修正されず瘢痕が残った症例（4 度陥没乳頭）の酒井法による修正例
　a：術前．他院にて術後再陥没し瘢痕のみが残っている．
　b：酒井法にて手術を行うが瘢痕が強く健常な乳管も見当たらない．
　c：瘢痕が剥離されないためメスにて切開している．
　d：何とか周囲の乳輪の組織も引き寄せ乳頭様のものを突出させ修正直後．乳輪は乳頭壁に使われ正面からはほとんど見えない．
　e：術後 1 年．乳輪もでてきている．

術を受けるが，乳頭壊死に陥り乳頭部は瘢痕が多く全く乳頭が欠損した状態であった．酒井法のように瘢痕部を切り開くが乳管周囲も瘢痕化していて剥離は非常に難しい状態であった．瘢痕を切り開き，拘縮を解除しつつ 2 枚に分かれた乳頭様のものを乳輪を引き寄せるように何とか作成した．乳輪を引き寄せて乳頭様に作成したため作成直後は乳輪がほとんどない状態になったが（図 6-d），1 年後には乳輪が何とか出来ている．

乳頭肥大・下垂の修正

　乳頭は授乳や加齢により肥大・下垂してくる場合がある．これらの美容的な修正では，授乳が必要な比較的若い症例では乳管を温存して，授乳機能を残す手術が必要となり Lewis 法[5)16)17)21)]のように乳頭の中心の乳管を残し乳頭の周囲を切除する方法が推奨されるが，すでに授乳が済んだ症例には単に乳頭を半切すればよく，乳癌術後の乳房再建後に乳頭・乳輪の再建によく用いる乳頭を V

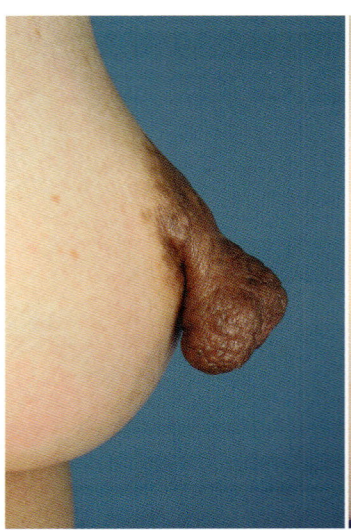

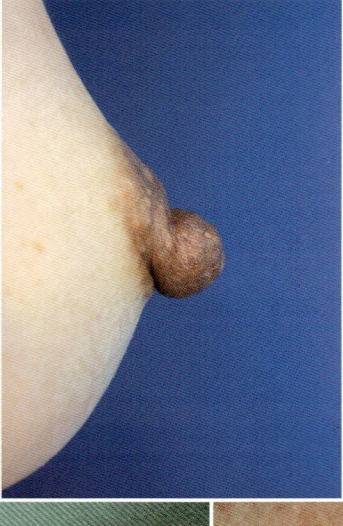

a	b
c	d

図 7．
症例 5：51 歳，女性．乳頭が肥大下垂したため縮小を希望した症例
 a：術前．乳頭はかなり肥大下垂している．
 b：術後 3 年．乳頭は小さくなった．
 c：乳頭部分切除のデザイン．乳頭を V 字型に切除する基部に切除し過ぎないように，乳輪から 2 mm ほど離れたところに注射針を刺してある．
 d：乳頭を V 字切除しているところ

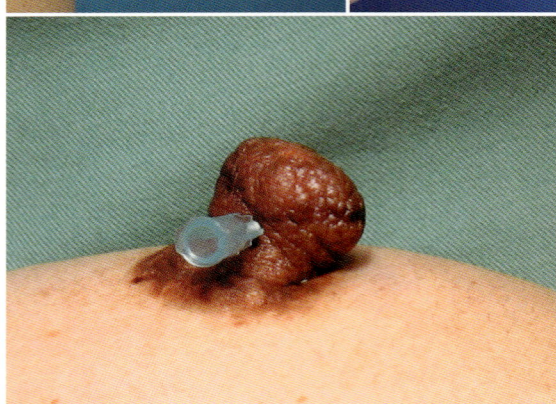

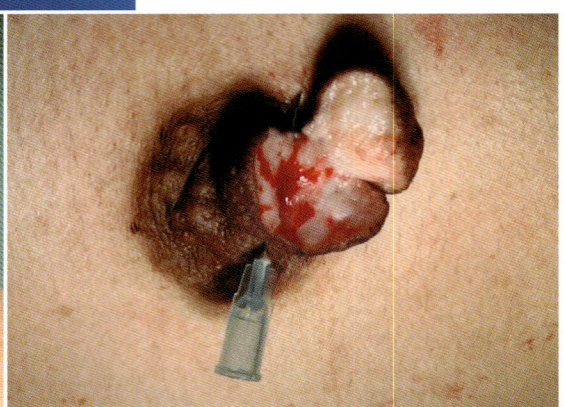

字型にカットしそれを寄せて縫合する[5)16)17)22)]．ただこの時乳頭にデザインなどをしていると乳頭は勃起していてそれを大きく切除すると，取り過ぎてしまう可能性があるので，乳頭基部から 2 mm ほど離れた部分に注射針を刺してそれより近位部は切除しないようにデザインすると安全である．

乳頭肥大の縮小症例

症例 5：51 歳，女性（図 7）

3 人の子供を出産，授乳後に乳頭が肥大して下垂していたため，乳頭縮小術を希望して来院した．局麻下に乳癌術後乳房再建後の乳頭・乳輪作成によく用いる乳頭を V 字型に切除する方法で乳頭を縮小した[5)16)17)]．

参考文献

1) 酒井成身ほか：乳房縮小術．美容外科の基本手術―適応と術式―．酒井成身編集．192-215，南江堂，2008．
 Summary 乳房再建にも応用できる乳房縮小術・豊胸術や乳頭・乳輪修正術などの方法が詳しく説明されている最も推薦できる美容外科の教科書．
2) 酒井成身ほか：乳房縮小術と乳頭・乳輪縮小術．PEPARS．31：69-78，2009．
 Summary 乳房再建にも必要な乳房縮小術や乳頭・乳輪縮小術を詳しく説明．
3) 酒井成身ほか：陥没乳頭の治療法．日医師会誌．102(8)：SS61-64，1989．
4) 酒井成身：陥没乳頭の手術．手術．50(10)：1667-1676，1996．
5) 酒井成身：乳頭・乳輪の美容形成術．形成外科．43(Supple)：S147-S153，2000．
6) 酒井成身ほか：乳輪下膿瘍．日医師会誌．105(2)：SS121-124，1991．

Summary　乳輪下膿瘍の成因や治療法を詳しく説明.

7) 徳永行彦ほか：再発痔瘻にSeton変法が有効であった2例. 外科治療. **104**：962-964, 2011.

8) 小寺正人ほか：糸をガイドにした瘻孔切除で根治できた難治性乳輪下膿瘍の1例. 日臨外会誌. **70**(6)：1620-1623, 2009.

9) 酒井成身：陥没・扁平乳頭修正術. 美容外科の基本手術—適応と術式—. 酒井成身編集. 226-232 南江堂, 2008.
Summary　乳頭・扁平乳頭の修正術などの方法が詳しく説明されているわかりやすい美容外科の教科書.

10) 酒井成身ほか：重度な陥没乳頭の形成手術. 形成外科. **28**：323-333, 1985.
Summary　治りにくい陥没乳頭の修正方法を記載した日本で初めての論文.

11) 酒井成身ほか：きわめて重度な陥没乳頭の治療. 形成外科. **34**(5)：487-494, 1991.
Summary　さらに治りにくい陥没乳頭の修正方法を記載した日本で初めての論文.

12) 酒井成身ほか：重症陥没乳頭の修正手術. 手術. **59**(1)：71-75, 2005.

13) 酒井成身ほか：難治性陥没乳頭の新しい治療法. 日医師会誌. **109**(2)：SS217-220, 1993.
Summary　難治性陥没乳頭の修正方法を記載し, 術後乳汁分泌や術中の写真をカラーで記載.

14) Sakai, S., et al.：A new surgical procedure for the very severe inverted nipple. Aesthetic Plast Surg. **23**(2)：139-143, 1999.

15) 内沼栄樹：躯幹・四肢, 乳房の美容外科手術. 標準形成外科学(第4版). 鬼塚卓弥監修. 医学書院, pp289-306, 2000.

16) 酒井成身：乳頭・乳輪美容形成術. 美容外科の基本手術—適応と術式—. 酒井成身編集. 233-239, 南江堂, 2008.
Summary　重複乳頭や乳頭縮小術などの方法が詳しく説明されているわかりやすい美容外科の教科書.

17) 酒井成身：乳頭・乳輪の整容的形成術. 形成外科ADVANCEシリーズⅡ—4(第2版), 美容外科最近の進歩. 大森喜太郎編, 波利井清紀監修. 186-195, 克誠堂出版, 2005.
Summary　乳頭作成や乳頭縮小術などの方法が詳しく説明されている.

18) 種子田紘子ほか：難治性再発性陥没乳頭の手術的治療. 日美外報. **34**(4)：221-227, 2012.

19) Pitanguy, I.：Inverted nipple. Aesthetic Plast Surg. **2**：53-64, 1978.

20) Broadbent, T. R., et al.：Benign inverted nipple：trans-nipple-areolar correction. Plast Reconstr Surg. **58**：673-677, 1976.

21) Lewis, J. R.：Atlas of aesthetic plastic surgery. 231-248, Little Brown Co., Boston, 1973.

22) 酒井成身ほか：乳房再建後の乳頭・乳輪再建法. PEPARS. **84**：92-102, 2013.
Summary　乳房再建の乳頭・乳輪の作成について, 特に乳頭の半切方法を詳しく説明.

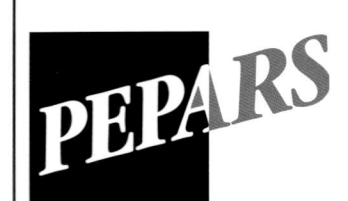

◆特集/美容外科・抗加齢医療—基本から最先端まで—

部位別
腋窩(腋臭症)

武田 啓*

Key Words: 腋臭症(axillary osmidrosis), アポクリン汗腺(apocrine gland), 手術(surgery), 適応(indication), 超音波メス(ultrasonic surgical aspirator), A 型ボツリヌス毒素製剤(botulinum toxin A)

Abstract 腋臭は皮膚の無臭を好み,正常とする集団の中ではハンディーキャップとして捉えられ,患者の悩みは想像以上に大きい.したがってこの症状を改善することは重要で意義がある.腋臭の治療は臭いが消えても本人の悩みが消えなければ意味がない.保存療法では制汗,静菌,除毛が基本であるが,A 型ボツリヌス毒素製剤の使用も徐々に広まっている.また,外科的治療にも様々な工夫が行われているが,いかにしっかりとアポクリン汗腺の除去を行えるかどうかが重要である.低侵襲で効果の高い治療法の開発は今後も求められると考えられる.また,腋臭が全くないか非常に軽度であるにもかかわらず深刻に悩んでいる場合,患者が希望するからと言って安易に手術を行うことは厳に慎まなければばらない.

はじめに

腋臭は元来,異性を惹き付けるためや縄張りを主張するためのものとして機能していたが人では徐々にその機能は失われた.腋臭を嫌うかどうか,治療の対象になるのかどうかについてはその時代や周囲の環境によると考えられる.したがって一般の疾病の治療という概念とは少し違って社会的な問題とも言える領域である.汗腺にはエクリン汗腺とアポクリン汗腺の 2 つがあり,前者は全身の皮膚に分布し皮膚に直接開口しているが,後者は腋窩,陰部,乳輪など特定の部位に分布し毛包内に開口している(図 1, 2).アポクリン汗腺が活動するのは第二次性徴が認められる頃のため,腋臭が発生するのは一般に思春期以降であり,分泌される汗が腋臭の原因である.アポクリン汗腺の汗自体は無臭であるが,常在細菌により低級脂肪酸などに分解され特有の臭いを生ずると考えられている.腋臭は一般に加齢とともに弱くなる傾

---

* Akira TAKEDA, 〒252-0375 相模原市南区北里 1-15-1 北里大学医学部形成外科・美容外科学, 主任教授

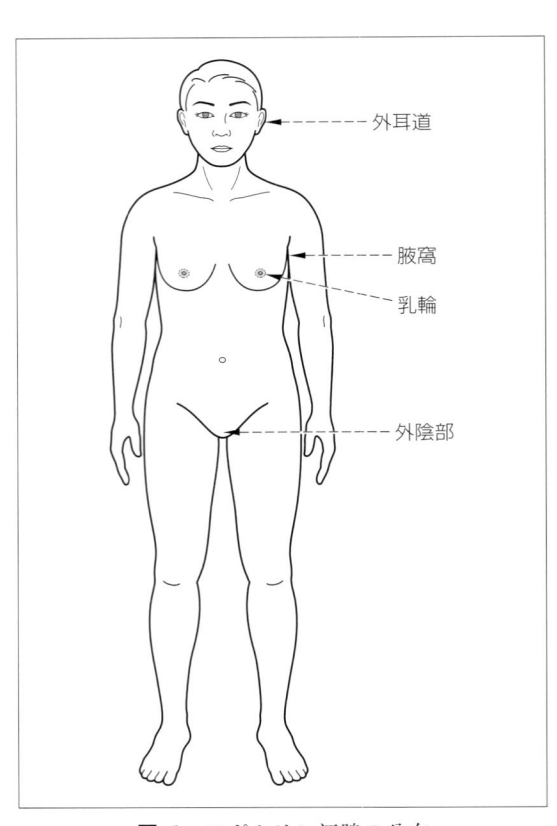

図 1. アポクリン汗腺の分布
外耳道,腋窩,乳輪,外陰部

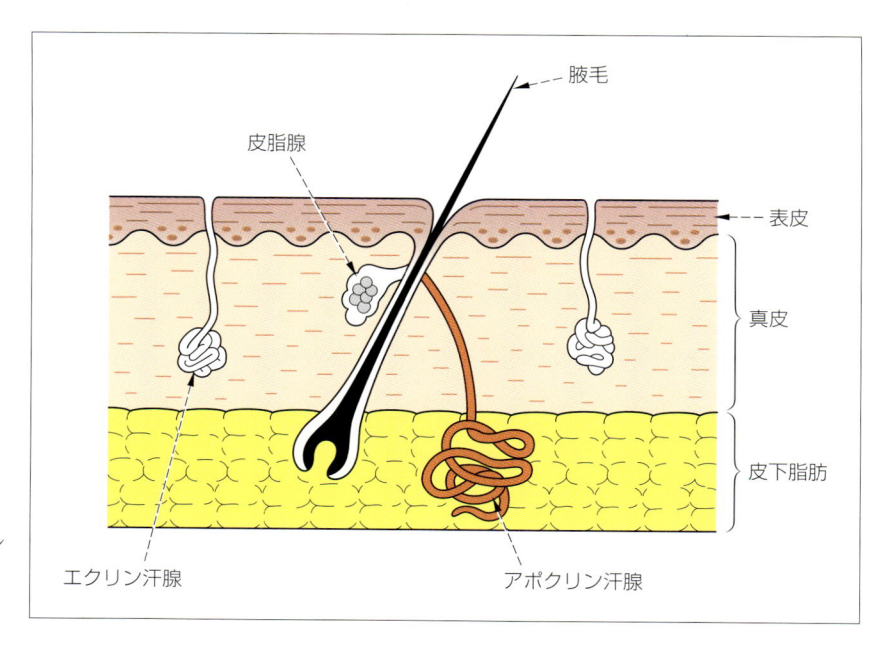

図 2.
皮膚皮下組織
アポクリン汗腺とエクリン汗腺

向にある．また，腋臭の発生は欧米人に比較して東洋人は少ないが食生活の欧米化によって以前より多くなっていると言われる．頻度が低いがゆえに症状に敏感になって治療を希望するようになるが，実際には誤った情報によって自分はそうであると思い込んでいる場合も少なくない．しかしながら患者の腋臭の悩みは想像以上に大きく，特に若年者にその傾向は強い．確実な診断と個々の状態に適した治療法を選択することが重要である．

診断と適応の選別

問診で主訴が腋臭であるのか，多汗であるのか確認する．当然であるが診断は臭いがあるかどうかが基準となる．ガーゼを患者の腋窩にはさみ臭いを嗅ぐことは重症度を判定する簡単で確実な方法である．この際に自己臭恐怖症を見極めることも大切になる．実際には腋臭症ではないにも拘らず腋臭症と勝手に判断している場合があり皮膚疾患の中でも精神的な側面が強い傾向にある．心身症と適応障害，統合失調症などの1つの症状である場合は精神科的薬物療法などが優先される．腋臭は遺伝的要素が強いため，親が腋臭症であるかどうかの問診も行われる．また耳垢が湿っていることは外耳道にあるアポクリン汗腺からの汗が原因であり，体部のアポクリン汗腺も多いことから

診断の参考とされている．耳垢型を決めると言われる $ABCC11$ 遺伝子[1]の一塩基多型の検出による腋臭症の診断が今後行われるようになれば精度が高まり，より客観的なものになると考えられる．手術は最終手段であるのでごく軽度のものには保存的治療を勧めるべきである．また二次性徴の途中では汗腺の発達も中途であるから手術はできるだけ避けることが望ましい．また，腋臭症の多くは多汗症を伴うが[2]，多汗症では，稀に内分泌疾患や膠原病，感染症や悪性腫瘍などが原因のこともあり，これらの基礎疾患の有無も確認を要する．

治療—典型的手技

腋臭症の治療法は保存療法と手術療法に分けられる．

1．保存療法

保存療法では制汗，静菌，除毛が基本である．衣類の工夫や清潔をできるだけ保つことも症状の改善につながる．

A．腋毛の処理

腋毛の処理をすることにより，腋に汗などが保持されるのを軽減し，また常在菌が減ることにより効果が期待できる．しかし腋毛の処理，脱毛は腋臭の原因であるアポクリン汗腺に対し直接作用する訳ではないため効果は限られている．また，

腋毛の処理の際に腋の皮膚を傷つけると制汗剤も使用できなくなる場合があるので，注意が必要である．医療機関で行われる脱毛には主に電気凝固法とレーザーによる方法がある．

B．デオドラント剤

デオドラント剤には原因をおさえる防臭と発生した臭いに対処する消臭の2つの機能がある．したがって塩化アルミニウムなどの制汗成分，塩化ベンザルコニウム，銀などの殺菌・静菌成分，酸化マグネシウムや酸化亜鉛などの中和・分解成分，香料や芳香剤などの消臭成分が配合されているものが多い．元来対症療法であるから，効果を得るためにはある程度の連用が必要である．アポクリン汗腺に対し直接作用する訳ではなく根治的なものではない．したがって効果は一時的である．

C．A型ボツリヌス毒素製剤

A型ボツリヌス毒素製剤の注入は神経終末に作用しアセチルコリンの放出を抑制し発汗自体をおさえる効果がある[3]．副作用の頻度は少なく比較的安全な治療法である．効果は注入後2〜10日で認められ，1回の注入で4〜6か月程度持続するとされている．エクリン汗腺の神経伝達物質がアセチルコリンであるのに対しアポクリン汗腺はアドレナリンであるためA型ボツリヌス毒素製剤はアポクリン汗腺への作用はない．このため原理的には腋臭への適応はないと考えられるが，実際には軽度であれば症状の改善がみられる．エクリン汗腺からの汗の分泌が減ることでアポクリン汗腺からの分泌物の分解も減少することなどが理由と考えられる．この方法も持続期間は限られており繰り返し治療が必要である．

2．手術療法(図3)

手術では効果が十分であり合併症や術後のダウンタイムが少ないことが求められる．保存療法に対して根治的，持続的な効果が期待できる．

A．有毛部切除法

腋窩の有毛部を切除，縫縮する方法である．汗腺の除去効率はもちろん良いが，傷跡が大きくなり，瘢痕拘縮を生じやすい問題がある．切除後に拘縮を軽減するためZ形成術を組み合わせる方法が行われたこともあるが，皮弁が薄くなるため皮膚壊死を起こしやすい欠点がある．傷跡の問題があり現在はあまり行われていない．

B．剪除法

現在，最も一般的に行われている方法である．反転剪除法や皮弁法とも言う．腋の皮膚の皺に合わせ，3〜4cmほどの切開を1本ないし2本入れ，指で皮膚を裏返し直視下にはさみでアポクリン汗腺を切除していく．直視下の操作であるためアポクリン汗腺の除去は確実であり，効果の点で優れていると考えられている．また，この方法は簡単な縫合器械があれば可能で特殊な器具を必要としない利点がある．術後，腋毛は減少する場合が多い．皮弁の壊死や血腫，皺襞や色素沈着などの合併症を起こすことがあり注意を要する．真皮下血管網を切除した場合は皮弁というより全層植皮に近い状態になりタイオーバー固定などの圧迫が必要である．ただ皮膚壊死は切開線の辺縁に起こることが多く皮弁の要素が残っているため経験的に皮弁法と称している[4]．

C．皮下組織削除法(稲葉法)

ローラーとカミソリ刃がついた皮下組織削除器を用いて行う方法である．腋の上部を1cmほど切開し，その部分から腋の下に器具を挿入，操作させることによって，アポクリン汗腺を摘除する．皮膚の厚さを2mm以下にすることでアポクリン汗腺と真皮中層以下のエクリン汗腺が除去され効果が得られるとされている．この場合，腋毛はほとんど消失することになる．再手術の場合で皮下が瘢痕化している場合でも適応できると報告されている．安静や圧迫固定を十分に行う必要があり，血腫の予防が重要である．皮膚が薄いため皺襞や色素沈着が生じやすいことが欠点である[5]．

D．超音波メスによる方法

超音波の組織選択性を利用し超音波振動で脆弱な組織のみを破砕・乳化・吸引する方法である．血管や神経など弾力性に富んだ組織を破砕せずに露出することができる．このことから選択的にア

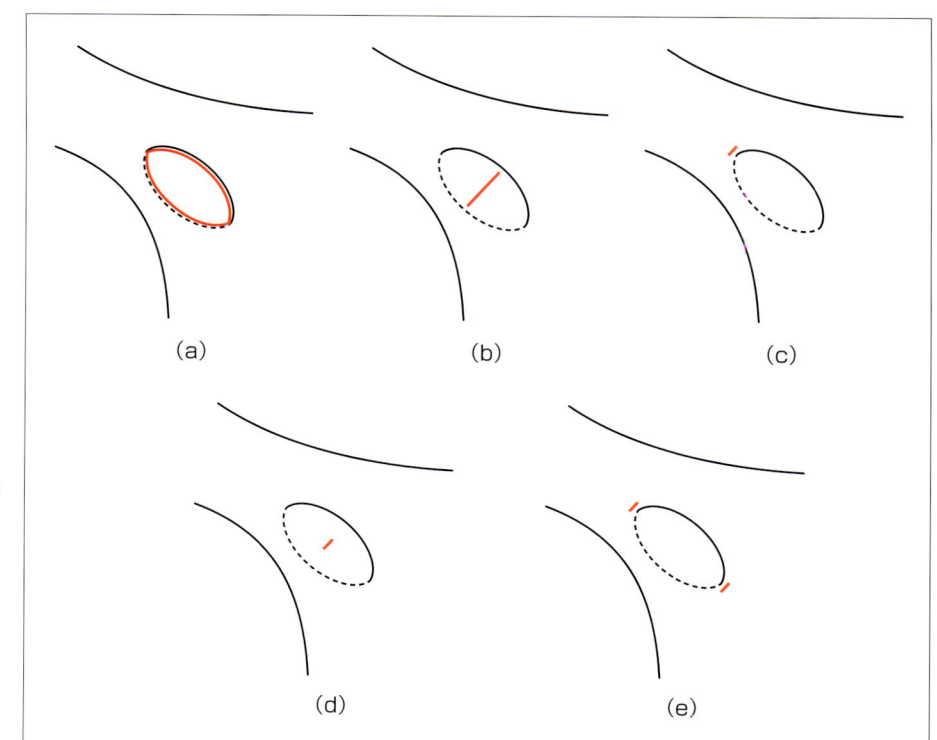

図 3.
各種術式による皮膚切開の位置
　a：有毛部切除法
　b：剪除法
　c：皮下組織削除法
　　（稲葉法）
　d：超音波メス法
　e：クアドラカット法

ポクリン汗腺を破砕・吸引できる（図 4）．出血や血腫形成が少なく術後の固定は比較的簡素である．少ない切開線から広い範囲のアポクリン汗腺の除去が可能であるが，その場合でも手術時間が短いことは利点として挙げられる．しかし，熱傷などの合併症を最小限にして効果を得るには，手術の間ハンドピースの先端を常によく動かすなどのコツがあり，手技にはやや熟練を要する．また手術機器が高価であることなどの欠点がある[6]．

E．クアドラカット法

　有毛部辺縁より 5 mm ほど外側の近位と遠位に約 5 mm の切開線を 2 か所おく．切開部位より専用のカニューレ（クアドラカットシェーバー）を挿入してアポクリン汗腺を少しずつ削除しながら吸引していく方法である．合併症の頻度は比較的少ないが皮膚壊死や血腫のリスクがある．また専用の機器が必要である点は超音波メス法などと同様の欠点である．

私の工夫

　理想的な手術は効果が十分で瘢痕が少なく創傷治癒が速やかであり，合併症や術後のダウンタイ

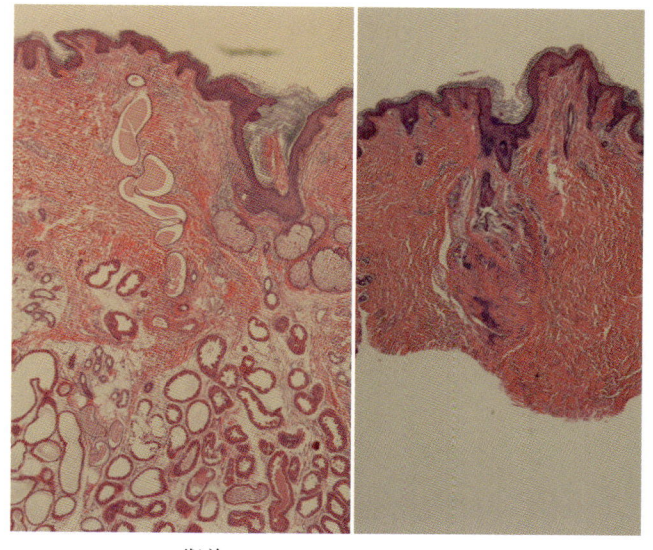

a．術前　　　　　　b．術後
図 4．超音波メスによる手術前後の組織像

ムが少ないことである．具体的にはアポクリン汗腺をできるだけ切除し，皮膚の血流を温存し壊死を防ぎ，術後の出血を最小限にすることである．このことから我々は剪除法（皮弁法）に超音波メスを組み合わせる方法を行っている．通常の超音波メス法より切開はやや長めにし，切開線に近い部

分はアポクリン汗腺が集中しているので直視下で汗腺をできるだけはさみで切除する．また，離れた部分は超音波メスを使って切除する．このことで少ない切開線からの操作で十分な切除が可能となると考えている．皮膚を反転させない部分では超音波メスを使うことで毛細血管が温存され壊死を起こしにくく，同時に術後出血が少なくなる．それぞれの方法の利点を生かしたコンビネーションを行うことで成績を向上させる工夫をしている．

絶対やってはいけないこと

適応のところで述べたが手術は最終手段であるのでごく軽度のものには保存的治療を勧めるべきである．また二次性徴の途中では汗腺の発達も中途であるから若年の手術はできるだけ避けることが望ましいと考えられる．特に腋臭が全くないか非常に軽度であるにもかかわらず深刻に悩んでいる場合に，患者が希望するからと言って安易に手術を行うことは厳に慎まなければならない．

治療の問題点と今後

腋臭の治療は臭いが消えても本人の悩みが消えなければ意味がない．いずれの方法でも原理的にはアポクリン汗腺の切除量と結果は相関するものと考えられる．方法の優劣を論じる以前に，いかに丁寧にしっかりとアポクリン汗腺の除去を行えるかどうかが重要になる．本稿で紹介した手術手技は各種の手術機器を用いるが機器を使えば誰でも同じ結果が得られるわけではなく結果や合併症の頻度は術者の技量に大きく左右される．そのため手術は術者の慣れた方法で行うことも大事である．最近はYAGレーザー治療[7]，脂肪溶解レーザー，バーサジェット，エタノール硬化療法[8]などが試みられ報告されている．しかしそれぞれの方法にも欠点があり現時点で十分な効果が得られているとは言い難い．術後のむくみや痛み，知覚異常，皮膚壊死や血腫，瘢痕拘縮などの合併症やダウンタイムが少ない方法は患者にとって有益であり，それぞれの治療効果と同時に十分に検証されるべきである．さらに低侵襲で効果的な手技はまだ必要であり，今後も開発されていくと思われる．切開が少ない，あるいはまったく切らない状態でアポクリン汗腺のみを選択的に破壊する方法ができれば理想である．

参考文献

1) Hamada, K., Haruyama, S., Yamaguchi, T., Yamamoto, K., Hiromasa, K., Yoshioka, M., Nishio, D., Nakamura, M.：What determines human body odour?. Exp Dermatol. 23 (5)：316-317. doi：10.1111/exd.12380, 2014.
2) Morioka, D., Ohkubo, F., Amikura, Y.：Clinical features of axillary osmidrosis：a retrospective chart review of 723 Japanese patients. J Dermatol. 40 (5)：384-388, 2013.
3) Xie, A., Nie, L., Tan, Q.：Local injection of botulinum toxin A：an alternative therapy for axillary osmidrosis. J Dermatol. 41 (2)：153-156, 2014.
4) 大久保文雄ほか：腋臭症・腋窩多汗症 吸引削除器による方法．美容外科手術プラクティス2．市田正成ほか編．513-515，文光堂，2000．
5) 稲葉義方：外科的治療 稲葉法．腋臭症・多汗症治療実践マニュアル．細川 亙，坂井靖夫編集．80-85，全日本病院出版会，2011．
6) 武田 啓，鈴木敏彦：外科的治療 キューサー法．腋臭症・多汗症治療実践マニュアル．細川 亙，坂井靖夫編集．86-90，全日本病院出版会，2011．
7) Kim, D., Kim, J., Yeo, H., Kwon, H., Son, D., Han, K.：Treatment of axillary osmidrosis using a subcutaneous pulsed Nd-YAG laser. Arch Plast Surg. 39 (2)：143-149, 2012.
8) Shim, H. S., Min, S. K., Lim, J. S., Han, K. T., Kim, M. C.：Minimal subdermal shaving by means of sclerotherapy using absolute ethanol：a new method for the treatment of axillary osmidrosis. Arch Plast Surg. 40 (4)：440-444, 2013.

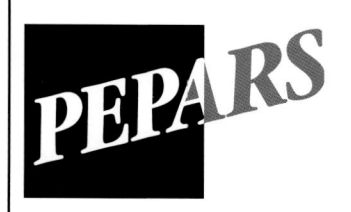

◆特集/美容外科・抗加齢医療—基本から最先端まで—

部位別

抗加齢を目的とした上肢・手背の血管アンチエイジング治療：パルスレーザーによる血管内焼灼術

久保一人[*1] 簡野晃次[*2]

Key Words：血管内レーザー焼灼術(endovenous laser ablation；EVLA), ハンドベイン(hand vein), 表在静脈(superficial vein), 抗加齢(anti aging)

Abstract 手のアンチエイジング治療に対する患者の要望は高いにも関わらず従来型の治療では適応，効果，持続期間において十分な満足を得られる選択肢がなかった．一方で下肢静脈瘤に対する血管内レーザー焼灼術は国内において2011年より保険適用になり，その効果や安全性も広く認知され治療の第一選択になりつつある．その手技を上肢，手背の静脈に応用することにより従来型の治療では得られなかった高い効果および満足感を得られることがわかってきた．ただし上肢，手背血管の特殊性として皮膚浅層に血管が存在するためレーザー焼灼には十分な理解と熟練した手技が合併症の回避には不可欠である．

はじめに

近年レーザー，ラジオ波などの機械の目覚ましい発展により，顔のアンチエイジング治療は患者の要望に応じて，多種多様な選択肢を提供できるようになってきた．一方で上肢，特に手背においては治療法の選択肢は極めて少なく，効果や持続期間において満足のいく方法がなかなかなかったのが実情である(表1).

下肢静脈瘤においては国内でも2011年1月より血管内レーザー治療(endovenous laser ablation；EVLA)が保険収載され，効果，安全性において従来型治療である高位結紮術やストリッピングと比較しても優れた成績を収めている．

その手技を上肢，手背の静脈に対するアンチエイジング治療に応用し満足度の高い結果を得られることがわかってきた．

表1. 従来型の上肢，手背のアンチエイジング治療の選択肢と特徴

① ヒアルロン酸などのフィラー注入
　効果の持続性に劣る．血管本体の変性はないため隆起した太い静脈には適応が困難
② 硬化療法
　太い血管には適応が困難．炎症性色素沈着のリスクがある．
③ ロングパルスヤグレーザーなどの外照射
　複数回の治療が必要．径を縮小させる目的には適するが完全消失までは困難

対象

当院は1320nmロングパルスNd:YAGレーザー(Cooltouch® CTEV™)を用いて，整容面での改善を目的として上肢の怒張した静脈を選択的に焼灼し，除去することを行ってきた．

対象は2007年4月〜2013年12月までの122例，手術時の年齢は24〜73歳，平均53.8歳．対象血管は手背および前腕伸側の表在静脈．ただしルート確保，透析用シャント作成の観点から橈側皮静脈，および末梢循環不全のリスクから指静脈は対象外とした(図1).

[*1] Kazuhito KUBO, 〒101-0061 東京都千代田区三崎町2-9-12 弥栄ビル3階 東京血管外科クリニック，院長
[*2] Kouji KANNO, 同

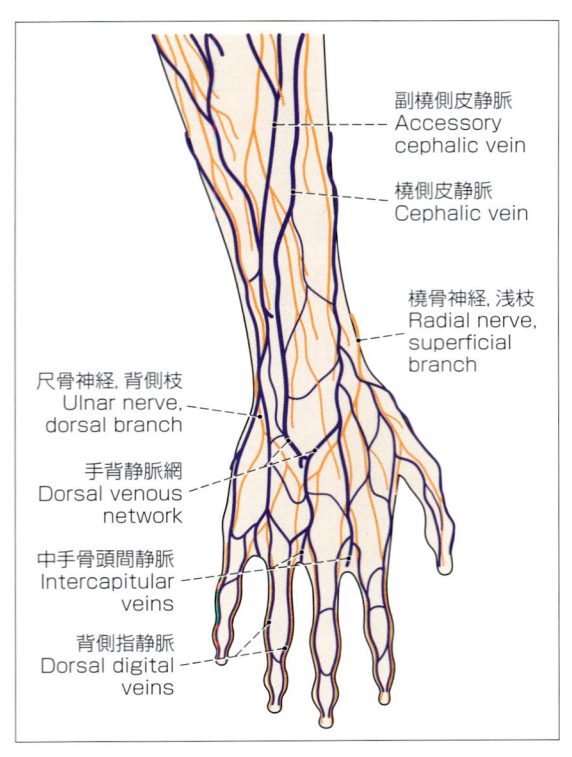

図 1.

血管内焼灼術の適応と除外基準について

　血管内焼灼術(EVLA)の適応は上肢および手背の表在静脈の怒張に対する整容的改善の要望を持つ患者である．したがって病的意義は乏しいことをあらかじめ説明する．「手がしびれる」，「痛みがある」などを主訴に表在静脈の診察を希望して受診する患者もいるが，表在静脈としびれや痛みの因果関係は低いことを説明し頸椎症などを念頭に整形外科受診を促す場合もある．

　また明確な径の基準はないが，20 G 静脈留置針にてレーザーファイバーの経路を確保するため，20 G にて血管留置が可能な静脈径を対象とする．血管内焼灼術の除外基準を示す(表2)．

材料および準備するもの

　血管内焼灼術を行うにあたり必要物品を示す(表3)．

EVLA の手術手技

A．術前マーキングと治療準備

　術前に患者の要望に沿って焼灼予定血管にマーキングを行う．レーザー機器をはじめ機材の点検を行い不備がないことを確認した後，患者を手術台に仰臥位にさせる．ルート確保，血圧心電図などのモニター類の装着を行い鎮静目的で静脈麻酔にて導入を行う．マーキングした血管に20 G の逆流防止弁付き留置針を挿入していく．上肢，特に手背の表在静脈は蛇行が多くレーザーファイバーの経路確保のために多くの留置針を必要とする場

表 2． 血管内焼灼術の除外基準

① 深部静脈血栓症(DVT)または既往を有する患者
② 動脈の血行障害を有する患者
③ 多臓器障害，播種性血管内凝固症候群(DIC)状態
④ 経口避妊薬またはホルモン剤服用
⑤ 重篤な心疾患
⑥ 妊婦または妊娠疑い
⑦ ステロイド治療中
⑧ ベーチェット病
⑨ 骨粗鬆症(ラロキシフェン)，多発性骨髄腫(サリドマイド)服用例
⑩ 血栓性素因
⑪ 抗凝固剤，抗血小板剤を服用している患者(禁忌ではないが慎重に判断)

表 3．

① レーザー用器具：レーザー装置，レーザーファイバー，保護用メガネ
② レーザーファイバー挿入器具：イントロデューサーシース(前腕まで焼灼する場合)，ガイドワイヤー，20 G 逆流防止弁付き留置針
③ 超音波装置：7.5 MHz 前後のもの，プローベカバー
④ 圧迫用材料：伸縮包帯
⑤ 薬剤：TLA(tumescent local anesthesia)麻酔，静脈麻酔，抗生剤 DIV(点滴静脈注射)
⑥ TLA 専用ポンプ，23 G カテラン針

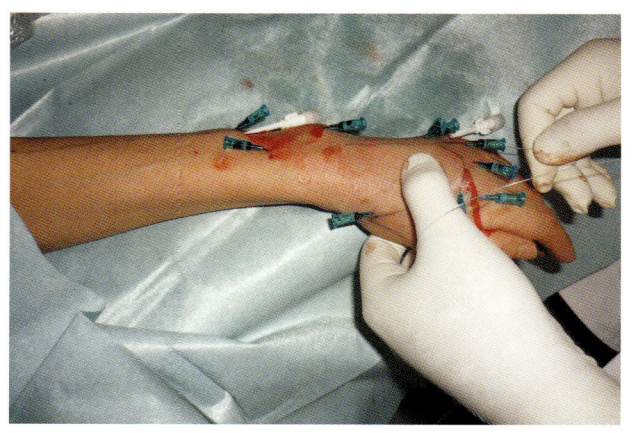

図 2. 青色筒は留置針，白色筒はシース

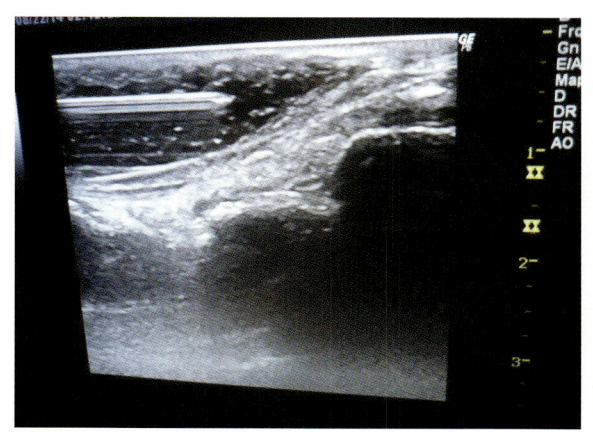

図 3.

表 4. TLA 液組成例

① 生理食塩水	500 ml
② 10 万倍エピネフリン含有 1% リドカイン	20 ml
③ 7.0% 炭酸水素ナトリウム	20 ml
合計 540 ml	

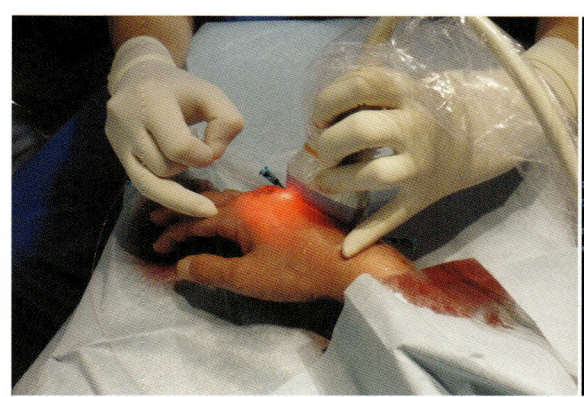

a．エコーガイド下にレーザー焼灼を行う．　　b．焼灼中にファイバー先端から発生する気泡

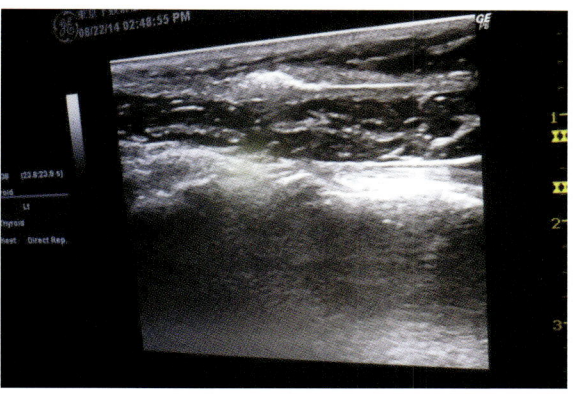

図 4.

合が多い．前腕まで焼灼する場合は血管長が長くなるためシースを利用すると便利である（図 2）．

B．Tumescent local anesthesia（TLA）の施行

静脈留置針にレーザーファイバーを挿入後，エコーガイド下にて TLA を行っていく．熱傷予防のため，皮膚からファイバーを 10 mm 以上離すように浸潤させることが重要である（図 3）．TLA 後にファイバーを挿入すると皮下組織の緊満のため血管が虚脱しファイバーが挿入困難になる可能性がある．TLA は希釈したエピネフリン添加リドカインで，麻酔浸潤時の疼痛緩和のため炭酸水素ナトリウムを加え調整したものである（表 4）．

C．レーザー照射による焼灼

皮膚の上からガイド光を確認すると共にエコーガイド下でファイバーの位置を確認しながら焼灼を開始する（図 4-a）．ファイバーを手動で牽引しながらレーザー照射を行っていく（図 4-b）．牽引速度は 1 mm/秒，照射エネルギーは 35 J/cm（出力 3.5 W）を基本としている．熱傷予防のためファイバー刺入口に近づいたら焼灼を終了する．

治療終了後および経過観察

レーザー終了後は，焼灼部位を伸縮包帯にて圧

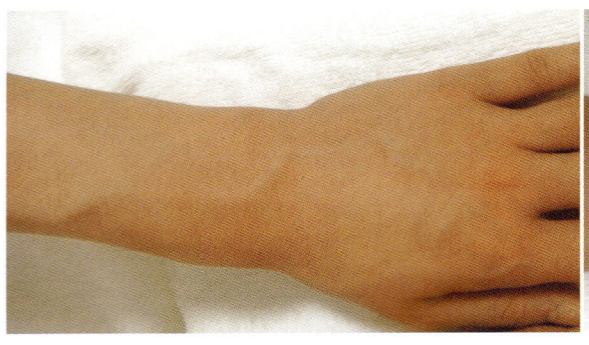

a．術前　　　　　　　　　　　　　b．術後3か月
　　　　　　図 5．症例1：33歳，女性

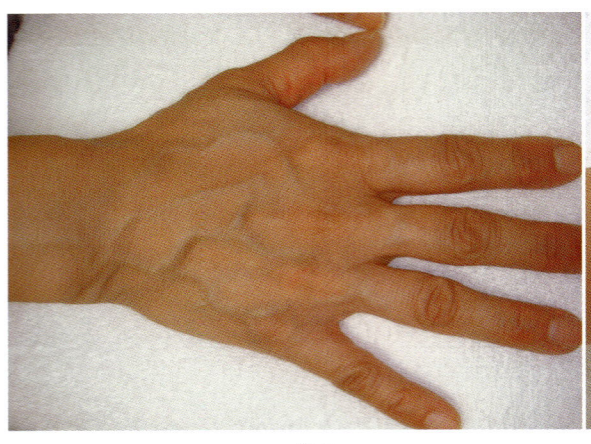

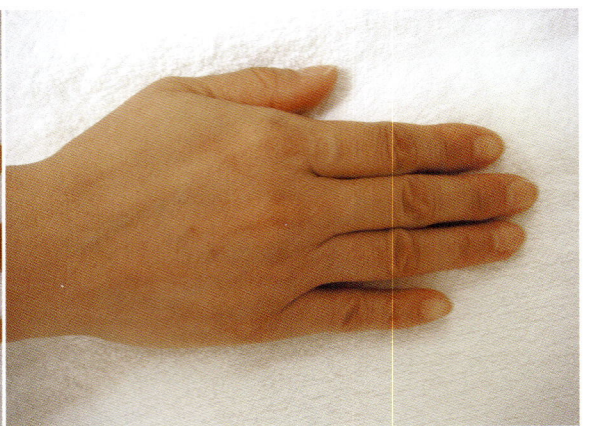

　　a．術前　　　　　　　　　　　　　b．術後3か月
　　　　　　図 6．症例2：51歳，女性

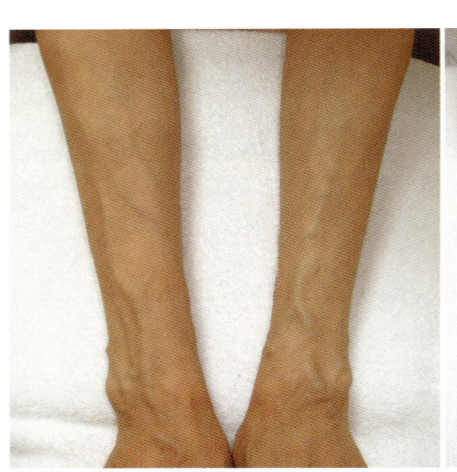

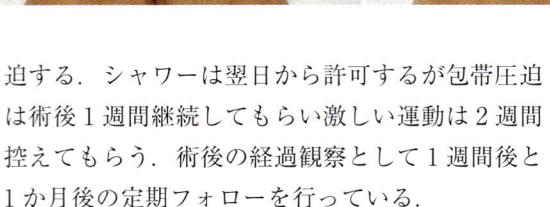

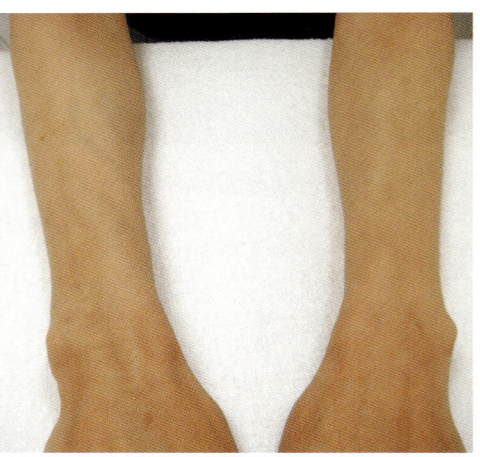

図 7．
症例3：36歳，女性
　a：術前
　b：術後6か月

迫する．シャワーは翌日から許可するが包帯圧迫は術後1週間継続してもらい激しい運動は2週間控えてもらう．術後の経過観察として1週間後と1か月後の定期フォローを行っている．

治療結果

治療結果を図5～図8に示す．

有害事象とその対策(表5)

平均観察期間は12.6か月である．

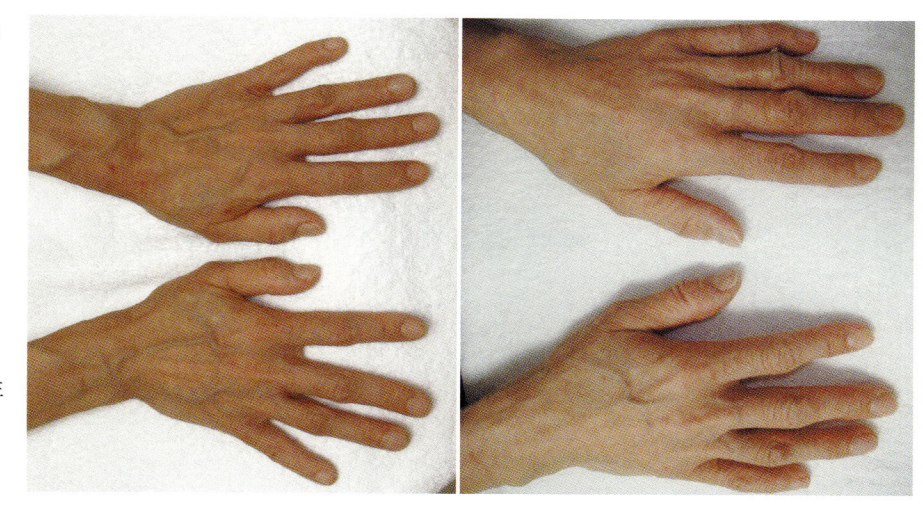

図 8.
症例 4：47 歳，女性
　a：術前
　b：術後 8 か月

　指先へのしびれは主に橈骨神経浅枝の影響と思われる母指の訴えが主である．血管留置針を挿入する際に痛みを訴える場合は神経の走行が近い可能性があり十分な注意が必要である．また焼灼中に痛みを訴える場合は TLA を追加したり牽引速度を速めるなどを行う．

　閉塞不十分となった場合は術後半年程度経過観察を行い，患者の希望により再焼灼を施行するかレーザーの外照射など他の治療法も考慮する．

　熱傷は本術式において最も注意しなければならない合併症のひとつである．下肢の EVLA の場合は Saphenous compartment と呼ばれる筋膜間に TLA を行っていくため tumescent 効果を得られやすいが上肢の EVLA には compartment が存在しないのが最大の差異である．

　したがって皮膚—血管距離を離すための TLA 麻酔液の量は下肢と比較して多量に必要なことが多く，それにも関わらず思うように距離が離れないこともある．特に手関節など骨性組織上の皮膚は TLA が難しい．どうしても皮膚—血管の距離を 1 cm 以上離すことが困難な場合はファイバーの牽引速度を速めるなどの工夫が必要である．細心の注意を払っても熱傷を起こすことがあり，その場合は無論十分なケアを行う．

まとめ

　アンチエイジング目的の美容治療で，上肢・手背の静脈を目立たなくすることは多くの女性が望

表 5．有害事象（n＝122）

① 指先へのしびれ　6 例
② 閉塞不十分による追加治療を要した例　5 例
③ 熱傷　深達性Ⅱ度 2 例，浅達性Ⅱ度 3 例
④ 未焼灼血管が目立つようになった例　10 例

んでいるが，決定的な方法がなかった．筆者が提示した方法は既に下腿静脈瘤の治療に使用されているが，今回上肢・手背の静脈の焼灼にも有用であることがわかった．

参考文献

1) 多田誠一：下肢静脈瘤に対する血管内レーザー焼灼術の適応と実際．下肢静脈瘤．岡田昌義編．88-122，EDITEX，2013．
　Summary　血管内レーザー治療の入門書であり基礎が理解しやすい．

2) Moul, D. K., et al.：Endovenous laser ablation of the great and short saphenous veins with a 1320-nm neodymium：yttrium-aluminum-garnet laser：retrospective case series of 1171 procedures. J Am Acad Dermatol. **70**：326-331, 2014.
　Summary　1,171 例の下肢静脈瘤に対するレーザー治療の有用性を述べている．

3) Shamma, A. R., et al.：Laser ablation of unwanted hand veins. Plast Reconstr Surg. **120**：2017-2024, 2007.
　Summary　28 症例，54 本の手に対する血管内焼灼術の報告．

4) Neumann, H. A., et al.：Ins and outs of endovenous laser ablation：afterthoughts. Lasers Med Sci. **29**：513-518, 2014.

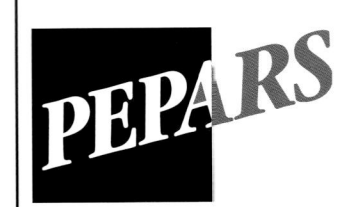

◆特集／美容外科・抗加齢医療—基本から最先端まで—
部位別
下顎輪郭形成術

菅原　康志*

Key Words：オトガイ形成術(genioplasty)，下顎角形成術(mandibular angle plasty)，顔面輪郭(facial contour)，顔面輪郭形成(facial contouring)，エラ削り(mandibular angle plasty)

Abstract　顔面骨の形成術には，顎変形症に対する外科矯正手術や頬骨形成術などが含まれるが，ここでは下顎角形成術，オトガイ形成術に限定して述べる．

術前にはX線などの情報を用いながら患者の希望と望ましい形態を検討し，術式を決定する．側貌においては，gorial angle と pogonion の前後・左右・上下的な位置，正貌では下顎角部とオトガイの幅と，下顎体の弯曲の程度，そして軟部組織について評価する．口腔内アプローチにより下顎角からオトガイまでの削骨，あるいは骨切りを行う．

安全で早い手術のために，専用のレトラクターやパワーインスツルメントを使用している．骨膜下で確実に取り扱う限り，合併症は極めて少ないが，神経・血管損傷，異常骨折などのリスクがある．過度の削骨による不自然な形態の修正は極めて難しいため，適切な診断と手術計画，および正確な手技が求められる．

はじめに

顔面骨の形成術は，基本的に外鼻を含めた頭蓋顎顔面骨への外科的治療であり，顎変形症に対する外科矯正手術や頬骨形成術も含まれるが，ここでは顔面下1/3へのアプローチに限定して述べる．

適応と手術法の選択

顔面下1/3へのアプローチとしては，1989年にBaekらが咬筋切除と共に下顎角部を全層で切除する方法を報告して以来[1]，多くの手技的な改良が加えられており，比較的安全に行うことができる術式と言える．顔面下1/3の形成を行う際には，下顎角部のみを評価するのではなく，オトガイを含む下顎骨全体の形態を評価する必要がある[2]．このためセファログラムとパントモグラフィーは必要であり，下顎の非対称や咬筋の左右差のある場合にはCTスキャンを追加する．

下顎形態の評価に必要な点は，以下のものになる[3]．

1．Gonial angle

側貌における下顎枝後縁と下顎下縁との成す角度が gonial angle であり(図1)，日本人における平均値は，男111°，女122°とされている．Gonial angle が小さいほど男性的でしっかりした強い印象となる．また正貌においても gonial angle が小さいほど，pogonion と gonion との上下的な差が少なくなるので，顔面下1/3の輪郭が四角い印象となる．

2．オトガイの位置(pogonion)

Pogonion が前方にあれば下顎体部が長くなるため，gonial angle が明確になり，後方であれば gonial angle はやや不明瞭になる．また頭側にあるほど四角い印象となる[4]．

3．下顎角の幅(bigonial width)

Bigonial width は正貌の印象に影響する．実際

---

* Yasushi SUGAWARA, 〒329-0498　下野市薬師寺3311-1　自治医科大学形成外科，教授

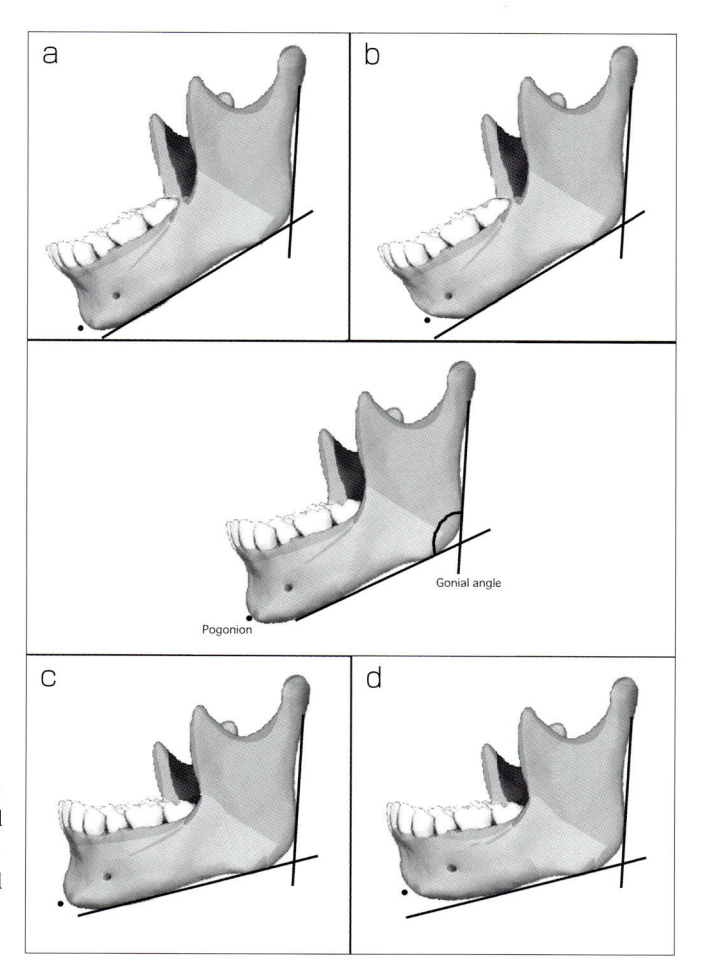

図 1.
側貌においては，セファログラムから下顎枝と下顎体のなす角である gonial angle と，オトガイの位置 (pogonion) を評価し，平均値との比較から a〜d の 4 パターンに分類する．

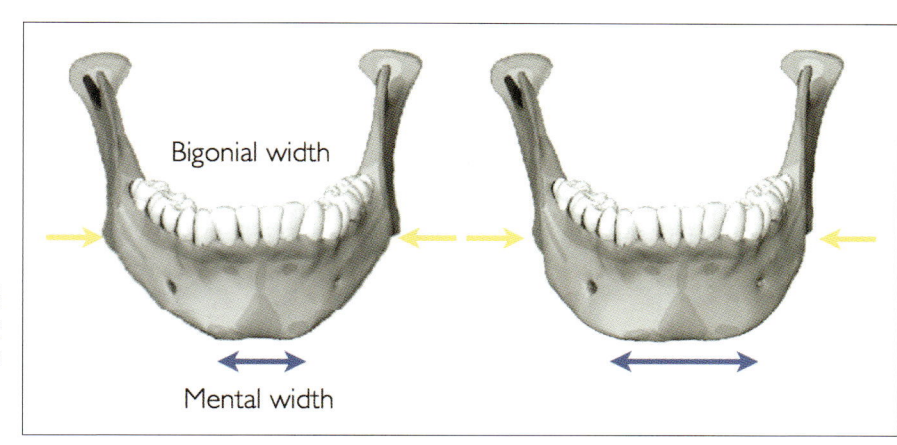

図 2.
正面では下顎角部の外側への張り出しと，下顎体の弯曲の程度およびオトガイの幅について評価する．

の下顎角の形態には，外側に張り出している場合，ストレートの場合，やや内側に張り出している場合がある (図 2)．

Bigonial width には咬筋も影響する．咬筋肥大症 (benign masseteric hypertrophy) を伴うこともあるので，強く噛み締めさせて咬筋の大きさの程度をあらかじめ確認しておく．

4．オトガイの幅 (mental width)

オトガイの水平部分であり，通常は 35〜40 mm 前後が多い．広いと逞しく，狭いと尖って華奢な印象になる．

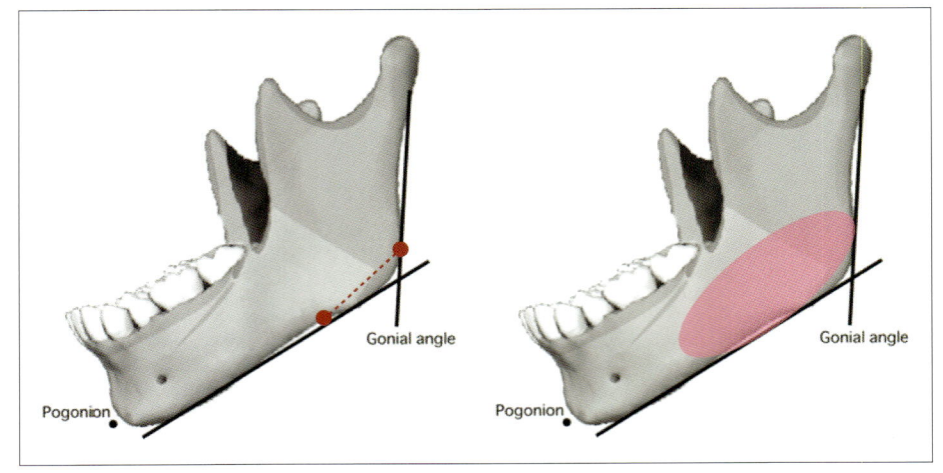

図 3. a パターン
左：Gonial angle が平均値以上で pogonion が前方にある場合は，あまり角部を取らないようにする．
右：外板の削骨のみにとどめる場合もあるが，それでも角部が外側にフレアーしている場合は角部が消失しやすいので，注意する．

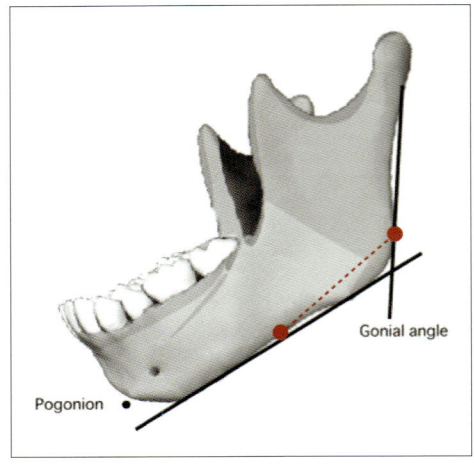

図 4. b パターン
Gonial angle が平均値以上で pogonion が後方にある場合は，両端の切除点の位置に注意して，取り過ぎないようにする．

5．下顎体部の形態

正貌において，下顎角からオトガイに至る下顎骨の弯曲（張り出し）については見過ごされやすい．これがストレートである場合と外に弧を描くような場合とがあり，この弯曲によっても正貌での印象が異なる．

6．軟部組織の評価

軟部組織量が多い場合，骨切りによる変化の反応率が低下する．特に下顎角部前方の軟部組織が膨らんでいて，それが正貌での輪郭を決定している場合は下顎骨骨切りを行っても正貌の変化はほとんどないので注意する．

以上の6項目から筆者は基本的に，gonial angle と pogonion の前後的な位置関係を評価して術式を決定している．

Gonial angle が平均値以上の場合は，それ以上に下顎角部を切除するとほとんどストレートな下顎形態となるので下顎角全層切除は行わない．さらに pogonion が前方にある場合は，下顎体が長いため，下顎角を切除し gonion の位置が頭側に移動すると更に長い印象となる．マイルドな contouring を心掛ける（図3）．一方，pogonion が後方にある場合は下顎体が短いので，gonion の位置を頭側に変位させた方が下顎が長い印象になり好ましい（図4）．

Gonial angle が平均値以下の場合は，角部を切除して gonion の位置を頭側に変位させる必要がある．下顎体が長いので角部のみを切除すると，前方で切除断端の角が残りやすいので前方まで削骨するのが望ましい（図5）．Pogonion が後方にある症例では，オトガイ形成術で下顎体の長さを増加させた方がよい場合がある（図6）．

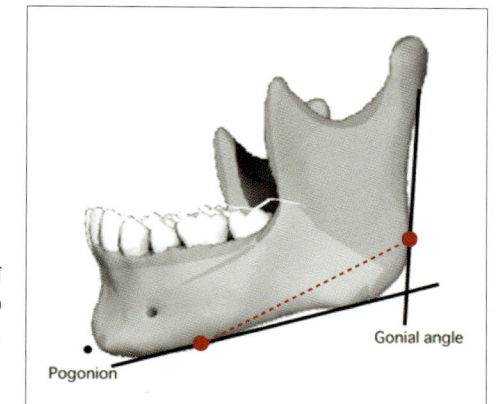

図 5.
c パターン
Gonial angle が平均値以下で pogonion が前方にある場合は，角部を切除して gonion の位置を頭側に移動させ，オトガイ部に向かってなだらかなラインとなるように形成する．

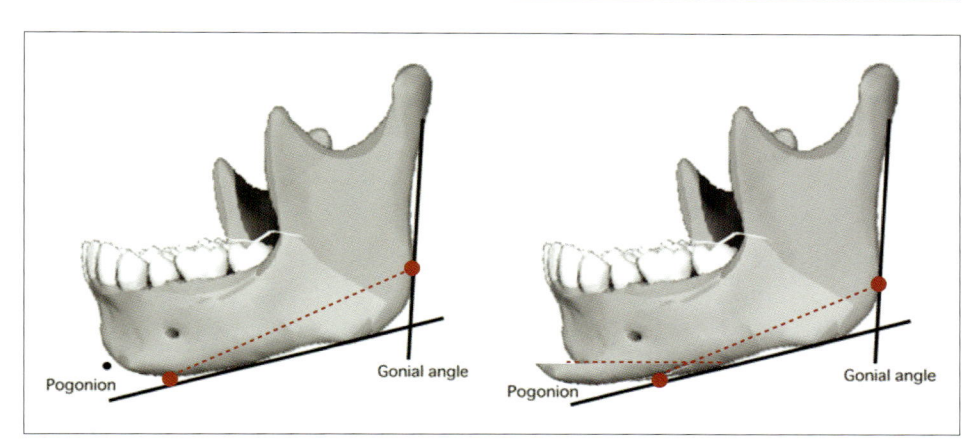

図 6. d パターン
左：Gonial angle が平均値以下で pogonion が後方にある場合は，できるだけ前方まで骨切り点を伸ばして切除する．
右：場合によってはオトガイ骨切りを行い，下顎体の長さを増加させてもよい．

典型的手技

1．アプローチ

　口腔内アプローチを選択する．このアプローチは術野が深いものの，手技に習熟すれば神経麻痺や瘢痕の問題は少なく，下口唇前庭部切開を追加すればほとんど下顎全体の contouring が行える．口外法のメリットは少ない．

　経鼻挿管後，頭をやや懸垂位にする．筆者は頭側に立つ．エピネフリン加リドカインを局注したのち，耳下腺管開口部より約 1 cm 尾側より歯槽骨，下顎外側に沿って粘膜を切開し，buccal fat pad が露出しないよう気をつけながら頰筋を分け下顎枝骨膜に達する．骨膜を切開した後，骨膜下に剝離を進める．剝離範囲は下顎切痕まで 1 cm のところからオトガイ孔までとする．ストリッパーで内側翼突筋を十分に剝離しておく．内側翼突筋の停止部を十分に剝離しておかないと，切除した骨片が内側に引き込まれ摘出に難渋する．

　オトガイ骨切りを同時に行う場合は，前庭部切開を加える．オトガイ筋の起始部は骨膜に付着させたままとし，筋体を切離したのちに骨膜下に入る．オトガイ神経は，メス，剪刀を用いて神経孔から約 10 mm 長剝離しておく．2 本ある場合も少なくない．下歯槽神経の位置はあらかじめパントモグラムで確認しておく．

2．下顎角骨切り術

　実際の下顎角部の形成術に関しては，いくつかの方法があるが，以下に代表的な方法とその特徴について述べる(図 7)．

A．下顎角全層切除[5]

　切除するラインに沿って，オシレーティング・

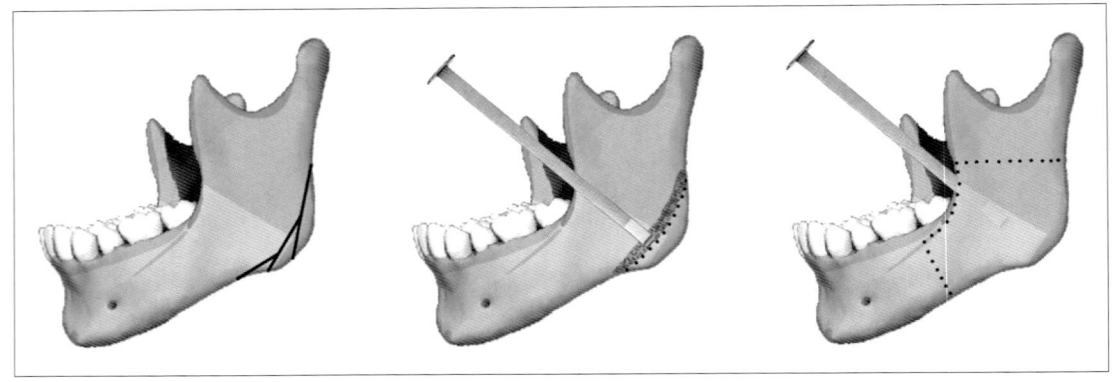

図 7. 角部形成の基本的な 3 方法
いずれも原法を示している．左から下顎角全層切除，下顎角部分割切除，下顎骨外板切除

ソーで全層に骨切りする．ブレードを入れっぱなしにして一気に丸く切除するようにすると，下顎枝方向で下顎後縁から前方へブレードが移動しやすく，関節頭や下顎切痕に及ぶ骨折を引き起こすことがあるので注意する．内側翼突筋の剝離が完全でない時には，骨切りした骨片が筋肉に引かれ内側に落ち込みやすい．小さい骨片に分割すると取り出しにくいので，大きい塊で骨切りした方がよい．骨切り後にはラウンドバーで整える．

この術式は頸部と顔面を境する下顎下縁のラインの形成を主目的としている．したがって下顎角部が外側に張り出しているタイプを除き，正貌での bigonial width の短縮はほとんど得られない．

B．下顎角部分割切除 angle-splitting osteotomy(ASO)[6]

切除予定線上にバーで溝を作成し，ドリルで下顎骨の内側角部に向けて 3～4 mm 間隔で穴を穿つ．骨孔の方向で全層切除の範囲をコントロールする．次いでノミもしくはカッティングバーを用いて骨孔を連続させるようにしながら骨片をはずし，ラウンドバーで整える．この術式では，下顎下縁のラインの形成と正貌での bigonial width の短縮を同時に達成できるが，予定した下顎下縁になるように骨孔を穿つ方向を決めるのは難しい．筆者は原法とは異なる方法で行っている（後述）．

C．下顎骨外板切除

下顎枝から下顎角，下顎体の一部を含む下顎骨外板を切除する[7]．通常は，バーでオトガイ神経管が露出するまで削る方法がとられる．ノミで分割する方法もあるが，下顎神経の損傷のリスクが高くなる．主に正貌での bigonial width が短縮されるが，角部が外側に張り出している症例では外板切除と同時に角部も切除されるので，側貌でのラインも変化する．

3．オトガイ骨切り術

A．長さの短縮・延長

オトガイ神経孔から約 6 mm 尾側からオトガイ先端までの間で，骨を切り出して短縮する．オトガイは少なくとも 6 mm 幅は残す．プレートもしくはワイヤーで固定し，両端の段差を削って滑らかにする．移動を伴わない場合は，オトガイ舌骨筋を剝離しオトガイの尾側を切除してもよい．筋断端は骨に再固定する．延長の場合は基本的に骨移植を要するが，これを回避する方法もある[8]．

B．幅の短縮

Mental width の両側を切除する方法と，骨切りにより移動させる方法[9]とがある（図 8）．後者では，mental width の左右差の有無を確認しておくことと，移動させる骨片への筋体の付着をできるだけ温存することが必須となる．また軟部組織のたわみがオトガイ正中部に集中し，これは数か月で改善するが軽度残存することもある．

C．前後移動

骨切りした骨片を移動し，プレートで固定する．弯曲率が異なることがあり，その場合は骨片の両側を削る必要がある．軟部組織に反映する率は，前方移動で 90％，後方移動・頭側移動で 50％ 程度になる．

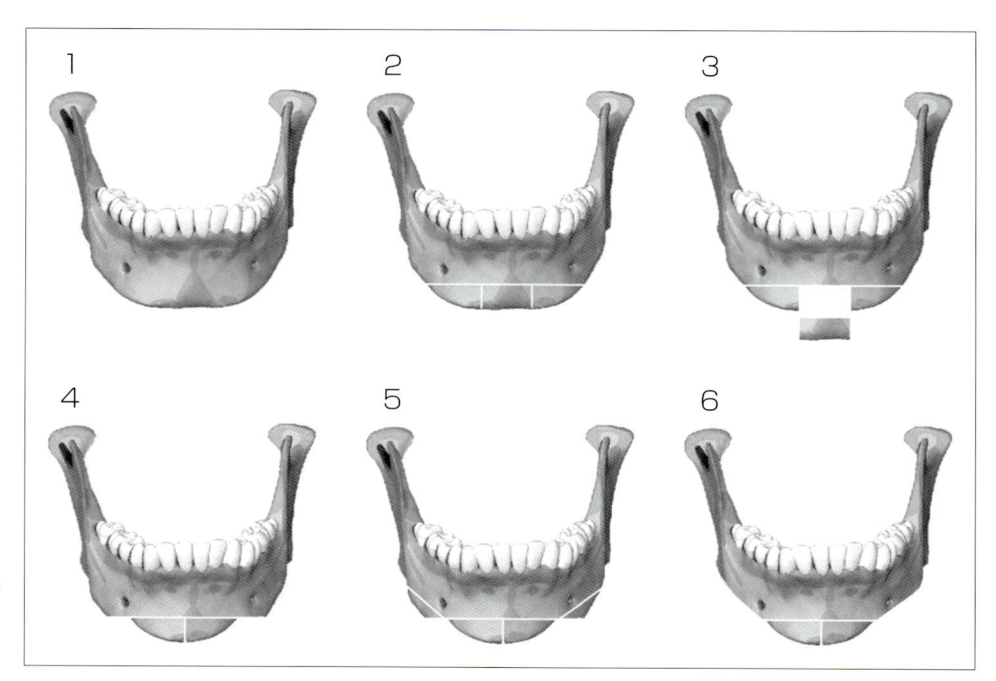

図 8.
オトガイ幅短縮術
移動した骨片は，ワイヤーもしくはプレートで固定する．

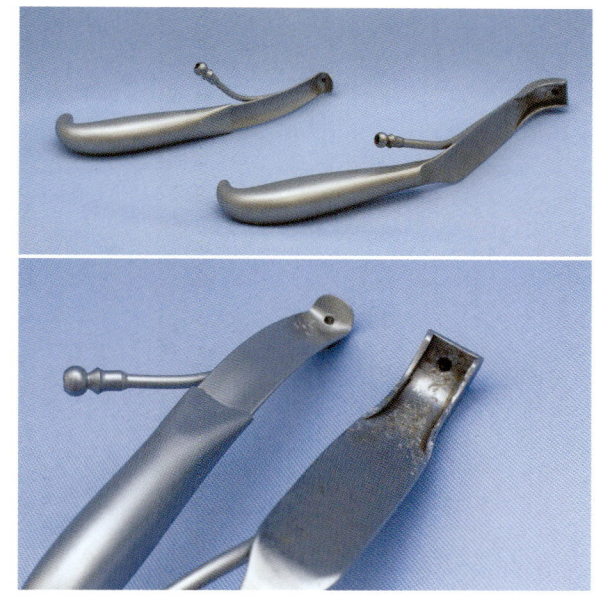

図 9. 吸引付き下顎下縁レトラクター
先端部の穴より，切削骨やイリゲーションを持続的に吸引できる．

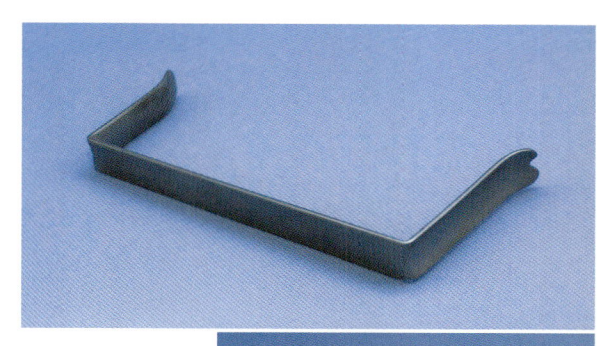

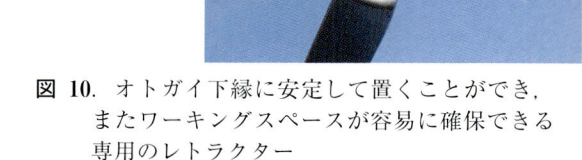

図 10. オトガイ下縁に安定して置くことができ，またワーキングスペースが容易に確保できる専用のレトラクター

4．閉　創

骨切除端からの出血は自然に止まることが多いが，閉創の段階になっても出血が見られる時は，必要最小限のボーンワックスを使う．洗浄ののちサクションドレーンを骨膜下に留置し，粘膜縫合を行う．ドレーンは切開創部から口腔外へ出しておく．術後はフェイスマスクで圧迫を24時間行う．

オトガイ骨切りを行った場合は，オトガイ筋を元の位置に縫合固定する．

私の工夫

現在筆者は，先に述べた手技を症例により組み

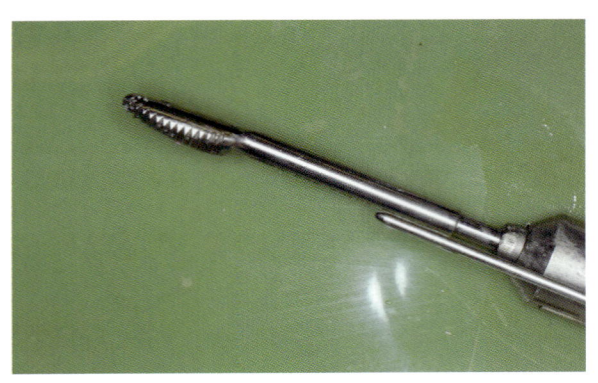

図 11. レシプロタイプのやすり
オトガイ神経孔周囲での削骨に使用する.

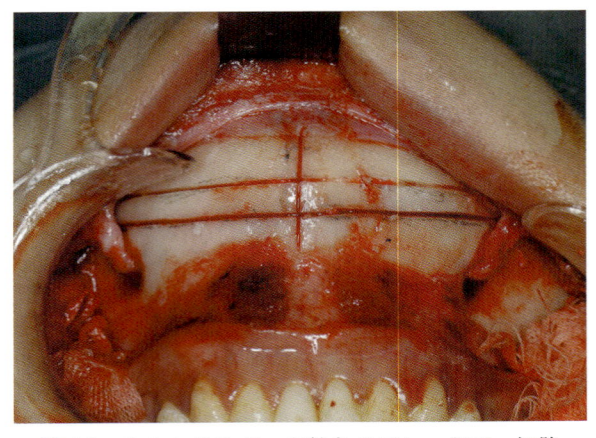

図 12. あらかじめガード付きのブレードで，切除線をマーキングしておくと，安定した骨切りが可能である．正中の位置もマーキングしておく.

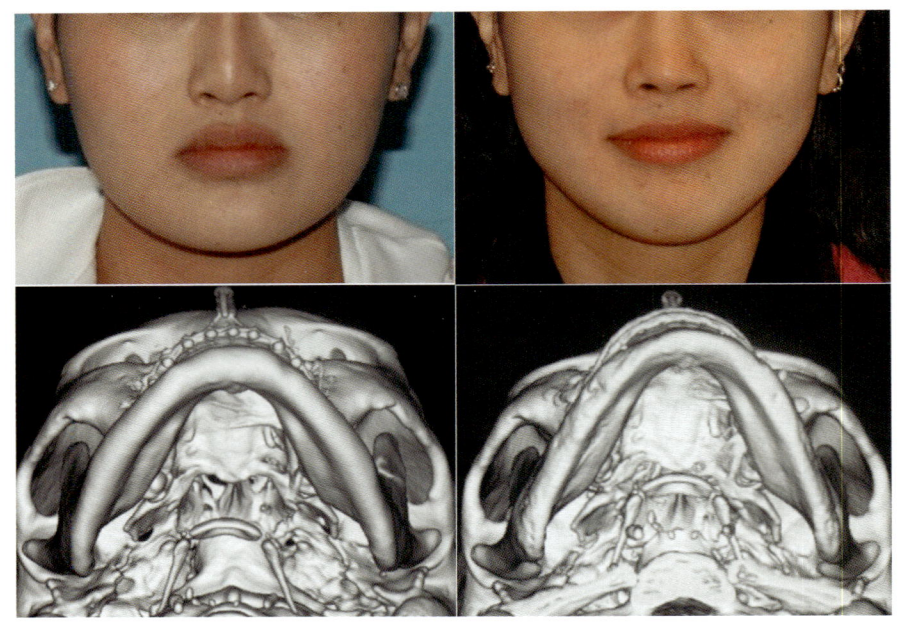

図 13. 下顎全体の削骨を行い，整容的によい形態を獲得する.
重点的に行う部位を十分に検討し，バランスを悪化させないように注意する.

合わせて行っており，若干の工夫を簡単に述べる.

・本術式では，レトラクターの使い方が最も重要になる．下顎角の骨切りには，吸引装置を付けた専用のレトラクターを作製し用いている（図9）．助手の介助なしに常に良好な視野が得られ，手術時間を短縮できる．オトガイ骨切り時には，先端が下顎下縁に固定しやすいように加工した逆反りレトラクターを用いている（図10）．オトガイ神経への過度な負担をかけずに，スペースを確保できる（いずれもフォーメディックス社製）．レトラクターだけでは保護しきれない部位については，15×40 mm 大で約 2 mm 厚のシリコン板を術野の底面に置き，ブレード先端による軟部組織損傷を防いでいる.

・骨切りは，ほとんどの作業をレシプロケーティング・ソー（以下，レシプロ）で行っている．理由は骨切りが早く一直線にできることによる．ASO においてもノミは使用せず，切除ラインに

沿って外板をバーで削り溝を作り，できるだけ内板のみの状態にした後，レシプロのブレードをやや弯曲させ，一気に切っている．薄くしておくことで，ブレードの方向や角度の調整が容易となる．厚い状態では，ブレードの調整が困難である．

・オトガイまで切る場合は，先にオトガイ側からオトガイ神経を越え遠心まで切っておき，角部からの骨切りをつなげて一塊で切り落とす．

・基本的には，軟部組織の巻き込みが少ないラフなダイアモンドバーを選択し，カッティングバーは限定的に用いる．神経の近くではレシプロタイプのやすりを使用している(図11)．

・レシプロの刃は薄い方が早く切れるが，弯曲部位での切り始めにはたわみが生じて真っ直ぐに切りにくい．ガード付きのブレードでガイドラインを作っておくと安定した骨切りができる(図12)．

・下顎体部の形態が弯曲している症例の場合には，オトガイに向かってできるだけフラットになるよう骨削りを行う．オトガイ神経の近くまで丁寧に削り込んでゆく(図13)．

・オトガイ神経の走行はあらかじめパントモグラムで確認しておく．神経管下縁近くにまで骨切りが及ぶ場合は，超音波メスで神経孔を開放し，神経束を確保する．

・下顎角部が後内側に張り出している症例では下顎下縁が術野から見えず切除ラインを決めるのが難しいため，デンタルミラーを用いて確認する．

・吸引ドレーンは，感染の予防，術後腫脹の軽減からも必須と考えている．過度の血腫形成は，咽頭周囲の浮腫を招き，呼吸障害の原因となることがある．

注意すべきこと

・過度の切除による整容的不具合である．取り過ぎの修正は極めて困難である．術前に十分カウンセリングを行い，患者の改善の程度について希望をくみ取っておく．

・バーによる軟部組織の巻き込みに注意する．正確に骨膜下の剝離を行い，鈎による軟部組織の確実な保護に努めるしかない．バーの特性を知りその取り扱いに慣れておくことは言うまでもない．バーの軟部組織損傷では，顔面動静脈，下顎後静脈損傷に注意する．出血点が術野の底面に近いため，止血に難渋する．むやみに凝固止血すると顔面神経下顎縁枝を損傷することがある．口腔内からの止血が難しいと判断したら，躊躇なく皮膚切開を加えて止血した方がよい．

・バーの使用時には，イリゲーションを十分行わないとバーの温度が上昇し，器具の出し入れの際に口唇の熱傷を起こすことがある．

・完全に骨切りされていない時は，ノミで叩いたりせず，最後までソーで完全に骨切りする．乱暴に割って出そうとすると，予想外の方向の骨折を起こすことがある．特に下顎切痕や下顎頭に向けては縦骨折を引き起こしやすいので気を付ける．

・咬筋切除は行わない方がよい．噛みしめたりした際に凸凹が生じたり，予想外の筋萎縮が生じることがある．

・乱暴なレトラクターの取り扱いや過度な牽引で，一過性の顔面神経麻痺を起こすことがある．

・骨切りにより軟部組織が弛緩し若干の余剰を生じる．40代以降では術後にフェイスリフトなどが必要になる場合があり，インフォームド・コンセントを行っておいた方がよい．

まとめ

下顎角形成では角部を"取る"というより自然な角部を"形成する"あるいは"残す"という意識で行うようにする．経験が浅いうちはできるだけマイルドな形成を心がけた方がよい．削りすぎでなければ再手術により修正が可能であるので，くれぐれも"エラの取りすぎ"には注意する．

引用文献

1) Baek, S. M., Kim, S. S., Bindiger, A. : The prominent mandibular angle : preoperative management, operative technique, and results in 42 patients. Plast Reconstr Surg. 83 (2) : 272-280,

1989.
2) Lee, T. S., Kim, H. Y., Kim, T., Lee, J. H., Park, S. : Importance of the chin in achieving a feminine lower face. J Craniofac Surg. **25** : 2180-2183, 2014.
3) 菅原康志 :【下顎角部（いわゆるエラ）の形成術】下顎角骨切り術の基本手技と術式の適応. 形成外科. **48** : 1193-1201, 2005.
4) Li, J., Hsu, Y., Khadka, A., Hu, J., Wang, Q., Wang, D. : Surgical designs and techniques for mandibular contouring based on categorisation of square face with low gonial angle in orientals. J Plast Reconstr Aesthet Surg. **65**(1) : 1-8, 2012.
5) Yang, D. B., Park, C. G. : Mandibular contouring surgery for purely aesthetic reasons. Aesthetic Plast Surg. **15**(1) : 53-60, 1991.
6) Deguchi, M., Iio, Y., Kobayashi, K., Shirakabe, T. : Angle-splitting ostectomy for reducing the width of the lower face. Plast Reconstr Surg. **99**(7) : 1831-1839, 1997.
7) Nagase, T., Yoshimura, K., Aiba, E., Matsumoto, D., Sato, K., Machino, C. : Angle-splitting ostectomy followed by face lift for elderly patients with prominent mandibular angles. Plast Reconstr Surg. **115**(2) : 633-640, 2005.
8) Lee, T. S., Kim, H. Y., Kim, T. H., Lee, J. H., Park, S. : Contouring of the lower face by a novel method of narrowing and lengthening genioplasty. Plast Reconstr Surg. **133**(3) : 274e-282e, 2014.
9) Park, S., Noh, J. H. : Importance of the chin in lower facial contour : narrowing genioplasty to achieve a feminine and slim lower face. Plast Reconstr Surg. **122**(1) : 261-268, 2008.

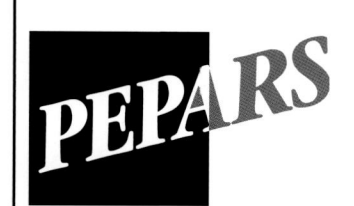

◆特集／美容外科・抗加齢医療―基本から最先端まで―

行為別
脂肪吸引

亀井　眞[*1]　久次米秋人[*2]

Key Words：超音波エコー(ultrasound tomography)，超音波脂肪吸引(ultrasound assisted liposuction)，合併症(complication)，麻酔専門医(Anesthesia specialist)，間欠的空気圧迫法(intermittent pneumatic compression；IPC)，日帰りガイドライン(guideline for day surgery)

Abstract　脂肪吸引は1970年代にフランスのIllouzがウェットメソッドを提唱し，その後Kleinがテュメセント法を開発し，1990年代にテュメセント液や直径の細いカニューレが急速に普及して安全性が高まり，2000年代には超音波技術の導入などにより広く行われている手術手技である．
　しかし，日本では数多くの脂肪吸引事故のために「脂肪吸引は危険な手術である，死亡も含めた合併症が多い」というイメージが世間一般では出来上がっていると思われる．
　脂肪吸引は脂肪腫や自家組織乳房再建後のde-fattingなどでも適応があるが，今回は美容目的に限って記述する．また，実際の各部位の脂肪吸引に関してのテクニックやデバイス，術中体位，カニューレ刺入部位などについて詳細した．合併症とガイドラインに沿った安全な日帰り手術の確保にも言及した．

用語の定義

- 止血目的で100万倍程度のアドレナリン(ボスミン)と注入時の疼痛緩和目的で5%程度の炭酸水素ナトリウム(メイロン)を含有したリドカイン希釈液を総称して「テュメセント液」とした．
- 吸引脂肪量とほぼ同量のリドカイン希釈液を注入して脂肪吸引する方法を「Superwet法」，吸引脂肪量の2倍程度のリドカイン希釈液を注入して脂肪吸引する方法を「テュメセント法」と区別した．
- 吸引脂肪量の定義であるがロバート・カツヒロクレによるとアメリカでは吸引ビンの中身の総量(純粋脂肪量＋血清量)を脂肪吸引量としていることが多いと言う[1]．しかし，それでは注入した希釈麻酔液の量によって同じ吸引脂肪量でも吸引ビン内総量が容易に異なってしまう．今回は"吸引ビン上層で血清上に浮遊している脂肪部分"を「吸引脂肪量」と定義している．

適応と患者選択

　あくまでも「部分痩身術」であって体重減少を目的とするものではないことを患者に理解してもらって治療にあたる．吸引された脂肪1 l は約700 g 程度(脂肪の比重は約0.9であるが吸引ビン内では血液やテュメセント液を含有しているため)であることを必ず説明しておく．

- 65歳以上や未成年者は避ける
- 心肺機能が正常でない患者は避ける
- 出血性素因のある抗凝固薬などの服用者は避ける
- 貧血のある患者は避ける
- 低タンパクの患者は避ける
- 朝一番で手術を開始する
- 肥満症(BMIが30以上の肥満)は避ける[2)3)]
- 皮下脂肪型の患者を対象とする(内臓脂肪型の患者は避ける)
- 体重減少を目的としている患者は避ける

[*1] Makoto KAMEI, 〒321-0964　宇都宮市駅前通り2-3-5　医療法人創美会 共立美容外科宇都宮院，院長
[*2] Akihito KUJIME, 共立美容外科，総院長

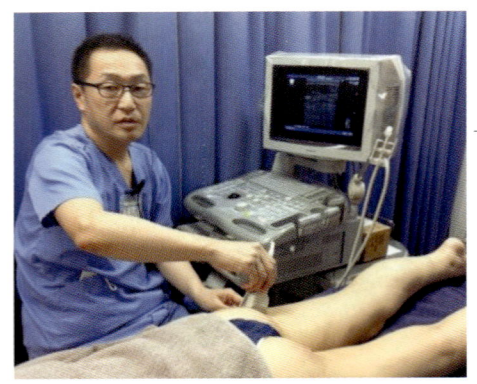

図 1.
超音波エコーで大腿後面の脂肪厚を測定しているところ

術前診断と検査

1．問　診

通常の既往歴の他に過食症，拒食症の有無や過去のダイエット歴，治療歴（脂肪吸引，脂肪分解注射，冷凍療法など）を聞いておく．また，運動歴も重要である．服用している薬物や喫煙の有無も聞いておく．

2．視診・触診

これらは術前診断というよりは身体の全体的なバランスや皮膚の凹凸，弛緩具合，瘢痕や色素沈着の有無などを診る目的がある．大腿部だけの治療を希望している患者がいたとしても，下腿の皮下脂肪も多い場合には，下腿の脂肪吸引も勧めるようなアドバイスが必要である．皮膚のスキンタイプも重要で，やはりスキンタイプが黒い患者ほど術後のカニューレ刺入部の瘢痕が目立ったり，色素沈着が長引く傾向にある．

3．超音波エコー（図 1）

最も脂肪吸引の術前診断に有用なのは超音波エコーである．患者への侵襲が全くなく，安全に比較的正確に皮下脂肪厚を測定できる．ヘルニアや瘢痕の診断，腹膜や下肢，上肢の筋肉の状態把握も容易である．CTやMRIも有用だが，開業医レベルでこれらの装置を完備するのは難しく，また，それらを完備している医療機関に患者に出向いてもらい，手術前後に複数回検査を受けてもらうことも現実的には難しい．

検査の体位は通常は皮膚の弛緩などの影響が比較的現れにくく，手術前後での検査の再現性が高い仰臥位，腹臥位で行うが，上腕や顔面，下顎の脂肪厚を測定する場合は座位で行う．測定者によるプローベの圧迫程度に差異はあっても，気軽にベッドサイドで検査できるメリットは非常に大きい．超音波エコーを使用しない脂肪吸引の術前診断は考えられない．必ず装備したいものである．視覚的に手術前後の脂肪厚の変化が数値としてもわかるので説得力や患者満足度も非常に高い．

4．体脂肪率，体重，BMI

これらも一応は術前後に測定しておくが，これだけで適応の有無は判断できない．BMIが30以上の場合は適応外としている（身長155 cm，体重70 kgくらいが限度）．術前後では体脂肪率以外の数値の変化は僅かであることが多い．

5．血液，尿，心電図，胸部X線

全身麻酔を行うにあたって上記検査は必須である．検査によって貧血や低タンパク血症，出血傾向などがあることがわかった場合はそれらを改善してから手術に臨む．もしくは吸引脂肪量を減らす．

麻酔方法

1．局所麻酔

局所麻酔のみで手術を行う際はリドカイン濃度にして0.1〜0.15%のものを多用している．0.05%で十分に手術が行える，という記載も見られるが経験上は患者の痛みを完全に取り除くことは難しいと考える[1]．硬膜外麻酔は最近の傾向（感染，硬膜外血腫，片効き，刺入困難例がある，などのリスク回避）として行っていない．

2．全身麻酔

全身麻酔と併用する場合でも必ず0.05%のリドカイン濃度のテュメセント液を使用している．術中の吸入麻酔薬量の減少や術後の疼痛緩和に非常に有効であるとともに痛みが少ないことによる早期離床，歩行が可能になり肺血栓塞栓症（PTE）の予防にもつながる．全身麻酔の方法は基本的に麻酔専門医に任せているが，術中の体位変換が必要な場合はスパイラルチューブによる気管内挿

図 2.
Prone View®
 a：ボクシングのヘッドギアのような構造で，顔面が開放されていて下面が鏡になっている．
 b：実際に装着した状態．下面の鏡で眼球や口元の状態が直視できる．

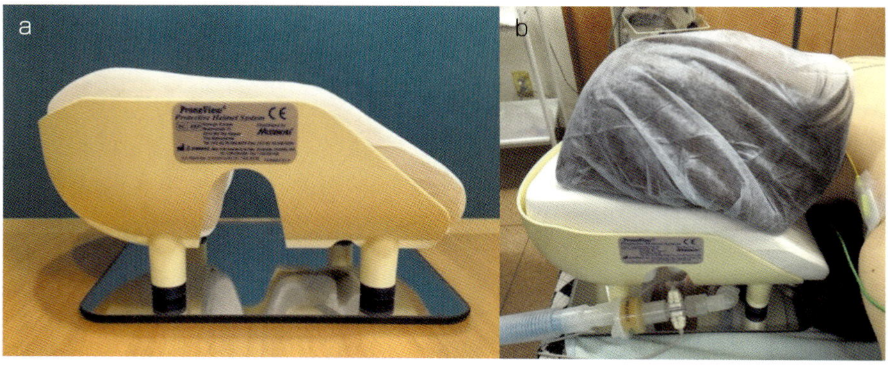

管，仰臥位だけの場合はラリンゲルマスクを使用することが多い．

全身麻酔の場合，抜管覚醒後1時間程度は麻酔専門医に付き添ってもらい，周術期のトラブルに備えている．

モニターとしては心電図，血圧，脈拍数，直腸温度，SO_2（動脈血中酸素飽和度）の他にも昨今は$ETCO_2$（終末呼気炭酸ガス濃度，SO_2の低下よりも先に低酸素状態を把握できる）も必須である．麻酔器は人工呼吸器付きで酸素，笑気，空気ボンベを備えているものを使用している．麻酔器やモニター類は突然の故障などを想定して全てバックアップ用に2台用意している．臀部や腹部後面，大腿後面などの脂肪吸引で全身麻酔下に腹臥位とする場合は顔面の保護にも十分に留意する．

挿管チューブの固定状況や眼球圧迫などに気を付ける．脂肪吸引中に腹臥位で眼球圧迫によると思われる失明事故も実際に起きている．眼球が圧迫されても必ずしも迷走神経反射による徐脈が起きるとは限らないし，起きても一過性である．また緩徐な圧迫では痛み刺激ともならずに血圧上昇も現れないと思われるので，モニターによるバイタルサインでは異常が現れない．

やはり麻酔専門医による術中の眼球圧迫のチェックや頭低位による静脈鬱滞を避けることが重要である．最近ではProne View®という「腹臥位でも眼球や鼻，口元が開放されていて，その状態が鏡で直視できる」機器があるのでこれを使用している（図2）．

部位別吸引ポイント
─適応，デザイン，カニューレ刺入部位，
体位，ドレーン，圧迫固定など─

1．顔面，顎下（仰臥位）（図3）

通常，刺入部位は耳垂基部で2mmである（図4）．顔面や顎下の吸引では直径1.5～2mmのカニューレを使用するが，スキンプロテクターは不要である．スキンプロテクターの直径の方が切開創よりも大きくなってしまうのと，耳垂部の皮膚はカニューレ操作によってあまり伸展しない部位なので，傷口が汚くならない．稀に鼻孔内からアプローチする場合もあるが，その際もスキンプロテクターは不要である．

頬骨上の部位を吸引すると頬が下垂して「老けた」印象になるので，通常は吸引適応外としている．元来，皮下脂肪層が薄い部位だけにover suctionにだけ気をつければトラブルは少ない[5]．

術後は十分にテュメセント液を圧迫排出して6-0 PDSで中縫いし，皮膚表面をテープ固定（鼻孔内は綿球圧迫）するだけで十分である．術後，最低2日間は圧迫固定（レストンスポンジとフェイスマスク）する（図5）．レストンスポンジの粘着力は強力で，そのまま貼付すると後日剥がす際に表皮剥離を起こすことがあるので，貼付前に十分粘着性を低下させておく．または，粘着性のないスポンジを皮膚かぶれの少ないテープで固定してからフェイスマスクを着用してもよい．フェイスマスクを夜間のみ1週間継続する．

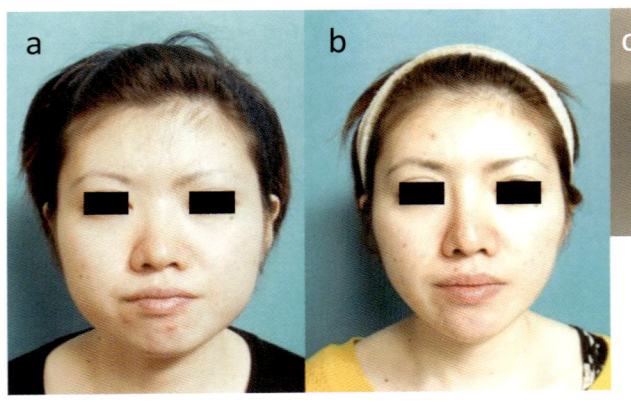

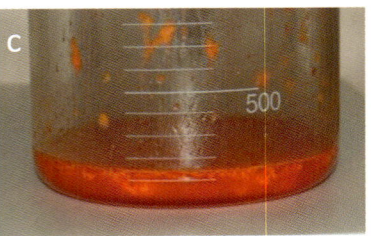

図 3. 顎下部の脂肪吸引
 a：術前
 b：術後
 c：吸引脂肪量は 100 ml に満たない．

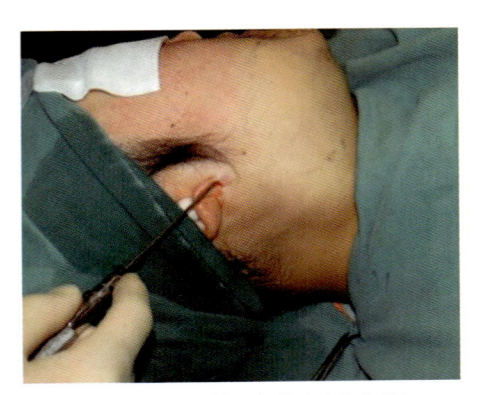

図 4. 顔面の刺入部位（耳垂基部）

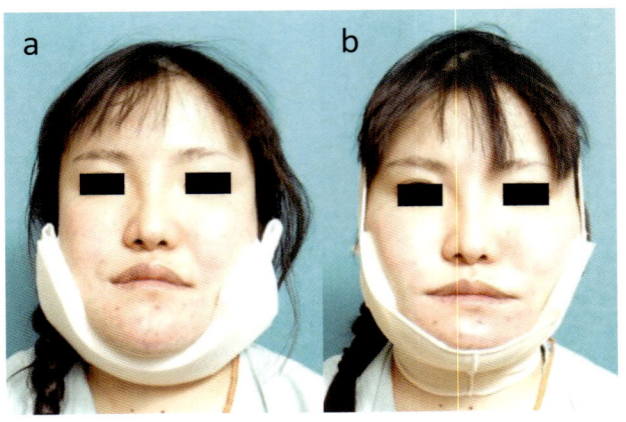

図 5. 顔面の術後圧迫
 a：レストンスポンジ　　b：フェイスマスク

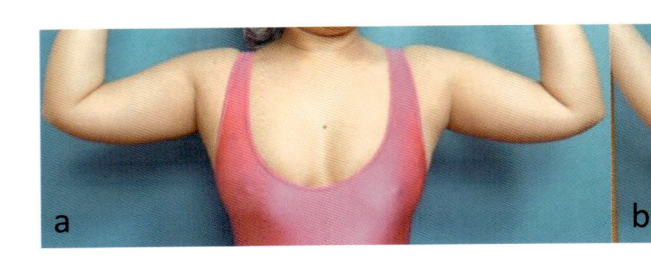

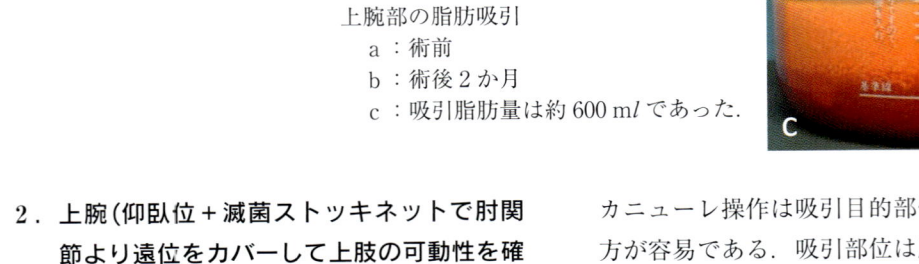

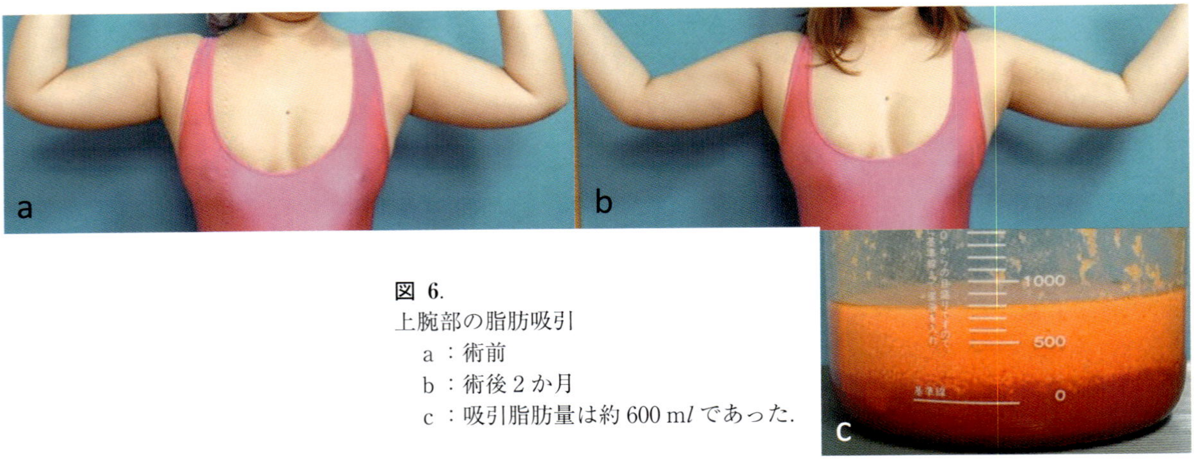

図 6. 上腕部の脂肪吸引
 a：術前
 b：術後 2 か月
 c：吸引脂肪量は約 600 ml であった．

2．上腕（仰臥位＋滅菌ストッキネットで肘関節より遠位をカバーして上肢の可動性を確保）（図 6）

カニューレ刺入部は肘関節の内側と外側の 2 か所である．カニューレは直径 2〜2.5 mm のものを通常使用する．腋窩付近に刺入部をおく記述がよく見受けられるが，逆に操作しにくいと考える．カニューレ操作は吸引目的部位より遠位から行う方が容易である．吸引部位は肘から腋窩中央部までとする．上腕外側の三角筋上は吸引しない．上腕を全周性に吸引するという報告もあるが行ってはいけないと考える[6]．上腕外側は筋肉優位で皮下脂肪層が薄く，また全周性に吸引することによって肘関節から遠位の血行不全，リンパ流不全

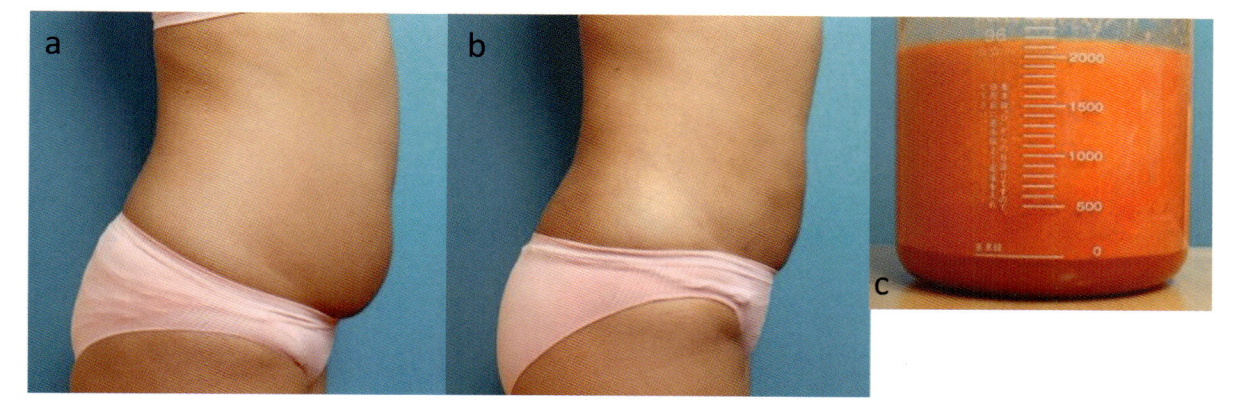

図 7. 腹部の脂肪吸引
術前(a)と術後 3 か月(b)の側面写真. 吸引脂肪量は 2,200 ml で出血は多めである(c).
注入した 0.05％テュメセント液は 1,400 ml であった.

による前腕の強度の腫脹が予想される.

　また，上腕のプロポーションに対して相対的に前腕が太い印象となってしまうことが危惧される. 肘関節外側では尺骨神経付近をカニューレ操作することによる「しびれ」を術中に患者が訴えることは時々ある. しかし，尺骨神経を損傷する可能性は非常に低いと考える. 術後は十分にテュメセント液を圧迫排出して 6-0 PDS で中縫いし，皮膚表面をテープ固定するだけで，ドレーンは不要である. レストンスポンジを貼付し，包帯(キノセルフ)固定を 2 日間行う. その後はサポーターを 1～2 か月使用する.

3．背部(腹臥位)

あまり積極的に治療を勧める部位ではないが，意外に患者の要望の多い部位である. ただし，背部の皮膚は厚い(5～6 mm)ので，患者が「脂肪が摘める」と訴えても皮膚も一緒に摘んでいるので「皮下脂肪厚は指で摘んだ厚みのマイナス 1 cm」と言わないと過度な期待を抱かせることになる. これも術前に超音波エコーで皮下脂肪厚を数値として提示しておくことが有用である.

　カニューレ刺入部は上腕基部や肩甲骨下部など吸引部位に応じて適宜決める. カニューレは直径 2.5～3 mm のものを通常使用する. 最も患者の要望が多いのは「ブラジャーから上方にはみ出る部分を取りたい」というものである. この部位も術後は十分にテュメセント液を圧迫排出してカニューレ刺入部を 6-0 PDS で中縫いし，皮膚表面をテープ固定するだけで十分である. ドレーンも通常は不要である. レストンスポンジを貼付し，包帯(キノセルフ)固定を 2 日間行う.

4．胸部(仰臥位)

ここはあまり積極的に治療する部位ではない. 乳腺肥大ではなく，皮下脂肪が多いタイプで皮膚切除を伴う乳房縮小術を希望しない患者には適応があると考えている. 明らかな乳腺肥大症や脂肪吸引後に皮膚の弛緩が顕著になってしまうことが予想される場合も適応がない. 脂肪吸引によって「乳房縮小術」のような仕上がりを期待している患者には適応がない[7].

　カニューレ刺入部は左右とも腋窩前縁の 1 か所で十分なことが多い. カニューレは直径 2.5～3 mm のものを通常使用する. 術後は十分にテュメセント液を圧迫排出して 6-0 PDS で中縫いし，皮膚表面をテープ固定するだけで十分である. レストンスポンジを貼付し，包帯(キノセルフ)や胸部ガーメントによる圧迫固定を 2 日間行う. その後は患部全体を覆うタイプのブラジャーでの圧迫を 1～2 か月行う.

5．腹部，腰部，恥骨上部(仰臥位，腹臥位)(図 7)

カニューレ刺入部は腹部の前面を吸引する場合は左右の上前腸骨稜上に 1 か所ずつ，腰部(腹部後面)を吸引する場合は尾てい骨上に 1 か所おく. 腹部前面で虫垂炎の傷跡(腹膜との癒着のない場合に限る)や妊娠線などがある場合は刺入部としてそれを利用すると新たな瘢痕を作らなくても済

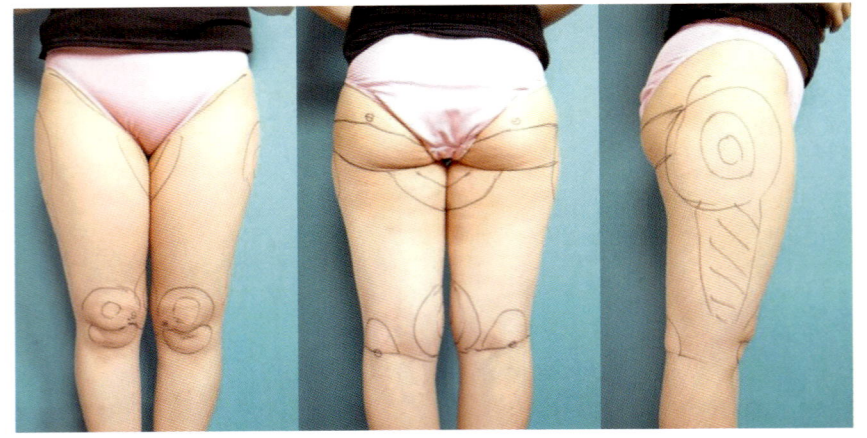

図 8.
臀部下部と大腿の脂肪吸引のデザイン
脂肪層が厚い(しっかりと吸引したい)部位は等高線で,脂肪層が少ない部位は斜線でマーキングしている.ヒップラインよりも3横指ほど上方の臀部下部も吸引して「臀部が下垂したように見える」のを防ぐ.

む.カニューレは直径 2.5～3 mm のものを通常使用する.臍窩内だけに刺入部をおくと瘢痕が目立たない利点はあるが「臍周囲の脂肪の取り残しが出てしまう」,「臍窩部に溜まっている垢のために感染の危険性がほかの部位よりも高いと考えられる」という理由で勧めない.臍窩は不潔と考える.

脂肪吸引で重篤なトラブルが最も多いのが,この腹部である.未熟で雑なカニューレ操作による腹壁穿孔が最悪のトラブルである.これを防ぐためには常に腹壁,皮膚面と平行なカニューレ操作が求められる.カニューレを持つ手と反対側の手で常にカニューレ先端部の位置を触知しながら行う.特に季肋部の吸引では肋骨下縁を手指で触知して,カニューレ先端が肋骨に当たらないように指の腹でガードしながら行う.慣れないうちは季肋部に刺入部を求めて肋骨から臍窩方向にカニューレ操作を行うと安全である.

恥骨上部の脂肪沈着が多い場合は,この部分もしっかりと吸引する.やや出血の多い部位であるので術後の皮下出血斑の程度は大きい.

腹部を全周性に吸引した場合は必ずペンローズドレーンを刺入部の3か所ともに留置する.ドレーン留置部には吸水シートを貼付して,レストンスポンジと腹部圧迫用の腹部ガードルを装着する.

術後2日目にドレーンを抜去する.ドレーン抜去後は手術時に真皮に中縫い用に付けておいた 6-0 PDS で閉創する.皮膚表面をテープ固定し,シャワー可とする.その後は圧迫用ボディスーツを1～3か月着用してもらう.

6.臀部(腹臥位)

カニューレ刺入部は尾てい骨上に1か所で間に合う場合が多いが,必要であればヒップライン上(臀部と大腿部の境界)に左右1か所ずつ置く.カニューレは直径 2.5～3 mm の物を通常使用する.

臀部に関しては,通常通りに吸引すると「成人女性の丸みを帯びたヒップの形態」が損なわれてしまうので,通常よりも少なめの吸引を心がける.

丸みを帯びたヒップ形態にこだわらずに「出来るだけ脂肪吸引してヒップを小さくしたい」という希望の場合は通常通りに吸引する.

術後は十分にテュメセント液を圧迫排出してカニューレ刺入部を 6-0 PDS で中縫いし,皮膚表面をテープ固定するだけで十分である.ドレーンは通常不要である.ヒップアップするようにレストンスポンジを臀部下方から「押し上げるように」貼付し,ガードル固定を2日間行う.その後はガードル固定のみとする.

7.大腿,膝周囲(仰臥位,腹臥位)(図8,9)

カニューレ刺入部は「ビキニライン陰毛内」,「膝関節内側」,「ヒップラインの3横指上方」,「膝窩中央」の4か所としている.この4か所で殆どの場合は大腿全周をカバーできる.大転子部の脂肪沈着が極端に多い場合は腸骨稜付近に刺入部を追加する場合もある.長さ 70 cm の超ロングカニューレで臍窩からアプローチする報告も見られるが一般的ではない[8].カニューレは直径 2.5～3 mm のものを通常使用する.

大腿は下腿などと違い,殆どの患者で全周性に

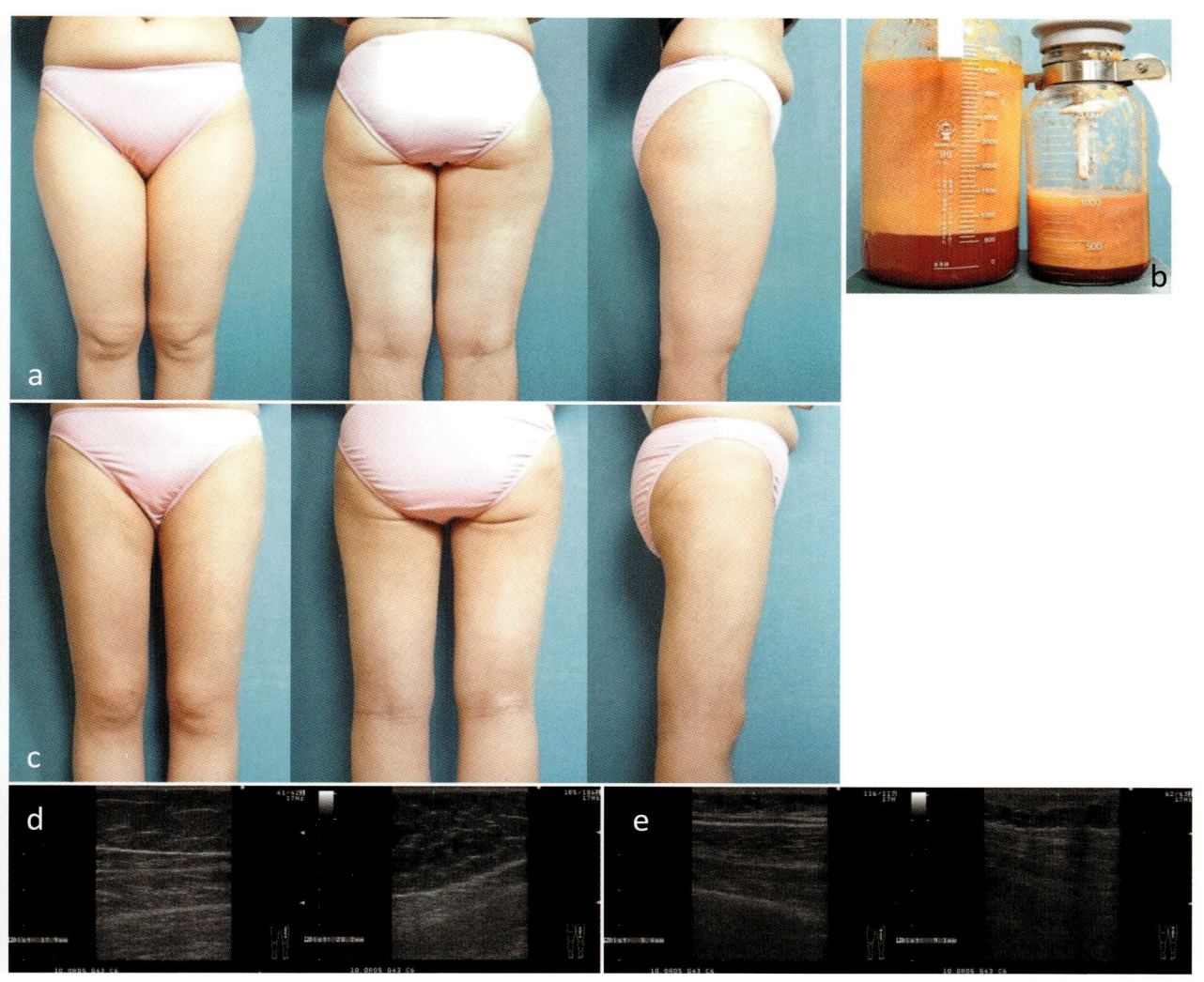

図 9. 大腿部の脂肪吸引
a：術前
b：吸引脂肪量は 4,300 ml, 血清成分は 1,200 ml であった. 注入した 0.05％テュメセント液は 2,440 ml であった.
c：術後 2 か月
d：術前超音波エコー像. 左は大腿前面 17.9 mm, 右は大腿後面 28.2 mm
e：術後超音波エコー像. 左は大腿前面 5.4 mm, 右は大腿後面 9.1 mm と約 2/3 に減少した.

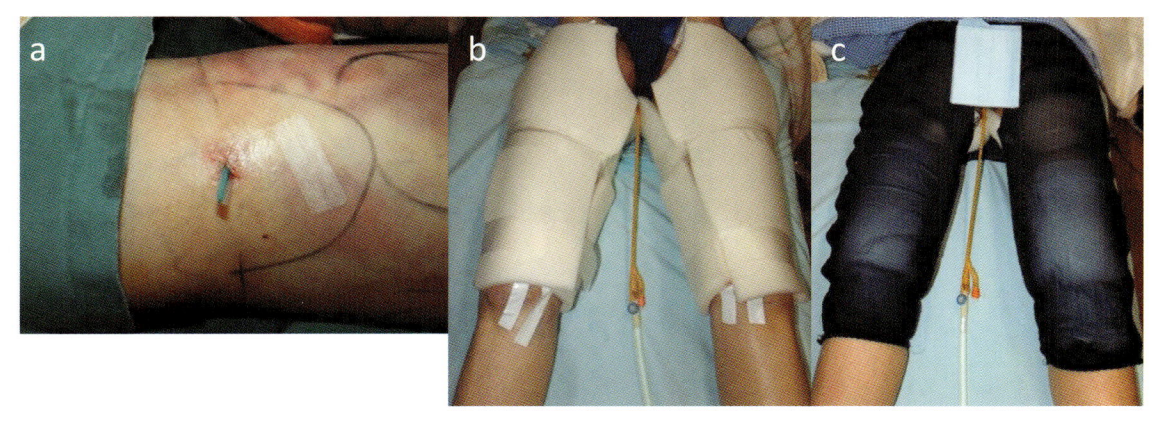

図 10.
a：ペンローズドレーンを留置して, 6-0 PDS をつけている状態
b, c：左はスポンジ貼付した状態, 右はその上に圧迫用ガードルを着用した状態

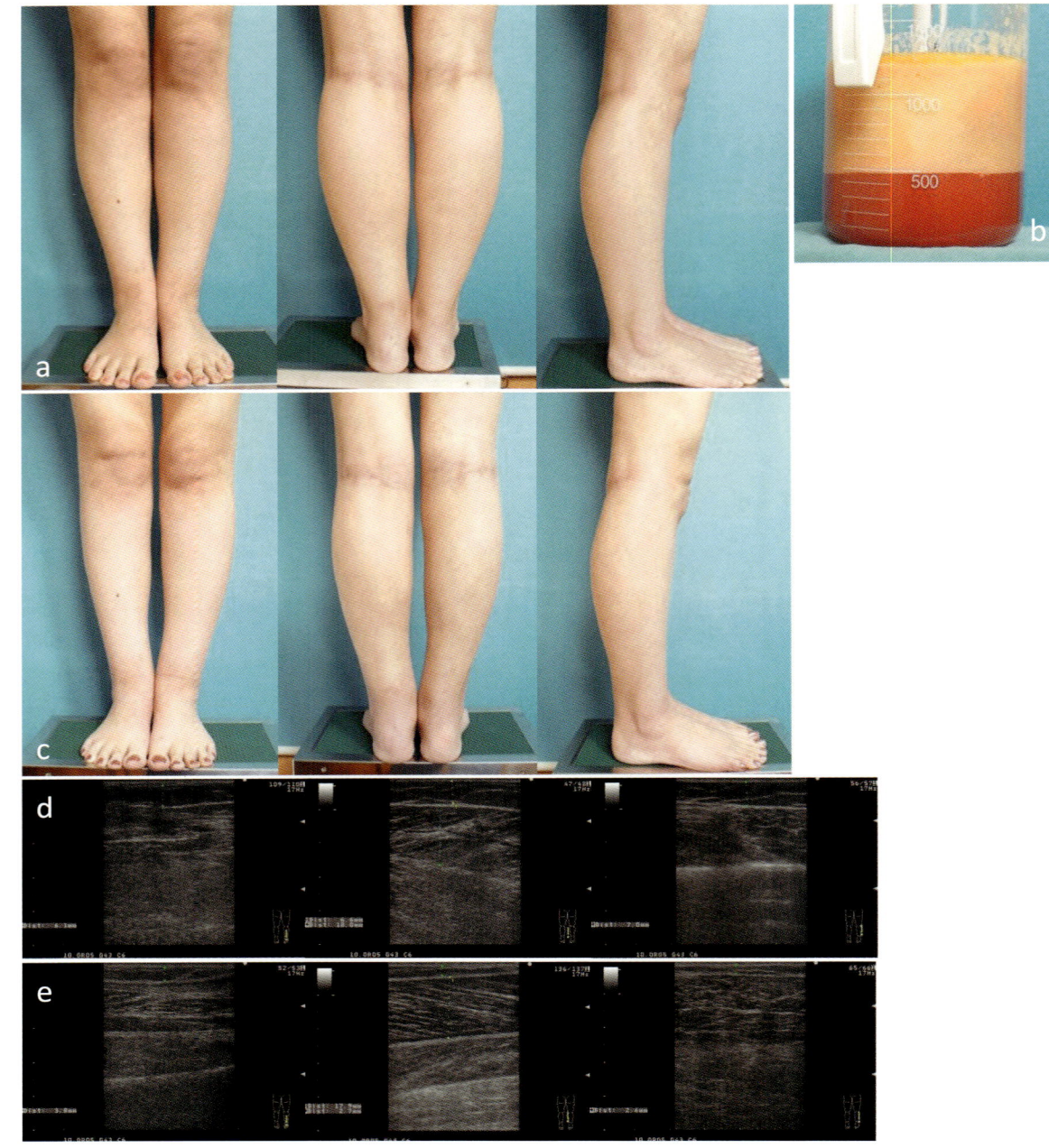

図 11.
a：術前の前面，後面，側面写真
b：吸引脂肪は約 700 ml であった．注入した 0.15% テュメセント液は 1,800 ml であった．
c：術後 3 か月後の前面，後面，側面写真
d，e：超音波エコー上では術前(d)・術後(e)で脂肪厚がそれぞれ中央部では 6.1 mm→3.8 mm，内側では 6.6 mm→2.7 mm，外側では 7.0 mm→2.4 mm 減少しているのがわかる．減少脂肪厚以上に外見上の変化を大きく感じる．

皮下脂肪が沈着しているので，仕上がりのプロポーションを考えると当然吸引する範囲も全周性が望ましい．しかし，血流やリンパ流の観点から全周性に吸引することを勧めない意見も見られる[9]．通常，大腿部(臀部下部も含む)を全周性に吸引すると1回での脂肪吸引の限界量(通常3 l)を超えてしまうことは決して珍しくない．患者の安全性を優先する意味では3 l 以上の吸引や大腿全周の吸引を2回に分けて吸引するのが好ましいのかもしれないが，患者の経済的負担や時間的負担，最終的な仕上がりを考えるとできるだけ1回だけの治療で済ませたい．今までに大腿部を全周性に吸引して血流障害，リンパ流障害を起こした経験はない．また，全周性の脂肪吸引を2回に分けると1回目と2回目の境界部が1回目の脂肪吸引で瘢痕となって，どうしても滑らかな仕上がりが得られないことが多い．全周性の治療を2回に分けて行って，きれいな仕上がりになったためしがない．1回目の治療後，3か月以上待って瘢痕が軟化してから2回目の脂肪吸引を行うのも現実的ではない．

当院では「術前の患者の検査結果(ヘモグロビン量やタンパク量など)」，「術中の出血量」，「患者年齢」，「全身麻酔の程度やテュメセント液総量」などを麻酔専門医と相談しながら吸引脂肪量を決定している．

また，日本人女性は臀部の横径が比較的大きく下垂している症例が多いので，「臀部下方の1/3程度を吸引して臀部を縮小して，相対的にヒップアップ」したように見せる工夫をしている．現在のヒップラインの2～3横指上方に新しいヒップラインを作成するつもりで吸引する．当然，臀部に接している大腿上方の脂肪はしっかり吸引するので，術後のスポンジとガードルによる圧迫固定を行わないと下垂したヒップが出来上がってしまう可能性がある[10]．

大腿部を全周性に吸引した場合は必ずペンローズドレーンを膝内側と膝窩部の刺入部に留置して血腫やゼローマの予防に留意する(図10-a)．今まで，この方法で血腫やゼローマを経験したことはない．ドレーン留置部には吸水シートを貼付して，レストンスポンジと大腿圧迫用のガードルを装着する(図10-b)．

術後2日目にドレーンを抜去する．ドレーン抜去後は手術時に真皮に中縫い用に付けておいた6-0 PDSで閉創する．皮膚表面をテープ固定し，シャワー可とする．その後は圧迫用ボディスーツを1～3か月着用してもらう．

8．下腿，足首(腹臥位＋膝枕＋滅菌ストッキネットで足関節より遠位をカバーして下腿の可動性を確保)(図11)

術前に超音波エコーで腓腹筋肥大の程度を測定しておくことが必須である．下腿は脂肪吸引後に「脂肪は減少したけれども腓腹筋の出っ張りが逆に目立ってしまう」ことがあり，患者からのクレームになりやすい．そのような場合は術前にボトックス®注入の併用も話しておく必要がある．

また，よりアグレッシブな治療方法としては腓腹筋の支配神経を高周波によって焼灼して腓腹筋を萎縮させて下腿のプロポーションを整える手技もあるが，日本では一般的となっていない[8]．

いわゆるO脚の患者も注意が必要である．通常通りに脂肪層を減少させても「脚自体は細くなったけれども，左右の下腿の隙間が増えてしまいO脚が強調された」という結果になる．術前にO脚が強調される可能性を指摘しておく．また，患者の希望があれば下腿内側の脂肪吸引は控えめにして外側を主に吸引してO脚を目立たなくするテクニックもある．

また，過度の静脈瘤やリンパ浮腫のある患者は適応外である．

カニューレ刺入部は膝窩部の内外側に2か所おく．下腿が長くカニューレの長さが足りない場合や膝窩部からではアキレス腱の両側をしっかり吸引できない場合はアキレス腱上にも刺入部を追加する．その場合はスキンプロテクターは不要である．理由は「アキレス腱上の皮膚は厚く固いために創の拡大が起きにくい」，「使用するカニューレは1.5～2.0 mmなので切開創が非常に小さくス

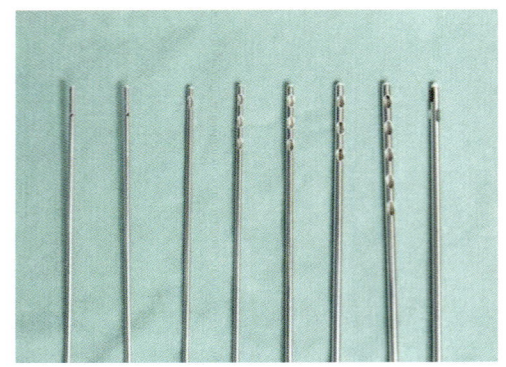

図 12. 吸引カニューレ各種
左から 1.5 mm，1.8 mm，2 mm（1 穴），2 mm（3 穴），2.5 mm（3 穴），3 mm（3 穴），3 mm（5 穴），3 mm（3 穴メルセデスタイプ）．これらを適宜使い分けている．1.5 mm，1.8 mm のものは吸引用のカニューレではなく，脳室穿刺針を流用している．

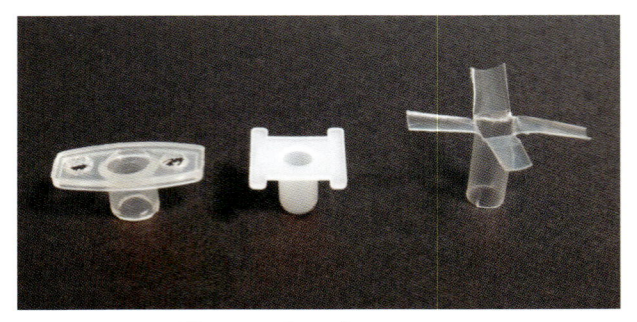

図 13. スキンプロテクター
左から 1 cc シリンジを利用したもの，KB シース，ストローを利用したもの．KB シースが固定性，安全性，切開創の小ささで優位である．

吸引カニューレ各種（図 12）

吸引カニューレには大きく分けてメルセデスタイプ，ストレートタイプの 2 種類があるが，全て先端は鈍に処理されているものを使用する．カニューレ自体が曲げられるフレキシブルタイプや渡部が使用しているクランク型カニューレも存在するが，カニューレ先端の感覚がわかりにくいので熟練した術者以外には使用は勧めない[11]．無理にフレキシブルタイプを使用するよりは，刺入部を増やしたり体位を工夫した方が良い．

また，3 mm よりも太い直径のカニューレは一切使用しない．もちろん，脂肪層の厚い腹部や大腿部では 3.5 mm のカニューレを使用した方が時間的に効率が良いが，出血の予防，凹凸のない滑らかな仕上がりのために 3 mm 以下のカニューレしか使用しないことを遵守している．脂肪層が厚い場合は VASER® を併用したりカニューレの穴の数の多いもの（5 穴タイプ）を使用すると良い．

メルセデスタイプ：120°間隔で 3 方向に穴が開いているタイプ．全周性に吸引されてしまうので効率が良いが，主に脂肪層の深層〜中間層に使用する．

ストレートタイプ：一方向にだけ 1〜5 か所の穴が開いているタイプ．穴が片側にしか開いていないので，吸引する方向が特定できる．全ての脂肪層に適応があるが，特に浅層の吸引ではストレートタイプしか使用しないことを強く勧める．当然，浅層ではカニューレの穴は下方に向けて吸

キンプロテクターの径よりも細い」からである．また，膝窩部以外に下腿中央部などに刺入部を求める記述が見られるが，特別な理由がない限り避けるべきである．

カニューレは直径 1.5〜2.5 mm のものを通常使用する．術後は十分にテュメセント液を圧迫排出して 6-0 PDS で中縫いし，皮膚表面をテープ固定するだけで十分である．レストンスポンジを貼付し，包帯（キノセルフ）固定を 2 日間行う．その後は弾性ストッキングを 1〜3 か月着用する．

ちなみに下腿の脂肪吸引と大腿全周の脂肪吸引を同時に行ってはならないと考えている．大腿全周を吸引することによって血流，リンパ流が障害されているところに加えて下腿の血流，リンパ流も障害されると足部の血行不全，腫脹，神経障害などが危惧される．また，脂肪吸引量の限界量を超えてしまうことも危惧される．下腿と大腿全周の脂肪吸引を計画する場合の順番は最初に大腿全周を治療して腫れや瘢痕が治まってから（通常 1 か月以降）下腿の脂肪吸引を行う．逆の順番（下腿→大腿）で行うと下腿の腫脹，血行不全が遷延する可能性があるので行ってはいけない．

9．手背，手掌，足背，足底，前腕，下腿前面

これらには通常，脂肪吸引の適応はない．

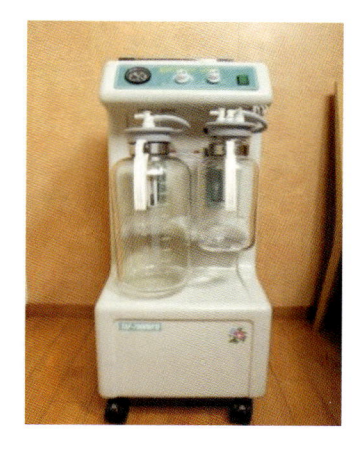

図 14. 陰圧吸引器

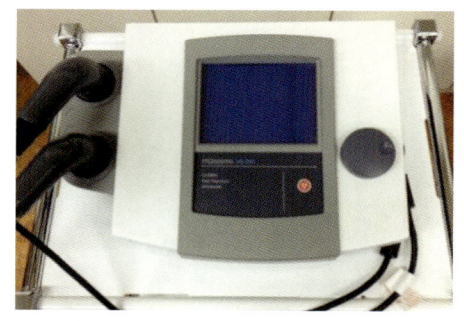

図 15. 伊藤超短波株式会社の US-750 を使用している．術後の瘢痕の軟化や血行改善にも非常に有効である．

引して皮膚表面に凹凸が出来るのを防ぐ．

スキンプロテクター各種（図 13）

一部のカニューレ刺入部（耳垂基部，アキレス腱上など）を除いては必須である．金属製カニューレの頻回の摩擦に耐久性があり，周辺皮膚にダメージが及ばないことが重要である．具体的にはスキンプロテクターの肉厚が薄いものが使いやすい．同じ内径が 3 mm でも肉厚が薄い方が傷口に有利である．ただし，スキンプロテクターを固定するための縫合糸跡（赤み，色素沈着）がしばらく残ることがあるので，患者に説明が必要である．

また，VASER®に代表されるような体内式超音波を使用する場合は超音波プローベ先端の熱作用で刺入部位周囲の皮膚熱傷の可能性があるので刺入部周囲を広範に保護できて，皮下に挿入される部分が比較的長い，専用のスキンプロテクターの使用を勧める．

吸引器および吸引デバイス各種

吸引ビンの容量と吸引力が適切でモーターの耐久性がしっかりした製品であれば，メーカーは問わない．シリンジで陰圧をかけて吸引するタイプも多用されている．このシリンジタイプは吸引圧が低く atraumatic な印象があり脂肪注入用のドナー採取に優れているという印象があるが，殆どのモーター式の吸引器は吸引圧を可変できるのでシリンジタイプが特に優れているとは考えない．脂肪注入用のドナー採取としては吸引圧ではなく，吸引カニューレ径が最も重要なファクターである．ちなみに脂肪注入する際もカニューレ径が最も重要である[12]．術者の好みで選択することになる．

陰圧吸引器（図 14）：筆者は吸引ビンが大小 2 つ備わっている製品を好んで使用している．メーカーは問わない．吸引圧は 0〜760 mmHg の間で可変できる．

シリンジ吸引器：少量の吸引や吸引器のない施設や電源のない場所では有用であろう．

SmartLipo（体内挿入式 Nd-YAG レーザー）：Nd-YAG レーザーを細いファイバーを通して脂肪層内に照射することにより，脂肪を熱破壊するものである．これ単独では脂肪を熱破壊させているだけなので，照射後に圧迫排出したり細いカニューレで吸引する必要があり，治療時間が延長する傾向にある．仕上がりが従来法と比較して有利ということもない．逆に血中の遊離脂肪酸の上昇が危惧され，肝障害や腎障害の可能性も指摘されている[13]．あくまでも小範囲に限定されるので腹部全体などの広範囲の治療には適応がない．顔面や上腕などの治療に適応があると考える．後述の VASER® と同様に 3〜6 か月後に熱作用による皮膚の引き締めが期待できる．

体外式超音波（図 15）：1〜3 MHz の超音波を皮膚表面から照射して，脂肪間結合を弱めたり，脂肪細胞そのものを脆弱化，乳化させてカニューレでの吸引を容易にするものである．体外式超音波で脂肪が乳化して明らかに吸引が容易になった印象はない．過度に照射すると熱傷や神経損傷の危険性もある[6)14)15)39]．照射しないよりは照射した方

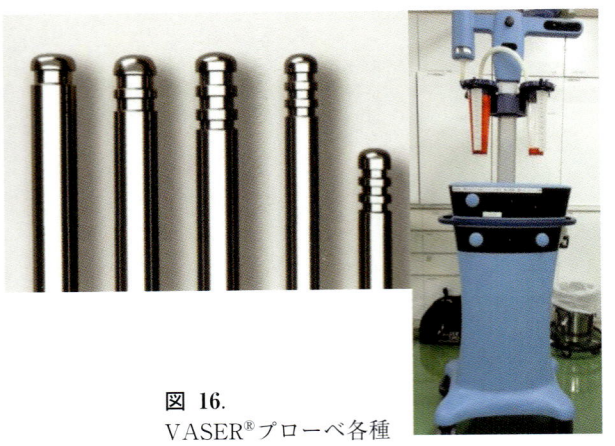

図 16.
VASER®プローベ各種
直径は 2.2 mm, 2.9 mm, 3.7 mm, 4.5 mm の 4 種類. プローベ先端の溝の数によって出力する超音波の方向性が決められる. VASER 本体は相当大きい.

が良い, という程度と考える. 一番のメリットは照射時間中にテュメセント液が十分に浸潤して作用することだと考える. 一時期, 流行した Silberg の体外式超音波装置はほぼ VASER® に取って代わられた感がある.

体内式超音波(VASER®)(図 16, 17):カニューレの機械的な操作と陰圧によって脂肪を吸引するのではなく, 超音波照射によって脂肪細胞間の結合を極端に弱めておいてから, 通常の脂肪吸引と同様にカニューレで吸引する.

VASER® の作用を例えると「ぶどうの房を揺すって, ぶどうの 1 粒 1 粒をバラバラに切り離すが, ぶどうの 1 粒 1 粒は破砕されずに残っている」というイメージである.

VASER® は熱損傷によって, 脂肪細胞がダメージを受ける印象があるが, 実際に吸引された脂肪幹細胞を調べてもそのダメージはないという報告もあり[16], 脂肪注入の際のドナー採取にも十分適応があると考えている. 従来からの脂肪吸引と比較して術中の出血が少なく, 術後の皮下出血斑も少ない印象を持っている[17]. しかし VASER® と従来法では出血量や吸引脂肪量には有意差はない, という報告もある[18].

臨床上は, 従来法より浅層の脂肪を吸引しても皮膚の凹凸が出来にくい印象がある. また, 超音波による熱作用によって 3~6 か月後に皮膚の引き締め効果も期待でき, これは意見の一致しているところである[17][18].

輸液, 輸血, テュメセント液

1. 輸液

術中の輸液には通常は酢酸リンゲル液(ヴィーンF)を使用している. 最近はより生理的な重炭酸リンゲル液(ビカーボン)も入手できるが高価である. 脂肪を 1.5 l 以上吸引した場合には代用血漿(ヘスパンダー 500 ml)を併用するようにしているが, 腎障害の副作用があるので腎機能低下の患者には禁忌で, 1 日 1,000 ml が上限である.

2. 輸血

あくまでも美容, 痩身目的であるので自家血輸血も含めて施行しなくても済む手術計画を立てるのが重要である. 実際に今まで輸血を必要とした経験はない.

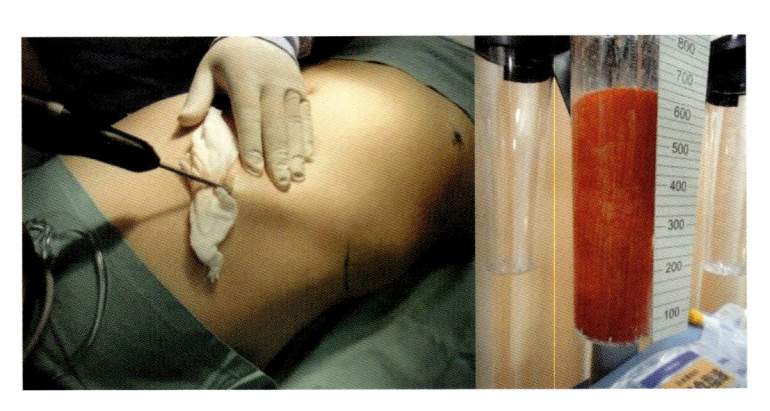

図 17.
VASER® を腹部に照射しているところ
季肋部に刺入部をおいている. VASER® には専用のスキンプロテクターが付属しているが直径が 4.7 mm と大きいためにあまり使用せず, KB シース(内径 3.5 mm)を専ら使用している. 生理食塩水ガーゼで刺入部付近の皮膚の熱傷を防いでいる. VASER® を使用しても腹部などでは意外と出血は多いことがある.

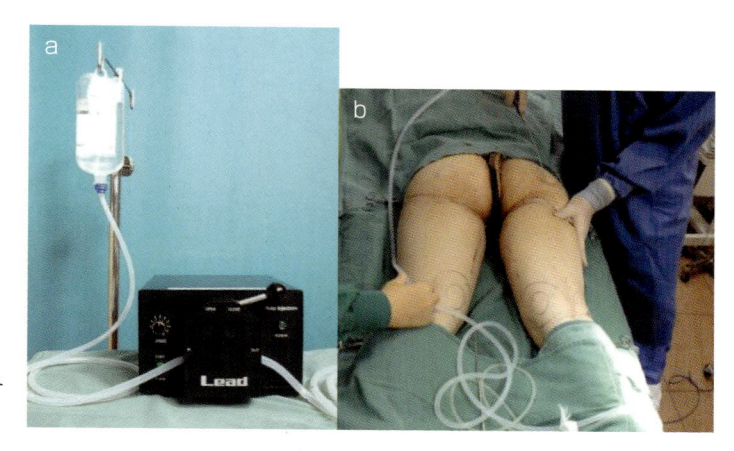

図 18.
a：閉鎖式回路の注入ポンプ
b：テュメセント液の注入の様子

表 1. 筆者が主に使用するテュメセント液(500 ml あたり)の組成

	酢酸リンゲル液（ヴィーンF）	リドカイン	アドレナリン（ボスミン）	炭酸水素ナトリウム（メイロン）	リドカイン%	アドレナリン(ボスミン)濃度
全身麻酔用	450 ml	1% 25 ml	0.5～1 mg	25 ml	0.05%	50～100万倍
局所麻酔用	425～400 ml	1% 50～75 ml	0.5～1 mg	25 ml	0.1～0.15%	50～100万倍

3．テュメセント液

　テュメセント液のレシピについてはリドカイン濃度やアドレナリン(ボスミン)濃度に関して諸家から様々な報告があるが，その目的は同じである[19]．リドカイン濃度やアドレナリン(ボスミン)濃度も重要だが「テュメセント液を注入してから十分に時間をおく」というのも重要と考えている．最近ではテュメセント液に生理食塩水ではなく酢酸リンゲル液(ヴィーンF，pH 6.5～7.5)を使用している．大量の生理食塩水注入によるナトリウム負荷を予防する目的と炭酸水素ナトリウム(メイロン)と同様にリドカインのpH緩衝作用を目的として使用している．また，脂肪注入用のドナー採取の際に脂肪細胞や脂肪幹細胞に対して生理食塩水よりも有利(生理食塩水では幹細胞が凝集してしまう)であるという意見もある．しかし，リンゲル液ではカリウムの含有量が多く使用しないという意見もある[20]．

　また，テュメセント液を注入する場合は閉鎖式回路を持つ注入ポンプを使用する(図18)．テュメセント液が空気に触れないので感染予防にもなるが，何しろ注入が容易で注入量が正確に把握できるメリットがある．

　筆者が主に使用しているテュメセント液(500 ml あたり)の組成を表1に記載しておく．注入部位や手術時間などによってアドレナリン(ボスミン)濃度やリドカイン濃度は変える．

吸引量の上限

　ロバート・カツヒロ　クレによるとアメリカでは州によって「体重の5%もしくは4,500 mlのどちらか少ない方」などという具合に日帰り手術の吸引脂肪量の上限が法律で定まっていることが多く，4,000～5,000 ml 以下としている州が多い．ただし，この4,000～5,000 ml という量が吸引ビン内総量だとすると実際の吸引脂肪量は500～1,000 ml 前後は少ないということになる．この基準はあくまでもアメリカのものであって，そのまま日本人に当てはめるのは適当でないと考える．当院でも原則「体重の5%もしくは3,000 ml のどちらか少ない方」としているが妥当なところだと思う．しかし，大腿全周の脂肪吸引ではしばしば4,000 ml を超えることがある．その場合は以下の項目を勘案して，麻酔科医師とも相談しながら吸引脂肪量を決定している．

　術中の出血量を見ながら決定：総出血量としては「吸引ビン内の出血量＋術中の体内出血量＋術後出血量」となる．しかし，術中には上記の3つのうち「吸引ビン内の出血量」しかわからない．出血量を正確に測定することは難しいが，吸引脂肪の

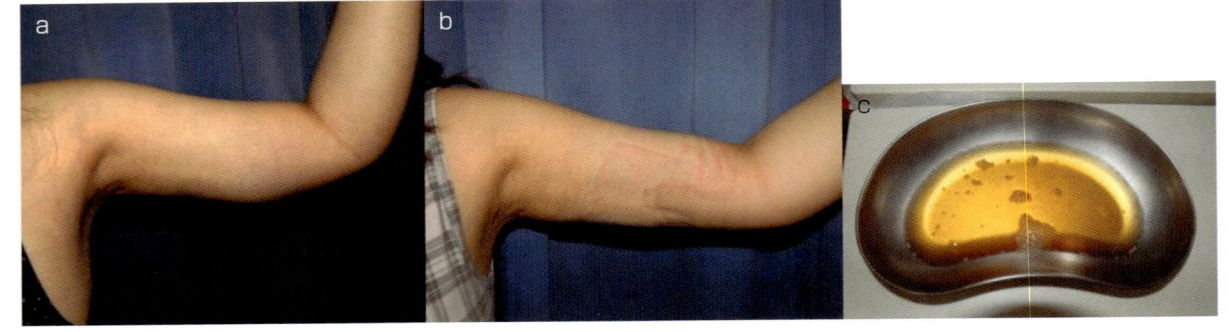

図 19. 他院で二の腕の脂肪吸引を受けた後のゼローマ
術後，創部は排液のため開放として翌日に通院して縫合されたと言う．穿刺吸引を繰り返すも軽快せず当院受診
　a：当院受診時，87 ml のゼローマを認めドレーンを留置
　b：ドレーン抜去（2 日目）の状態
　c：排液された 87 ml のゼローマ

色が黄色に近ければ出血量は少なく赤みが強いと出血量は多いと推測する．腹部や背部は出血が多く，大腿や下腿，上腕は少ない傾向にある．

術前の Hb 量や総タンパク量によって決める：大腿全周の脂肪吸引で 2,500～4,000 ml 程度を吸引すると術前と術直後では Hb で 1～2 g/dl 程度，総タンパク量では 1 g/dl 程度の減少があるので，術前の数値をみて術後に低値とならない範囲での吸引を心がける．

年齢によって決める：若年者の方が大量の吸引でも問題が少ないと考える．40 歳以上では 4,000 ml を超える吸引は決して行わない．

性別によって決める：男性ではより少ない吸引を心がけ，2 l を超える吸引は決して行わない．

帰宅後の付き添いがいるかどうかで決める：やはり 1 人暮らしの場合は少なめの吸引を心がけ，3,000 ml 以上は吸引しない．付き添いの方には「十分な水分摂取と高タンパクな食事」をリクエストしている．

合併症，副作用とその対策，予防

1．血腫，ゼローマ（図 19）

自分自身では経験がないが，一般的には「鋭的な操作による血管損傷」，「術後のドレーンの不使用」，「術後のテュメセント液の不十分な圧排」，「術後の圧迫固定の不足」などが原因として考えられる．

血腫やゼローマを生じた際は速やかにドレーンを留置した方がよい．18 G 針などによる穿刺吸引では再発を繰り返す可能性が高く，結果的に患部の不整や瘢痕拘縮を起こし，修正術が必要となり面倒である．腹部脂肪吸引後，1 年経過して自覚された chronic expanding hematoma の稀な症例もある[23]．集客のための「通院不要」などという言葉に惑わされずに医療機関を選びたい．

2．ドレーンやスキンプロテクターの皮下埋入

どちらも固定が不十分だと刺入部から皮下に入ってしまう可能性がある．ドレーンの固定用の 6-0 ナイロン糸が切れていて，術後 2 日目の検診時にペンローズドレーンが皮下に埋入してしまったことを経験している．この時はペンローズドレーンが刺入部近くに留まっていたので容易に除去できたが，刺入部付近で見つからない場合は X 線撮影が必要になる．念のためにドレーンは X 線に映る物を選びたい．

また，ストローを使用したスキンプロテクターが術中に固定が外れてしまい，皮下に埋入して除去に困難を要した，という症例を知っている．スキンプロテクターは材質がしっかりしていて頻回のカニューレ操作でも問題がなく，固定性のよい物（KB シースがお勧め）を選ぶことが重要である．

3．皮膚熱傷，壊死（図 20）

これも自分自身は経験がないが，報告は散見される．真皮下血管網に過度のダメージを与えるようなカニューレ操作，長期にわたる血腫やゼロー

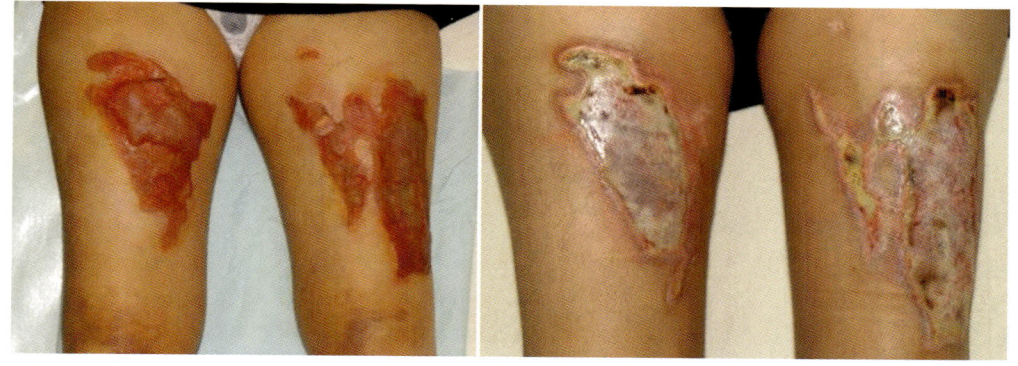

図 20. 他院で体内式超音波(VASER®ではないらしい)を使用した脂肪吸引術を受けた後の熱傷
a：外来初診時で手術後9日目の状態で大腿前面に水疱形成が見られる．
b：外来初診後3週間，全層に壊死となっている．(後日，皮膚移植を予定していたが，この後患者は通院しなくなった)

マの存在，感染などが原因として挙げられるが最も可能性の高いのはレーザーや超音波操作に伴う熱傷である．

脂肪層内に挿入するタイプのレーザー(Smart lipo™など)や超音波(VASER®など)を皮膚直下にある一定時間固定すると熱傷が起きる可能性がある．レーザーや超音波を使用する場合はそのプローベの先端を常に動かすことやプローベ先端部の温度をカニューレ操作をする手と反対側の手で常にモニターすることが必須である．体外式超音波でもプローベを常に動かしておかないと熱傷を起こす可能性は否定できない．

4．皮膚の凹凸

脂肪吸引手術で最も多いクレームが，この皮膚の不整凹凸と思われる．原因は「3.5 mm 以上の太いカニューレの使用」，「脂肪層浅層でカニューレの穴が皮膚側に向いている」，「Criss cross suctionを遵守しない」，「皮膚と脂肪組織を筋膜から遠ざけるように手指でつまむように把持して脂肪吸引を行う」などが考えられる．特に手指でつまんで脂肪吸引を行うと均一な脂肪吸引とならないし，何しろ Criss cross が行えない．脂肪がたっぷり残っている手術の前半の段階であればまだしも，脂肪層が薄くなってきた段階でのこのテクニックは止めた方が良いと考える[24)25)]．万が一，術中に皮膚表面の凹凸を認めた際には凹みの周囲にまだ吸引可能な脂肪が残っている場合は「凹みの周囲を 1.5〜2 mm の細いカニューレで吸引」して平坦化させる．凹みの周囲に吸引可能な脂肪が残っていない場合は脂肪吸引手術が終了した時点で「清潔操作で吸引した脂肪を凹みの部分の皮下に 19 G 鈍針で注入後，脂肪が移動しないように凹みを取り囲むようにテープ固定」する．この術中の脂肪注入は意外に好結果が得られる．

5．深部静脈血栓(DVT)および肺血栓塞栓症(PTE)

1988 年に ASPRS(アメリカ形成再建外科学会)会員に行われたアンケート調査では 75,591 症例中に DVT 25 例，PTE 9 例(0.012%)，そのうち PTE で死亡が 1 例(0.0013%)という報告がある[26)27)]．

日本では脂肪吸引に限定した調査はなされてないが，日本麻酔科学会による 2003 年の報告では 837,540 症例中の PTE は 369 症例(0.044%)であったが，その後 2006 年の調査報告では 1,209,135 症例中の PTE は 272 症例(0.022%)と半減した．これは 2004 年に出された日本麻酔科学会の DVT，PTE 予防ガイドラインに沿って周術期に予防措置を行った影響と考えられる[28)]．

高齢者(65 歳以上)，ピル服用，血液濃縮，脱水，血栓症の既往，BMI 30 以上，長時間手術などの条件が重なると発症の危険性は高まる[29)]．

手術中の ICP と弾性ストッキングの術前後の着用が重要と考える．それ以外には早期離床，術後早期からの歩行，十分な水分補給なども重要と

考える．PTE が疑われた場合は直ちに PTE の治療ができる医療機関に搬送する方が先である．

6．脂肪塞栓

骨盤骨や長管骨（大腿骨など）骨折などの骨折後や人工関節置換術後，熱傷後などに多く報告されている．一方，骨折とは無関係に起きることもよく知られている．外傷や手術，熱傷などに起因する生理化学変化や脂質代謝異常が起きることによって脂肪滴が形成されて肺毛細血管や脳血管の塞栓を起こす，という作用機序（生理化学塞栓説）が提唱されて有力だが，未だに明確ではない[30]．

受傷後，12〜72 時間経ってから発症することが多いと言われてきたが，受傷（手術）後数時間以内に発症するタイプ（電撃型）もあり一概には言えない[31]．従来は脂肪吸引手術では手術中や手術直後には発症しないとされてきたが，そうとは言い切れない．ただし，脂肪吸引操作（カニューレによる血管損傷）そのもので発症する病態ではないと考える．肺 X 線では脂肪塞栓に典型的な snow storm 陰影がみられ，MRI では starfield pattern という多発性の小梗塞像が描出される．主な症状は呼吸困難や脳症状（意識障害，不穏，痙攣，昏睡など），皮膚や粘膜の点状出血である．脂肪塞栓が疑われたならば検査（肺 X 線，MRI など）と治療ができる医療機関を直ちに受診してもらう．適切な治療を行えば予後は決して悪くない．

7．腹壁穿孔，横隔膜穿孔

この合併症はひとえに未熟や乱暴な施術によるものであり，決して起こしてはならないトラブルである．腹部の脂肪吸引で腹壁ヘルニアを見逃していた場合や腹部手術後の癒着瘢痕がある場合，腹壁に平行でない雑なカニューレ操作，4 mm 以上の不必要に太いカニューレによる吸引，腹壁が脆弱と考えられる高齢者の治療などで発生する可能性がある．特に全身麻酔下で術者に穿孔の自覚がなかった場合は，覚醒後に激しい腹痛を訴えても発見が遅れてしまう可能性がある．2008 年，2009 年と腸管損傷が原因と思われる死亡事故も相次いで報道されている．

穿孔が疑われた場合は速やかに対応できる医療機関へ搬送する．腹膜穿孔し腸管損傷したまま吸引を続け，吸引チューブ内に大腸内容物（便）を吸引してしまい麻酔医師に指摘されるまで気付かなかった，という事例（死亡事故には至っていない）を聞いたことがある．意外に穿孔を起こしても術者はわからないものかもしれない．

8．リドカイン中毒

通常のリドカインの極量は 7 mg/kg と研修医の時に習ったが，Superwet 法やテュメセント法によりこの極量の 5 倍（35 mg/kg）程度まで注入しても血中濃度の安全域（4 μg/ml）を超えない．0.05％のリドカインテュメセントを使用した場合，3 l 使用してもその血中濃度は 2 μg/ml 以下であることがわかっている（体重 70 kg の患者では 1％リドカインとして 245 ml までは使用しても問題ない，という計算になる）．ただし，リドカインの血中濃度のピークは注入後 8〜12 時間であるので腹部全周や大腿全周で 2〜3 l のテュメセント液を使用した場合は「朝一番 10 時に手術をスタートさせて，夕方 18 時くらいまでは院内で経過をみる」ということを遵守している．決して午後からは手術をスタートさせない（入院する場合は除く）．

万が一，リドカイン中毒を起こした場合は呼吸管理も含めて血中リドカイン濃度が低下するまで全身管理を行うか，直ちに救急病院などへ搬送するのをためらわない．

2010 年には手術適応に問題があると思われる患者に脂肪注入豊胸術のドナーとして広範囲脂肪吸引を行い，麻酔中毒を起こして死亡に至ったクリニックでの医療事故が報道されている．

9．劇症型感染症（ガス壊疽，toxic shock syndrome，A 群 β 溶連菌など）（図 21）

これも重篤な合併症と言える．2004 年に日本医科大学形成外科の岩切らが「腹部脂肪吸引に合併したガス壊疽により生じた巨大腹壁ヘルニアの治療経験」を学会発表している[32]．術後 3 日目に搬送され（発熱と腹部痛，臍周囲から淡血性の滲出

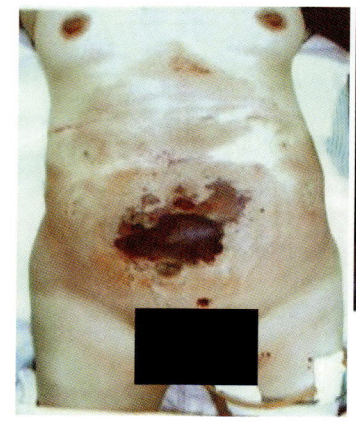

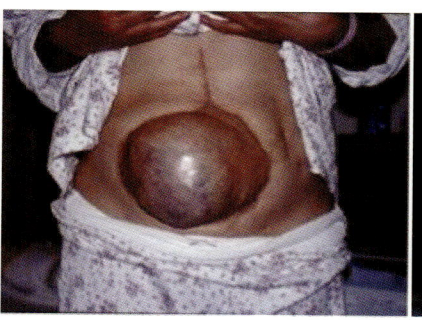

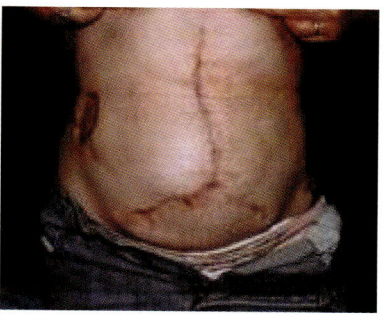

図 21. ガス壊疽
a：救急外来に搬送された状態. 腹部の皮膚壊死と胸部までのガス像を呈している.
b：デブリードマン後, 腹壁に植皮を行い 20 cm ほどの巨大ヘルニアとなっている.
c：巨大ヘルニアを治療した状態
（これらの症例写真は日本医科大学武蔵小杉病院形成外科の岩切致先生のご厚意により提供いただきました）

液を認め, 皮下には胸部まで及ぶガス像, 握雪感を認めた), 一命は取り留めたが, 腹部の広範囲のデブリードマンと植皮, その後のヘルニア手術で 2 年以上の治療を余儀なくされた. 起因菌は *Acinetobacter baumannii* アシネトバクター・バウマニ（グラム陰性桿菌でセファロスポリン耐性を示し, 土壌中に生息. 院内の湿潤環境からも検出される）であったが, 菌の侵入経路は明確ではなかった.

皮下や筋膜上でガス産生を行うのは非クロストリジウム性（クロストリジウム性ガス壊疽は急激に進行する筋壊死の病変なので, いわゆる皮下のガス像を呈しない）ガス壊疽の特徴だが, 起因菌は大腸菌, 緑膿菌など様々で混合感染が多い.

脂肪吸引後ではないが形成外科領域でもガス壊疽, 壊死性筋膜炎の報告は多い[33)34)]. ガス壊疽菌は土壌からの感染経路の可能性があるためにこの発表を聞いて以降, 当院では土植えの観葉植物を全て撤去し, 治療エリアの入室時には下足してもらい抗菌スリッパに履き替えてもらっている.

2003 年には梅田によって, 黄色ブドウ球菌が産生する外毒素による壊死性筋膜炎を伴う脂肪吸引後の toxic shock syndrome（腹部, 両大腿, 臀部の広範囲脂肪吸引を受け翌日から激痛, 術後 2 日目に搬送）が報告されている[35)].

劇症型感染症は基礎疾患として糖尿病を有することが多いと言われており, 脂肪吸引手術を受ける患者では当然肥満傾向があるので, これにも留意する必要がある. 原因菌にかかわらず壊死性筋膜炎を発症して, 急速な経過を辿ることも多く致死率も高い.

これらの劇症型感染症が疑われた場合は直ちに大学病院などの救急施設に搬送することをためらってはいけない.

10. 肺水腫, 肺浮腫, 心不全

Klein が提唱したテュメセント法が確立して広く普及した 1990 年代後半には, その大量の生理食塩水を注入したにも関わらず, 輸液を必要以上に行ったために肺水腫や肺浮腫, 心不全などの報告が相次いだ時代があった[26)].

最近ではこのような報告は目にしないが輸液量, テュメセント液の注入量, 脂肪吸引量, 排尿量は正確に記録しておく.

日帰り手術の指針と安全対策

脂肪吸引の安全性を高めるガイドラインに関してはアメリカでの基準も含めてロバート・カツヒロ クレが学会誌で 3 報にわたって詳述している[1)21)22)].

アメリカでは医師の資格（形成外科専門医かそれに準じる研修を終了していること）や搬送医療

図 22. 当院で使用している日帰り麻酔チェックシート

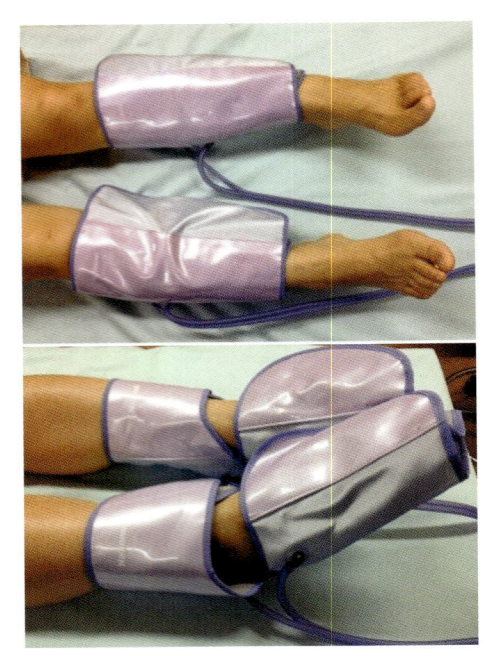

図 23. 上はカーフポンプタイプで主に腹部の脂肪吸引の際に使用．下はフットポンプタイプで主に大腿部の際に使用する．

機関の確保(救急時に搬送する医療機関と事前に連携していること)，外来手術施設の審査(学会とは別の第三者機関による麻酔器や救急蘇生装置の動作確認，薬品の在庫管理状況，スタッフのトレーニング等)などもガイドラインとして挙げられている．

本邦では現時点でこれら全てを満たすのは不可能だが，今まで筆者が述べてきた事項(患者選択，術前検査，麻酔，手術手技，ドレーン，感染予防，PTE 予防，輸液，テュメセント液，吸引脂肪量など)を遵守していれば，特に日帰り手術に必要な特別事項はない．前述のようにアメリカでは学会や州法によってかなりの規制がかかっているが，日本では医師個人の判断に委ねられているのが現状である．

特に当院で重視している項目を以下に挙げる．

1．帰宅後の付き添い

クリニックから帰宅後に「家族などの付き添いがいるかどうか」は重要である．可能であれば，付き添う方にクリニックまで迎えにきて頂き，術後の説明も聞いてもらい一緒に帰宅してもらうのがベストである．術後の万が一の事態(PTE や脂肪塞栓など)には患者1人で対応できることには限界がある．マンパワーは重要である．

2．日帰りチェックシート

当院では図 22 のようなチェックシートを作成して，日帰りの可否を決定している[37)38)]．

3．麻酔専門医による麻酔

顔面や上腕，下腹部のみ，などの比較的小範囲で吸引脂肪量が $1l$ 以下の場合は 0.1% 程度のテュメセント液による局所浸潤麻酔で手術を行うが，それ以外は必ず麻酔専門医による麻酔を行うようにしている．術者自身による挿管全身麻酔や硬膜外麻酔は麻酔管理が疎かになるので，決して勧めない．医療事故防止や安全性確保のために麻酔専門医による麻酔を義務づける方向で検討しても良い時期だと考える．脂肪吸引手術に限らず，治療現場に麻酔専門医がいれば事故にならずに済んだ症例が少なからずあると考える．

4．IPC（間欠的空気圧迫法；intermittent pneumatic compression）の義務化（図23）

DVT による PTE などの予防に非常に有効な手段である．2004 年に出された日本麻酔科学会の静脈血栓塞栓症予防ガイドラインでは術前後の弾性ストッキングの着用，術中・入院中の IPC を推奨している．IPC でもハドマーなどの本格的な装置は高額で導入しにくいが，家庭用の器具でも十分に役立つ．当院ではパナソニック製品を使用しているが 2 万円前後で購入できる．下腿全体を圧迫するタイプと足底を殴打するタイプの 2 つを導入している．

DVT，PTE のリスクが高いと考えられる患者には術前からの弾性ストッキングの着用を勧める．また，患者には事前に PTE の説明書（オムロン社で配布しているもの）を手渡して理解してもらうようにしている．IPC を使用しないで PTE などの事故が起きた場合は医師が責任を問われる可能性が高い．

5．医師の夜間連絡先

原則，入院を不要とする方針で治療を行っているので，夜間の不測の事態に対処するために全身麻酔などの手術後には医師の連絡先（筆者の携帯電話）を患者や付き添い者に直接伝えている．

まとめ

今回は「基本から最先端まで」というテーマであるが脂肪吸引術は歴史も長く美容外科，形成外科分野では非常にポピュラーである一方，死亡事故も含めたトラブルが比較的多い分野でもある．そのトラブルを減らすための合併症予防と安全な日帰り手術のガイドラインを重視した．今後は学会等でガイドライン（規制）や卒後研修システムを実施するのも患者の安全性を確保する手段として重要になってくると考える．

これによって合併症が少なくなり患者満足度が高まれば幸いである．

文　献

1) ロバート・カツヒロ　クレ：安全な脂肪吸引への提言アメリカでのデータをもとに．日美外報．33(1)：42-49，2011．
   Summary　安全確保のための患者選択，麻酔，吸引脂肪量，医師の資格などについて述べている．

2) Iverson, R. E., et al.：Practive advisory on liposuction. Plast Reconstr Surg. 113(5)：1478-1490, 2004.
   Summary　BMI が 30 以上の患者は脂肪吸引の適応とならないと 2000 年に発足した開業医の安全性をチェックする調査委員会が言っている．

3) 小住和徳：【脂肪吸引法と脂肪注入法Ⅰ】安全な脂肪吸引法．形成外科．51(2)：149，2008．
   Summary　BMI が 32.5 以上の患者には脂肪吸引の適応がなく肥満治療を優先するべき．

4) 出口正巳ほか：美容外科私の方法と工夫．形成外科．43(増刊)：173-177，2000．
   Summary　軟部 X 線撮影は全体像が得られるので脂肪吸引の術前診断および術前後の評価に有用である．

5) 渡部純至ほか：顔の脂肪吸引の問題点と合併症の治療．日美外報．28(4)：55-61，2006．
   Summary　顔の脂肪吸引は 1 度 over suction を起こしてしまうと脂肪注入やフェイスリフトを併用しないと修正できなくなる部位でもある．

6) 木村知史：上腕脂肪吸引の全周性について．日美外報．25(4)：77-78，2003．
   Summary　上腕の脂肪吸引を全周性に行うと仕上がりが良いと述べている．

7) Gray, L. N.：Re-evaluating lipoplasty—only breast reduction. Aesthetic Surg J. 26：72-75, 2006.
   Summary　脂肪吸引のみによる乳房縮小術は効果が低いと結論付けている．

8) Cho, J.：Lower extremities contouring through the thigh liposuction and calf muscle reduction. 日美外報．32(4)：17, 2010．
   Summary　高周波によって腓腹筋の支配神経を焼灼して腓腹筋の恒久的な減量を図る．また，臍窩からのアプローチで 70 cm の長いカニューレを用いて大腿部の脂肪吸引を行えると述べている．

9) 小住和徳：【Liposuction と Lipoinjection】四肢の脂肪吸引．形成外科．44(5)：437-448，2001．
   Summary　大腿部はリンパ流の観点から全周性に吸引しないで 2 回に分けるか 1 回あたり 75%

以下の範囲にとどめる．

10) 小住和徳：【美容医療・美容外科の基本】部位別の脂肪吸引の注意点．形成外科．48(増刊)：270-277, 2005.
Summary 部位別の脂肪吸引の適応，実際の手技，注意点などについて述べている．

11) 渡部純至：下腿の脂肪吸引における特徴および合併症とその予防．日美外報．26(3)：10, 2004.
Summary 下腿の脂肪吸引ではクランク型のカニューレが有用である．

12) Ozsoy, Z., et al.：The role of cannula diameter in improved adipocyte viability：a quantitative analysis. Aesthetic Surg J. 26(3)：287-289, 2006.
Summary 脂肪注入用のドナー採取としては吸引圧ではなく，吸引カニューレ径が最も重要なファクターである．ちなみに注入する際もカニューレ径が重要である．

13) Prado, A., et al.：A prospective, randomized, double-blind, controlled clinical trial comparing laser-assisted lipoplasty with suction-assisted lipoplasty. Plast Reconstr Surg. 118(4)：1032, 2006.
Summary Nd-YAG レーザーを使用した脂肪吸引では従来法と比較して術後の痛みは少なかったが結果に差はなかった．手術時間が延長され，遊離脂肪酸の上昇による肝障害，腎障害の可能性が危惧される．

14) Silberg, B. N.：The technique of external ultrasound assisted lipoplasty. Plast Reconstr Surg. 101：552, 1998.
Summary Silberg の体外式超音波装置の実際の使用方法を述べている．

15) Tolberts, W.：Ultrasound-assisted liposuction. Atlas of Liposuction. 58-94, Elsevier Saunders, 2013.
Summary 体内式(VASER®ではない)，体外式の超音波の適応，メリット，禁忌などについて記載している．

16) Panetta, N. J., et al.：Tissue harvest by means of suction-assisted or third-generation ultrasound-assisted lipoaspiration has no effect on osteogenic potential of human adipose-derived stromal cells. Plast Reconstr Surg. 124(1)：65-73, 2009.
Summary 従来の脂肪吸引でも VASER® でも吸引された脂肪由来間質性細胞の骨形成能には差異がなかった．

17) Garcia, O. Jr., et al.：Comparative analysis of blood loss in suction-assisted lipoplasty and third-generation internal ultrasound-assisted lipoplasty. Aesthetic Surg J. 28(4)：430-435, 2008.
Summary 従来法の SAL と VASER® を使用した UAL での吸引脂肪中のヘモグロビン(g/dl)とヘマトクリット(%)を比較したところ，ヘモグロビン値の平均は SAL が 2.23，UAL が 0.3，ヘマトクリット値は SAL が 3.98，UAL が 0.61 と UAL が優れていた．外見上も術後 48 時間の診察時の皮下出血斑は UAL で明らかに少ない．

18) Nagy, M. W., et al.：A multicenter, prospective, randomized, single-blind, controlled clinical trial comparing VASER-assisted lipoplasty and suction-assisted lipoplasty. Plast Reconstr Surg. 129(4)：681e-689e, 2012.
Summary 従来の脂肪吸引と VASER® では出血量や痛みには差異はなかったが，皮膚の引き締め効果においては VASER® が優れていた．

19) 出口正巳ほか：【Liposuction と Lipoinjection】腹部・体幹の liposuction．形成外科．44(5)：453, 2001.
Summary Klein など 4 名のテュメセント液のレシピを紹介している．

20) 小住和徳：【脂肪吸引法と脂肪注入法Ⅰ】安全な脂肪吸引法．形成外科．51(2)：151, 2008.
Summary 希釈麻酔液を作成する際に生理食塩水ではなくリンゲル液を用いる方法があるが，カリウム含有量が多くなるので使用していない．

21) ロバート・カツヒロ クレ：安全な脂肪吸引への提言Ⅱ：アメリカ形成外科医協会のガイドラインをもとに．日美外報．32(1)：1-4, 2010.
Summary 安全確保のための患者選択，麻酔，吸引脂肪量，医師の資格などについて述べている．

22) クレ カツヒロ・ロバート：脂肪吸引の安全性を高めるためのガイドライン．日美外報．34(3)：49-53, 2012.
Summary 安全確保のための患者選択，麻酔，吸引脂肪量，医師の資格などについて述べている．

23) 江藤ひとみほか：腹部脂肪吸引後に生じた chronic expanding hematoma の 1 例．日美外報．27(1)：60-61, 2005.
Summary 腹部脂肪吸引術後 1 年で右下腹部に腫瘤を触知し，手術では筋膜や筋体に一部癒着した厚い被膜に被われた血腫(液化部分と器質化部分が混在)が摘出された．

24) 小住和徳：【脂肪吸引法と脂肪注入法Ⅰ】安全な脂

肪吸引法．形成外科．**51**：156，2008．
Summary　深部動静脈や神経損傷を避けるために皮膚と脂肪組織を筋膜から遠ざけるように把持して脂肪吸引を行うと良い．

25) 渡部純至：【Liposuction と lipoinjection】Liposuction のピットフォール．形成外科．**44**(5)：463，2001．
Summary　深部動静脈や神経損傷を避けるために皮膚と脂肪組織を筋膜から遠ざけるように把持して脂肪吸引を行うと良い．

26) 尾郷　賢：脂肪吸引の合併症　基礎および歴史．日美外報．**26**(2)：12-14，2004．
Summary　脂肪吸引の歴史について詳細に述べている．

27) Teimourian, B., Rogers, W. B.：A national survey of complications associated with suctionlipectomy：a comparative study. Plast Reconstr Surg. **84**：628-631, 1989.
Summary　米国形成再建外科学会(ASPRS)会員へのアンケート調査で死亡2例を含む多数の脂肪吸引の合併症が報告された．

28) 小林隆夫：周術期静脈血栓塞栓症に対する抗凝固薬による予防の有用性．日臨麻会誌．**30**(7)：987-989，2010．
Summary　2004年に出された麻酔科学会の静脈血栓塞栓症の予防ガイドラインが出されて以降，PTEの発生は明らかに減少している．

29) Hatef, D. A., et al.：Thromboembolic risk assessment and the efficacy of enoxaparin prophylaxis in excisional body contouring surgery. Plast Reconstr Surg. **122**(1)：269, 2008.
Summary　BMIが30以上やホルモン補充療法を受けている患者はPTE肺血栓塞栓症のリスクが高い．

30) 稲田　豊ほか：麻酔前リスクファクターと対策．339-340，克誠堂出版，1990．
Summary　脂肪塞栓症という合併症があることを常に念頭に置くことが重要である．

31) 川崎政紀ほか：人工股関節形成術後の脂肪塞栓による多発性脳梗塞の1例．日臨麻会誌．**32**(3)：395-401，2012．
Summary　術後(受傷後)数時間で脂肪塞栓が発症する電撃型もある．

32) 岩切　致ほか：腹部脂肪吸引に合併したガス壊疽により生じた巨大腹壁ヘルニアの治療経験．日美外報．**27**(1)：60，2005．
Summary　ガス壊疽に対して腹部の広範囲のデブリードマンと植皮が行われ，その後の巨大腹壁ヘルニアに対して2回の手術治療を行った．

33) 竹野巨一ほか：非クロストリジウム性ガス壊疽の治療経験．形成外科．**43**(10)：973-980，2000．
Summary　糖尿病を基礎疾患として有する患者に発症したガス壊疽の3例．

34) 赤松　順ほか：【外科系医師のための『創傷外科』update】壊死性筋膜炎に対する治療方針．形成外科．**51**(増刊)：207-215，2008．
Summary　ガス壊疽イコール壊死性筋膜炎ではない．壊死性筋膜炎は特定の起因菌を持たず，ガス産生の有無を問わない筋膜主体の壊死像である．

35) 梅田　整ほか：脂肪吸引重篤合併症．日美外報．**25**(4)：33，2003．
Summary　広範囲(腹部，臀部，両大腿)の脂肪吸引後に黄色ブドウ球菌による toxic shock syndrome を起こし，壊死性筋膜炎を発症した．デブリードマンにて救命されたが3回の植皮を要した．

36) Matarasso, A., et al.：The impact of liposuction on body fat. Plast Reconstr Surg. **102**(5)：1686-1689, 1999.
Summary　脂肪吸引で皮下脂肪を除去すると相対的に内臓脂肪の割合が高まり，肥満の risk factor となる可能性がある．

37) 日本麻酔科学会／日本臨床麻酔学会／日帰り麻酔研究会：日帰り麻酔の安全のための基準．119，克誠堂出版，2001．
Summary　日帰り麻酔のための帰宅許可チェックシートのひな形である．

38) 日本麻酔科学会／日本臨床麻酔学会／日帰り麻酔研究会：日帰り麻酔の安全のための基準．5-57，克誠堂出版，2001．
Summary　主に日帰り麻酔のための麻酔方法や使用薬剤について詳述している．

39) 原口和久：超音波吸引法，美容外科プラクティス2．463-465，文光堂，2000．
Summary　体内式，体外式の超音波装置について実際の使用方法やメリット，問題点を具体的に述べている．

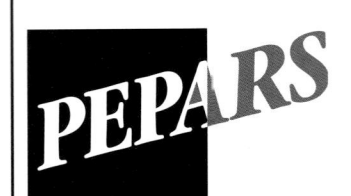

◆特集／美容外科・抗加齢医療—基本から最先端まで—
行為別 毛髪移植

今川　賢一郎*

Key Words：植毛術（hair transplantation surgery），FUT，FUE，男性型脱毛症（male pattern hair loss），女性型脱毛症（female pattern hair loss），AGA

Abstract　毛髪治療においては，1960年代初頭からの30年間は3〜4 mm径のマクログラフトを用いたパンチ式植毛，マクログラフトを細分したマイクロミニ植毛を経て1990年代中頃から毛包単位ごとに株分けするFUTが標準術式になった．FUTの出現によって毛髪移植の2つの課題である『自然さの達成』と『十分な濃さの達成』のうち，前者は克服できたように見える．後者についても多量植毛と高密度植毛により，一度の施術で満足な結果が多くの症例で得られるようになった．しかし2002年に毛包単位を直接小さなトレパンでくり抜くFUEが発表され，この術式は低侵襲性と線状瘢痕がない特徴によってFUTを駆逐するがごとき勢いで普及した．ただFUTとFUEは各々特長があり，患者の状態と希望によって使い分けされる，または両者の併用という方向に進むと考えられる．

はじめに

従来毛髪移植のほとんどは男性型脱毛症：male pattern hair loss（以下，MPHL）に対して行われていたが，最近は女性型脱毛症：female pattern hair loss（以下，FPHL）への症例も増加傾向にある．両者とも遺伝的素因と共に加齢が重要な因子であり，以前は縫縮術や皮弁法が主な選択肢であったが，現在は毛髪移植で対応されることが多い．その場合，過去20年間にわたりfollicular unit transplantation（以下，FUT）が標準術式であったが，2002年に発表されたfollicular unit extraction（以下，FUE）が多くの支持を集め，急速にそのシェアを拡大している．

本論文では両術式の特長および適応，実際の手技，術後経過について述べる．

---

* Kenichiro IMAGAWA，〒220-0004　横浜市西区北幸2-1-22　ナガオカビル8階　ヨコ美クリニック，院長

MPHLとFPHLについて

MPHLとandrogenic alopecia（AGA）は同義語であり，前頭部や後頭部など特定の範囲の頭髪の矮小化が思春期以降に起こることが特徴で，Norwoodはその進行度を7段階に分類した[1]（図1）．血中のテストステロンが毛乳頭細胞の5α還元酵素によって活性型のジヒドロテストステロンに代謝され，それが男性ホルモン受容体と結合して毛母細胞に抑制的に作用するのがその機序とされる．一方女性のAGA：Female AGA（以下，FAGA）は男性型の生え際が特徴のHamilton型，前頭部正中部の脱毛が特徴でクリスマスツリー型とも呼ばれるOlsen型，頭頂部のびまん性脱毛が特徴のLudwig型の3タイプがある．FAGAも血中ホルモンの関与は確実であるが，詳細な機序は不明である．FPHLはFAGAと原因と機序が異なると考えられる休止期脱毛を含む，より広い概念の治療目的のための用語であって，MPHLと同義ではない（表1，図2）．

毛髪移植とは自己の毛包組織を移動する作業で

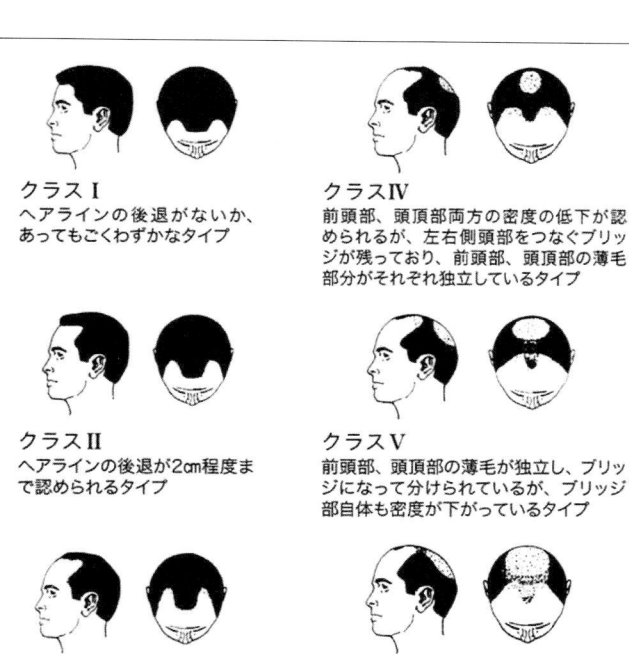

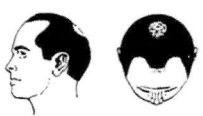

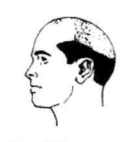

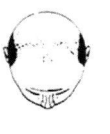

図 1. Hamilton Norwood 分類

表 1. 女性の脱毛症の分類

女性型脱毛症(FPHL)
- 女性の AGA(FAGA)
  ルードウィッグ型
  クリスマスツリー型
  ハミルトン型
- 休止期脱毛
  急性休止期脱毛
  慢性休止期脱毛
  慢性びまん性休止期脱毛

円形脱毛症
牽引性脱毛症
抜毛症
その他

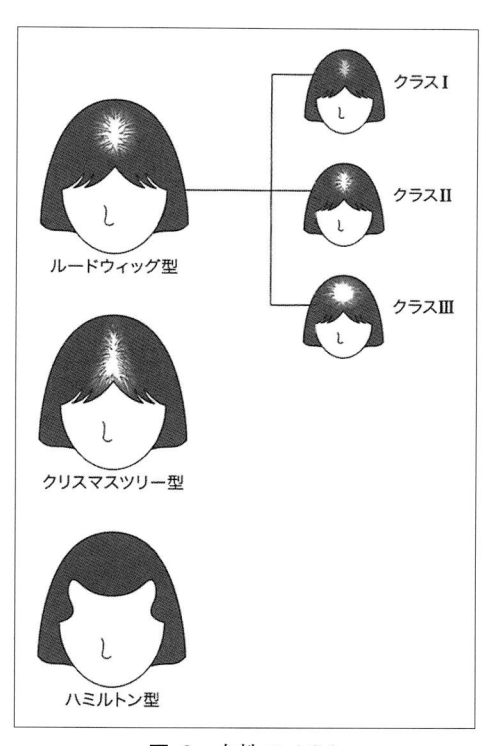

図 2. 女性の AGA

あり，移動された毛包組織は移植部位においても採毛部位における性質を持ち続けるというドナードミナンスの原理に基づいて行われる．つまり後頭部や側頭部の 5α 還元酵素の活性のない毛包が移植部位に生着しても再び AGA による矮小化を起こさないことが前提となる．そのため植毛術の適応になるのは MPHL と FAGA であり，休止期脱毛と加齢による老人性疎毛症(senile alopecia)は適応外となる．

診断と治療方針

問診によって現病歴，既往歴，家族歴，施術に対する患者の期待度を確認し，一般所見と局所所見をチェックする．MPHL の診断は比較的容易であるが，FPHL では，FAGA とびまん性脱毛症や円形脱毛症との鑑別診断が困難な症例があるので注意が必要である．

AGA と診断された場合にはまず薬物治療を行って，改善がみられない場合に毛髪移植を考慮するというのが原則である．ただし，高齢者や Hamilton Norwood クラスⅥ～Ⅶの進行症例では始めから施術を決定することもある(図 3，図 4)．

なお施術の際には，移植毛の太さなどドナー部の条件が結果を左右すること，採取可能な移植数には限界があること，AGA の進行が施術の効果を

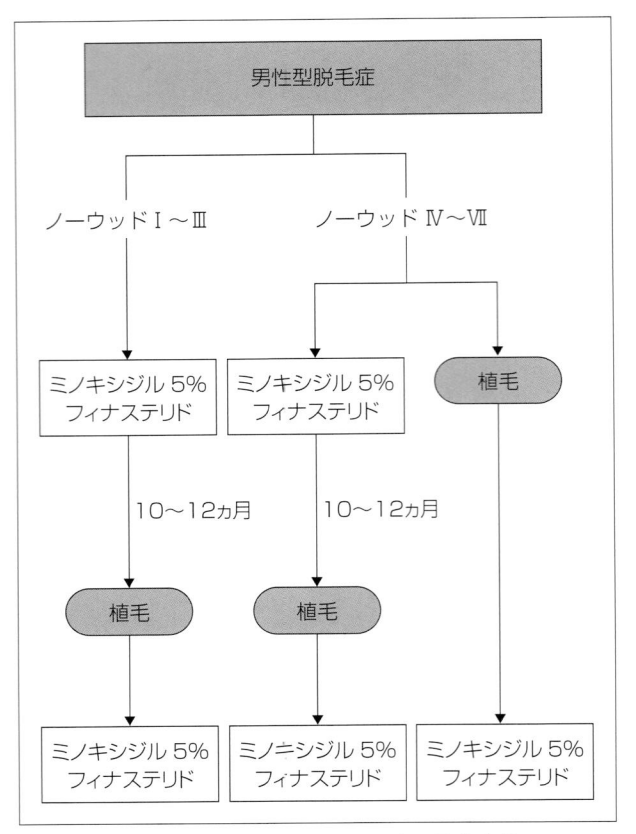

図 3. 男性型脱毛症(MPHL)の治療方針

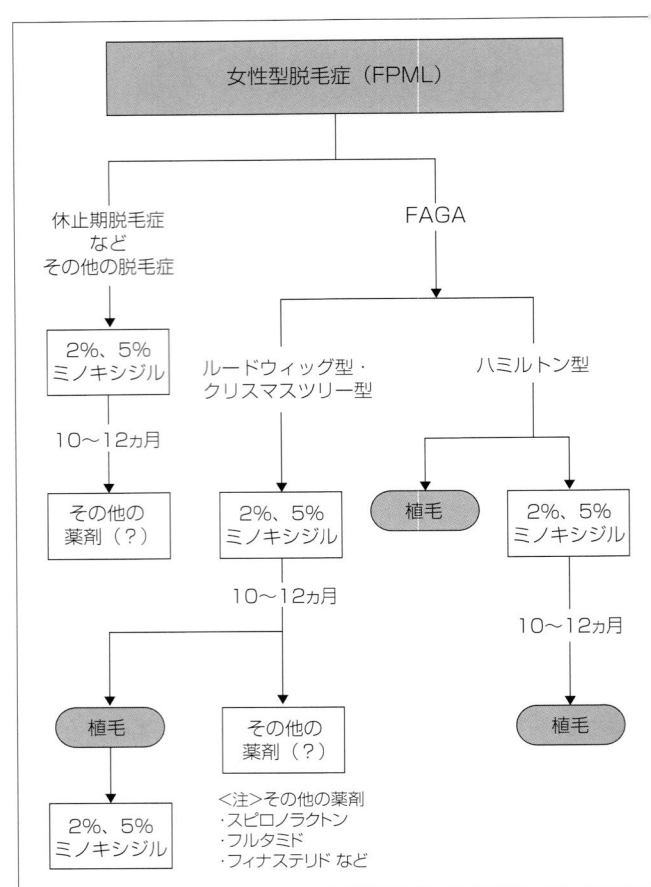

図 4. 女性型脱毛症(FPHL)の治療方針

相殺するので術後も薬物の併用が必要なこと，女性はショックロスのリスクがより大きいことなどをよく説明し患者の同意をとることが重要である．

手　技

1990 年代初頭から採毛部から頭皮を帯状に切り取ってそれを毛包単位：follicular unit（以下，FU）ごとに株分けする strip 法が行われており，strip 法は 1 株中に単一の FU を含む follicular unit graft（以下，FUG）のみを用いる follicular unit transplantation（以下，FUT）と，1 株中に複数の FU を含む multi follicular unit graft と FUG を併用する複合移植があるが，FUT が標準術式とされている．最近は採毛部から 1 mm 径前後のパンチを用いて直接 FU をくり抜く follicular unit extraction（以下，FUE）も行われているが，FUT と FUE にはそれぞれ特長があり，患者の希望によって使い分けられている（表 2，表 3）．

1．必要な FUG 数の算定法

移植部位にポリエチレンラップフィルムを被せて，輪郭をマジックペンでトレースし，1 cm の方眼紙にそれを当ててコピーして升目の数で面積（cm^2）を計算する．たとえばその面積（cm^2）を A，植え付け密度（FUG 数/cm^2）を D とすると必要な FUG 数は A×D である．たとえば 40 FUG/cm^2 の密度で 50 cm^2 の面積に植え付ける場合には株数は 50×40＝2,000 となる．

2．麻酔方法

局所麻酔下で行うが，ジアゼパムの経口またはミダゾラムの静注を併用する．局所麻酔薬は 0.5％リドカイン液と，1/10 万のエピネフリンと 0.1％リドカインと 1/30 万のエピネフリン入りの tumescent 溶液を併用する．症例によって眼窩上神経ブロックも行う．

表 2. FUT と FUE の比較

	FUT	FUE
瘢痕の形状	線状	無数の小さな点状
採毛部の傷を隠せる頭髪の長さ	2.5〜3 cm 以上	FUT より短くても可
瘢痕を隠せる頭髪の長さ	1.5〜2 cm 以上	1〜1.5 cm
抜糸	有(5〜10日)	無
術後のダウンタイム	7〜10日	2〜3日
術後の疼痛	±〜+	−〜±
施術時間	短い	長い
必要なスタッフの人数	多い	少ない
株の生着率	90%以上	FUT より劣るとされる
1株ごとの費用	X/株	1.5X〜2.0X/株

3. FUG の採取

後頭部では左右の耳介上端を結んだ線より下部の 6〜8 cm, 側頭部では耳介上部の 6〜8 cm が AGA による脱毛のリスクのない安全な採毛部位である.

A. FUT

採毛部を 1〜2 mm に剃髪して, 5×5 mm 視野の FU 数を Follicular Dermatoscope で測定し, 簡易的に 4 倍して FU 数/cm^2 を算出する. その場合後頭部正中, 乳様突起, 側頭部の密度を各々計測し平均値を割り出す. 必要な FUG 数÷FU 数/cm^2＝採毛頭皮の面積(cm^2)となり, 多量植毛では帯状に採取される頭皮の長さは 30 cm まで, 最大切除幅は後頭部は広く, 側頭部および乳様突起部は狭くデザインする.

次いで拡大鏡下でデザインに沿って No.10 メスで表皮に浅い切開を加え, 創の両縁を 2 本の鈎で牽引して, No.15 メスで毛根を直視しながら数 mm ずつ切開していく. 採取後, 創の下縁の表皮 1 mm 程度を剪刀で切除する(Trichophytic 縫合). 創面はバイクリルラピッド 4-0 またはナイロン 4-0 による縫合とナイロン 3-0 による支持縫合を併用し原則として皮内縫合は行わない.

帯状に採取された頭皮は, 拡大鏡下で 1〜2 列の FU を含む帯に切り分け, さらにそれを Mantis 顕微鏡下で FUG に株分けする.

B. FUE

採毛部を 1〜2 mm に剃髪し, 1 mm 径前後のパンチを用いて FU をくり抜く. 通常は採毛部全体

表 3. FUE の適応

術後に短いヘアスタイルを希望している症例
頭皮密度の低い症例
採毛部の伸展度が低い症例
肥厚性瘢痕あるいはケロイドのリスクのある症例
大きな株を用いて行われた結果の修正を希望する症例
以前の株を除去して欲しいと希望する症例
頭皮以外の体毛を移植毛として使用する症例
FUT の線状瘢痕の修正を希望する症例
FUT との併用で最大限の株採取を希望する症例

を剃髪するが, 必要な株数が少ない症例では, 数本の畦状に剃髪したり, 剃髪せずに直接くり抜く場合もある. 筆者は用手と電動式, また鋭的, 鈍的, 鋸歯状など種々の形状のパンチを試みたが, 現在は電動式の SAFE^{TM} を好んで使用している. この際, くり抜く範囲の FU を 25%以上間引かないように注意する. 過剰な採取により採毛部が薄くなりすぎて地肌が透けてしまう, いわゆる "white wall 現象" を惹起するからである. 筆者の場合は採毛部を 3〜5 cm×3〜5 cm 毎に区分けして, 各々の区画から 50〜100 FUG の目安で均一にくり抜くようにしている.

4. FUG の保存

各々の株はサイズ別に 4℃ の生理食塩水に保存しておく. すべての作業後 1 本毛〇株, 2 本毛△株, 3 本毛 X 株とサイズ別に集計しておく.

5. FUG の植え付け

Pre-made 法(あらかじめスリットを作って, そこに一斉に植え付ける方法)と stick-and-place 法(1 つ 1 つのスリット作成と植え付けを同時に

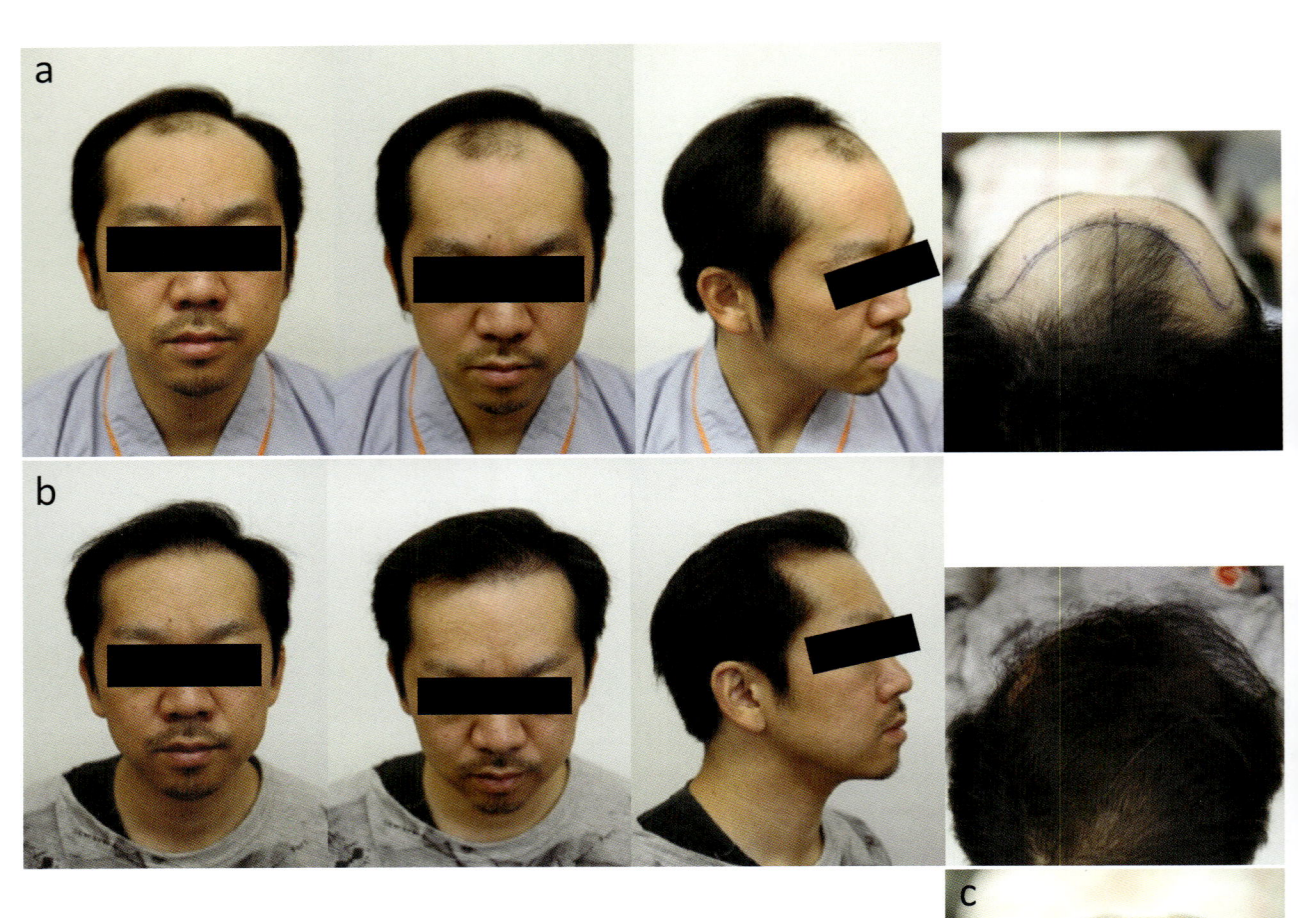

図 5.
症例 1：36 歳，男性．Norwood クラス V
 a：術前所見
 b：施術から 8 か月目の所見
 c：施術直後の所見

行う方法）があるが，筆者は pre-made 法を行っている．スリット作成には 1 本毛には 21 G 針（0.8 mm 径），2，3 本毛には 19 G 針（1.0 mm 径）を用いる．1 本の Jeweler 鑷子を用いてスリットを広げ，もう 1 本の鑷子で株を挿入する "two forceps technique" で行うが，すべての作業は拡大鏡下で行う．

6．術後処置

FUT では採毛部にヘッドバンドを装着させ翌朝に外し，抜糸は術後 5，6 日目に行う．FUE では採毛部位が広い場合にはガーゼを当てるが，小さな範囲ではドレッシングを行わない．両術式とも移植床へのドレッシングは全く行わない．洗髪は術後 2 日目から開始するが，低刺激の洗髪料を少量の温水で薄め，スポンジを用いての押し洗いを指導する．1 週間以降は軽く指の腹でこすることも許可し，2 週間以降は通常に戻す．

7．経　過

痂皮は 10～14 日目に脱落する．多くの株は術後 1～2 か月目に休止期に入り一旦脱落するが，3～6 か月で再び発毛する．施術の結果が判定されるのは 10 か月以降であるが，増毛効果は 18 か月

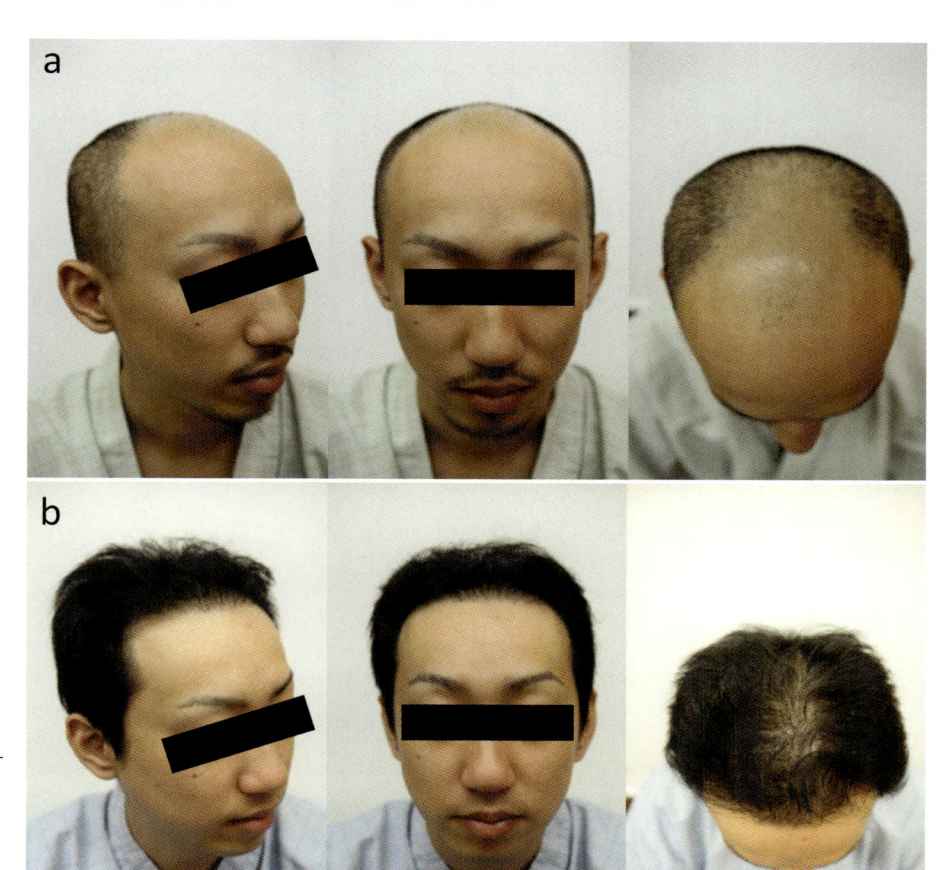

図 6.
症例 2：26 歳，男性．Norwood クラス Ⅵ
　a：術前所見
　b：第 2 回目施術後 1 年目の所見

間継続する．

症　例

症例 1：36 歳，男性．Norwood クラス Ⅴ（図 5）
患者の希望：前頭部〜頭頂部の薄毛をなるべく 1 回の施術で改善してほしい．
治療計画：FUT による高密度植毛によって患者の希望に沿うように努めた．
採毛部の毛髪密度：64 FUG/cm^2，採取頭皮の伸展度：24％，長さ 28 cm，幅 1.2 cm で 32 cm^2 の頭皮を採取し 2,048 株を採取した．
図 5-b は術後 8 か月の状態だが，今後もボリュームアップが期待される．

症例 2：26 歳，男性．Norwood クラス Ⅵ（図 6）
患者の希望：前頭部〜後頭部の薄毛を可能な限り濃くして欲しい．
治療計画：初回は FUT の多量植毛，さらに可能な限り多くの移植毛を採取して施術をくり返した．
初回に 2,647 株，初回施術後 10 か月目に 2,014 株を追加し合計 4,661 株を移植した．さらに 2 回目の施術から 1 年後に 3 回目 1,340 株を移植し現在経過観察中である．

症例 3：37 歳，男性．Norwood クラス Ⅵ（図 7）
患者の希望：以前他院にて FUE により 2,000 株の施術を受けた．密度アップと前回の施術によるピットスカーの改善を希望している．
治療計画：FUT の多量植毛を意図したが，採毛部の密度が FUE のために 104 本/cm^2 程度と低く，結果的に 2,125 株と前回とほぼ同数の株数になった．FUE と比較して患者の満足度は高く，施術から 1 年後に FUT によって 2 回目 1,563 株を頭頂部と後頭部に追加し現在経過観察中である．

考　察

毛髪移植においては戦前からの日本人の先駆者

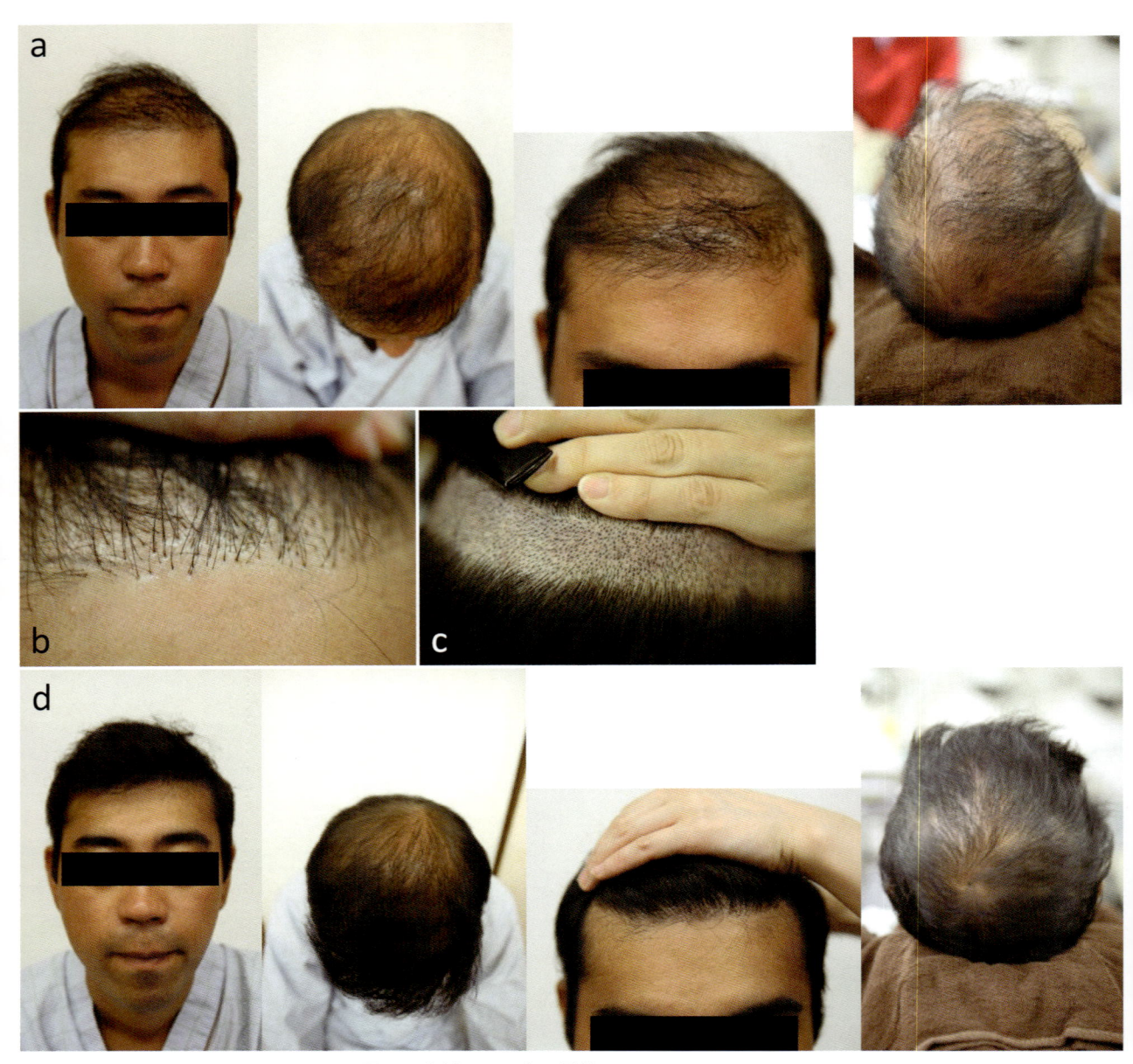

図 7. 症例 3：37 歳，男性．Norwood クラス Ⅵ
a：術前所見　　　　　b：ヘアライン拡大図（ピットスカー）
c：FUE の採毛部　　　d：施術後 1 年の状態

の業績が知られているが[2]，施術は瘢痕性脱毛症や先天性無毛症に対して行われ，AGA は改善すべき状態とは見なされなかったようである．初めて AGA にマクログラフトを用いたいわゆるパンチ式植毛術を行ったのはニューヨークの皮膚科医 Orentreich で，この術式は 1960 年代初頭から 30 年間行われ続けた[3]．1980 年代に入ってその不自然さを解消するために，マクログラフトを細分したマイクログラフトやミニグラフトを用いたマイクロミニ植毛法が，さらに 1990 年代後半からの FUT という技術革新が相次いだことにより，仕上がりの不自然さは解消され，1 度に植え付けられる株数とその達成密度も大幅に増大した．また採毛部の瘢痕を目立たなくする試みも行われてきたが，strip 法では線状瘢痕の存在は不可避である．2002 年に Rassman らによって発表された

FUE は低侵襲性と線状瘢痕を生じない点が注目され，英国某サッカー選手がこの施術を受けたというニュースが世界を駆け巡り，インターネット時代の現在，患者側から大きな支持を受けるに至った[4]．

　また FUE は株分けスタッフが不要なので新規の開業に有利なこと，外科的の研修がそれほど必要でないこと，何よりも1株あたりの施術費用が FUT の1.5～2倍高く設定できる，という医師側からのメリットもある．長時間単純で退屈な作業が強いられ，また習熟に時間が掛かるという欠点もあるが，この点に対してはロボットによる施術という選択肢も用意されている．このような状況もあって，FUT と FUE の症例数の比率は米国で7対3，欧州と我が国を除くアジア諸国では1対1に達している．例外的にブラジルでは9対1と圧倒的に FUT のシェアが多い理由は植毛医のほとんどが形成外科出身であることや，外科トレーニングの義務など法的な規制が関係するとのことである[5]．最近の傾向としては，毛髪関連の学術集会で演題のうち半数以上が FUE についてであり，FUE は FUT を駆逐するかの勢いにも見える．ただ FUE には，ブラインドの操作による毛根切断率の高さ，ultra skinny 株による低発毛のリスク，多量植毛に不向き，などの課題もあって，未だにこの術式へ批判的な医師も多い．しかし最近は FUT と FUE の優劣というより，両術式を同時に行って，可能な限り多くの株を1度に植え付ける試みもなされており[6]，将来のトレンドは FUE と FUT の併存，つまり二者択一というよりも補完関係になるであろう．

文　献

1) Norwood, O. T. : Clssification and incidence of male pattern baldness. Hair transplant surgery 2nd ed.. 3-14, Thomas, C. C., Springfield, Illinois, 1984.
2) Imagawa, K. : Back to the future ; A brief but significant history of hair transplantation in Asians. Hair restoration surgery in Asians. 3-7. Springer, Tokyo, 2010.
3) Orentreich, N. : Autografts in alopecia and other selected dermatological conditions. Ann NY Acad Sci. 83 : 463-479, 1959.
4) Rassman, W. R., Bernstein, R. M., MaccClellan, R., et al. : Follicular unit extraction ; Minimally invasive surgery for hair transplantation. Dermatol Surg. 28 : 720-727, 2002.
5) Ruston, A. : Temporal recession ; why, when and how to convince patients. 15th International congress of Italian Society of Hair Restoration. Syracuse, Italy 26-29 June, 2014
6) Crissostomo, M. : The combined technique (FUT + FUE) without fully shaving hair : Executive untouched strip. Hair Transplant Forum International. 24(3) : 90-92, 2014.

書評

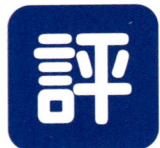

実践アトラス 美容外科注入治療

神田美容外科形成外科医院　征矢野進一/著

渡辺晋一（帝京大学皮膚科学講座教授）

　征矢野先生と私は大学時代の同級生で，私は皮膚科へ，征矢野先生はその頃誕生して間もない形成外科へ進まれた．征矢野先生は学生の頃から研究者よりは臨床医を目指していたが，東大のような所は，臨床医よりは研究者を育てることが大学の使命だと思っているような風潮があり，征矢野先生のような考えは，大学ではあまり受け入れられなかったようである．実際動物実験や試験管内実験は得意だが，ヒトの手術ができない人が臨床の教授になることも珍しくはない．いずれにせよ患者の治療よりも，患者を材料とした研究を優先する風潮は今でも大学病院では根強く残っていて，そのような状況にある大学病院で，征矢野先生は臨床医を目指すという信念のもと，形成外科学教室で様々な治療手技を学び，取得した．

　ただし当時の医師は，博士号を取得するのが当たり前であったため，征矢野先生もご多聞にもれず東大で博士号を取得した．昨今の博士号は医学博士であっても，内容は基礎研究のことが多いが，征矢野先生が博士号のテーマとして選んだのは，アルゴンレーザーの副作用といった臨床研究であった．当時はアルゴンレーザーが血管腫治療に使用されていたが，アルゴンレーザー治療でケロイドになっている症例がたくさんいた．そのためレーザー治療はしない方がよいのではないかと思っていたところ，レーザー治療をしていた一部の先生からの非難をものともせず，征矢野先生は血管腫にアルゴンレーザー治療を行うべきではないという結論の博士論文を作成した．そのころ米国ハーバード大学で selective photothermolysis という新しいレーザー治療を研究していた私は，征矢野先生の博士論文にエールを送ったものである．

　本書「実践アトラス 美容外科注入治療」には，征矢野先生が日本で最初に行ったコラーゲンの注入療法から現在に至るまで，様々な材料を用いての注入療法をすべて記載されている．しかも長年の経験を生かして，注入する材料や注入する部位による治療効果の違いやそのコツ，治療目的による注入療法の使い分けなどが微に入り細に入り記載されている．勿論ボツリヌストキシン注射療法やスレッドリフト（糸を用いて顔面のたるみなどを治療する方法）など，治療効果があるしわ治療のすべてが記載されている．さらにボツリヌストキシンを使用した多汗症や筋肉縮小などの治療も述べられていて，至れり尽くせりである．そして何より読者にとって役立つことは，注入療法によるトラブルや，その結果と対処法をこと細かく記載してあることである．

　実は私は10年以上前から JICA の依頼により，タイのバンコクにある国立の皮膚科研究所で，タイをはじめとする東～南アジア，中近東の医師にレーザー医学と美容皮膚科の講義をしている．そこでは征矢野先生からお借りしたスライドを使用して，注入療法の講義をしているので，征矢野先生の注入療法は，私を通じてアジア諸国にも発信されている．この場を借りて征矢野先生に感謝を申し上げる．

　本書は現在注入療法を行っている医師だけでなく，これから注入療法を行おうとしている医師，さらに美容皮膚科・形成外科に興味がある医師の座右の書として，必要欠くべからざる本である．しかも文章だけでなく，実際の写真も治療の経過がわかるように継時的に多数載せられているので，非常にわかりやすく，読みやすい．本書は皮膚科・形成外科をはじめとする多くの医師に必読の書として推薦したい一冊である．

「実践アトラス 美容外科注入治療」

神田美容外科形成外科医院　征矢野進一/著

A4変型判　138頁　定価7,500円＋税
ISBN：978-4-86519-203-2　C3047

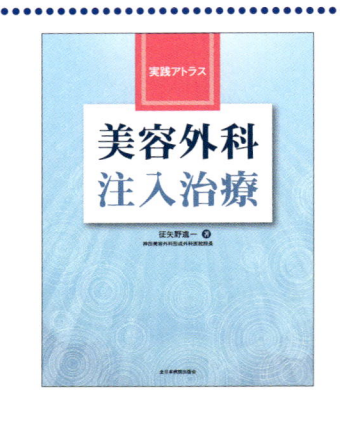

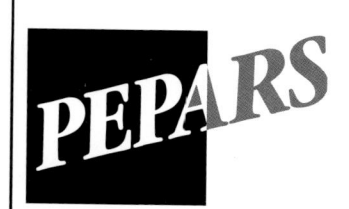

◆特集/美容外科・抗加齢医療―基本から最先端まで―
行為別
顔面における脂肪注入

高柳　進*

Key Words：脂肪注入(fat injection), 眼瞼下垂(blepharoptosis), 脂肪吸引(liposuction), 眼瞼陥凹(sunken eye), フェイスリフト(face lift)

Abstract　顔面に脂肪注入を行うにあたって，上眼瞼の陥凹に対して脂肪注入を検討する際は，まず眼瞼挙筋前転で陥凹が改善することも多いので，下垂の有無を確認しておくことが大切である．また皮膚の下垂の状態によっては眉下切除が適応となることもあり，このような場合は先に脂肪注入以外の手術を行ってから，状態を確認した上で脂肪注入を検討するのがよい．

下眼瞼については，いわゆる negative vector の患者に脂肪注入の適応がある．

顔のその他の部位については，フェイスリフトが第一選択となることもあり，陥凹に対する脂肪注入で改善が得られるかどうかを確認する必要がある．また部位によっては皮膚表面がふくれにくい部位があり，このような部位へは 18 G 針などで多数の穴をあけることにより，皮膚の伸展性を得てから脂肪注入を行うのが，効果的である．

はじめに

脂肪注入は組織量の不足を補う方法として有効な方法であり，美容外科領域でも形成外科領域でも，多用されるようになったと思われる．ただ，その生着率を正確にコントロールすることは難しく，部位やその状況などによっては，生着率がかなり異なってくることも経験する．ここでは筆者が行っている顔面における脂肪注入と筆者の行っている工夫について述べる．

適応の選別

顔面の陥凹は加齢現象に伴うことが多い．皮膚に陥凹があり，併せて下垂傾向もあるような場合，上眼瞼では挙筋前転，眉毛下切除などを先に行ってから，次の手段として脂肪注入を検討するが，これらの手術と脂肪注入を併用した方がよいケースもある．

下眼瞼では下垂より眼窩脂肪による膨隆や皺の目立つ例もあり，このような例ではハムラ法を含む下眼瞼除皺術や眼窩隔膜の plication の適応となる場合が多い．このような問題のない negative vector の例に下眼瞼の脂肪注入の適応がある．

法令線や頬などについては，陥凹と下垂の両方が認められるケースもあり，脂肪注入のみで状態の改善が得られるのか，フェイスリフトなど他の手術と併用がいいのか，術前に十分な評価をしておく必要がある[1]．

典型的手技

眼瞼周囲の脂肪注入の場合，注入には 21 G カニューレ(鈍針)を用いるのを原則とし，脂肪の採取は 18 G 針，または 18 G と同じ太さのカニューレを用いている．

頬や法令線への脂肪注入の場合，注入には 18 G 針，または同じ太さのカニューレ(鈍針)，または

---
* Susumu TAKAYANAGI, 〒533-0033　大阪市東淀川区東中島 1-18-5　新大阪丸ビル 2 階　メガクリニック，院長

直径 2.0 mm のカニューレを使用し，採取は直径 2.0 mm または 3.0 mm のカニューレを用いて行う．いずれの場合も，主に臍から腹部の脂肪を採取するが，臍は 18 G 針で穴を開けるか，小さな切開を入れ，そこからカニューレを挿入する．

採取した脂肪は，1,200 G で 3 分間の遠心分離を行ったものを使用している[2]．

私の工夫

まず座位で陥凹のある部分をマークする．局所麻酔を行う時にどの程度の量の麻酔薬を入れるとマークした部位の陥凹が改善するかを測定する．短いダウンタイムを希望する場合は，計測した量の 10～20％増を注入量とし，長くダウンタイムがとれる場合は 30～40％増を注入量とする．いずれの場合も，上眼瞼だけは 1 度に 1 ml 以上の注入をせずに，必要なら 2～3 か月あけて追加の注入ができることを伝えておく．

上眼瞼では 18 G 針を用いて，マークの外側 3 か所に針で水平方向に穴を開ける．この 3 か所から 21 G 鈍針で多方向に眼輪筋下に多数の穴をあけておく．この操作の直後，5 分間圧迫止血を行う．その後 1 ml のシリンジと 21 G 鈍針を使って，3 か所の針穴より眼輪筋下に少量ずつ注入を行い，終了後 7-0 ナイロンで針穴を縫合する．上眼瞼のマッサージを行い，全体が平坦になっていることを確認したのち，抜糸をしてスキンクロージャーで針穴を留め，注入部全体を覆うようにテープで保護する．このテープは翌日まで貼っておく．

また，注入に際して，脂肪によっては 21 G 鈍針を通過しないこともあるので，その場合は 20 G や 19 G カニューレなどを用いる．

下眼瞼では同様に 3～4 か所の針穴をあけて，21 G 鈍針で眼輪筋下または皮下のやや深いところに多数の穴を多方向にあける．靱帯の存在によりふくれにくい部位は，局所麻酔の際にマークしておき 18 G 針で多数の針穴をあける．この際，水平方向または眼球から遠位方向へ向かって針先を進めるようにする．また針の先端を水平方向に保ちながら操作を行う．必要があれば，小さな針を皮膚にかけ皮膚を持ち上げながら同様の操作をしてもよい．この後は上眼瞼と同様に圧迫止血を行う．

下眼瞼の注入も 21 G 鈍針を使用するが，皮膚がふくれにくい部位がまだ残存すれば，その部位のみ 18 G 針を前後に動かしてさらに皮下の剥離をしながら注入をしてもよい．この場合，18 G 針の先端は水平方向に保ったまま操作をする点に注意する．その後の管理は上眼瞼と同様である．

法令線への注入は口内の消毒を十分に行ってから行う．口角付近の表面から見えない部位より，18 G 針を用いて皮下に多数の穴をあけておく．この際も針の先端を皮膚表面に平行に保ったままで，必要なら小さな針を皮膚にかけて皮膚を持ち上げながら操作をしてもよい．その後圧迫止血を行い，18 G 針または内径 2.0 mm の注入針で行う．この際も針の先端が皮膚面と平行になるようにしながら注入を行う．口内の針穴は 6-0 バイクリル糸で縫合して，1 週間目に抜糸をする．テープは翌日まで貼っておく．

症　例

症例 1：34 歳，女性

上眼瞼中央と内側の陥凹の修整の希望で来院した．両側上眼瞼外側に 3 か所ずつ 18 G 針で針穴をあけ，ここから 21 G 鈍針を用いて各 0.8 ml の脂肪注入を行った．陥凹は改善し本人の満足が得られた(図 1-a～c)．

症例 2：38 歳，女性

下眼瞼の陥凹が気になるとの訴えで来院した．陥凹部に対し各 2.8 ml の脂肪注入を行い，さらに 3 か月後，右下眼瞼のみ 0.6 ml の追加を行った(図 2-a, b)．

症例 3：55 歳，女性

下眼瞼の陥凹が気になるとの訴えで来院した．陥凹部に対して初回は左右各 1.0 ml ずつ脂肪注入を行い，2 か月後に各 0.4 ml ずつ追加注入，その 5 か月後に左下眼瞼のみさらに 0.2 ml 追加注

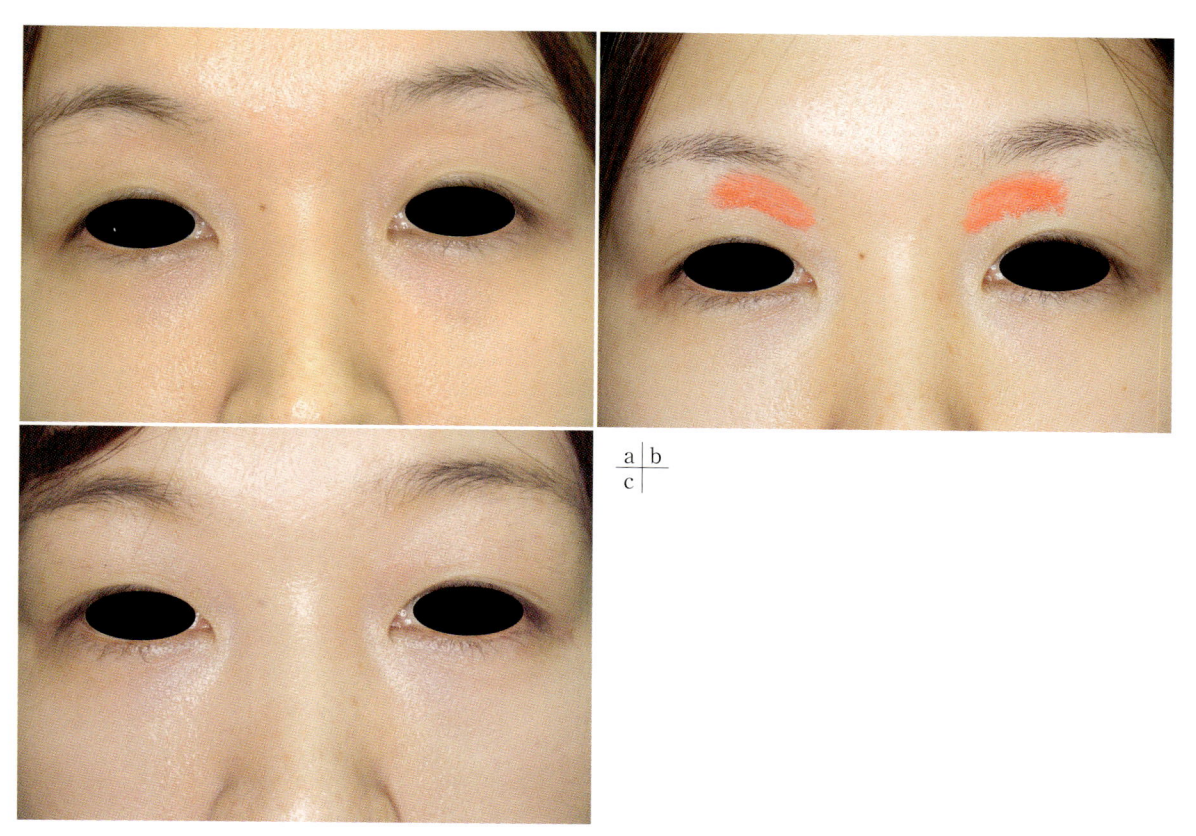

図 1. 症例 1：34 歳，女性
a：術前．上眼瞼の内側〜中央に陥凹を認める．
b：注入部位のマークを示す．
c：注入後 4 か月の状態を示す．

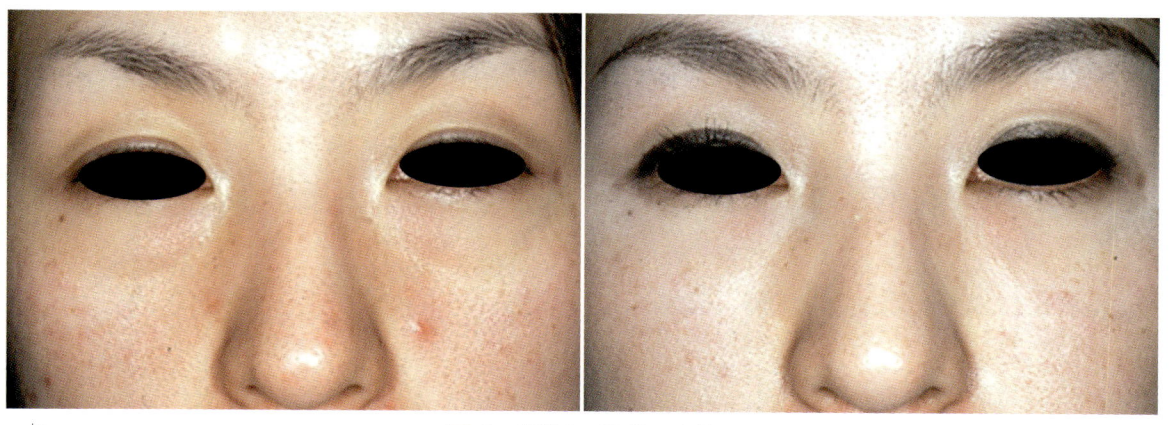

図 2. 症例 2：38 歳，女性
a：術前．下眼瞼の陥凹を示す．
b：術後．左下眼瞼は 1 回，右下眼瞼は 2 回脂肪注入を行った．最終の注入より 3 か月後の状態を示す．

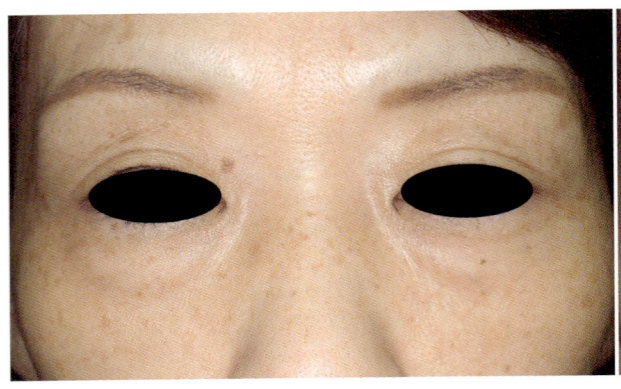

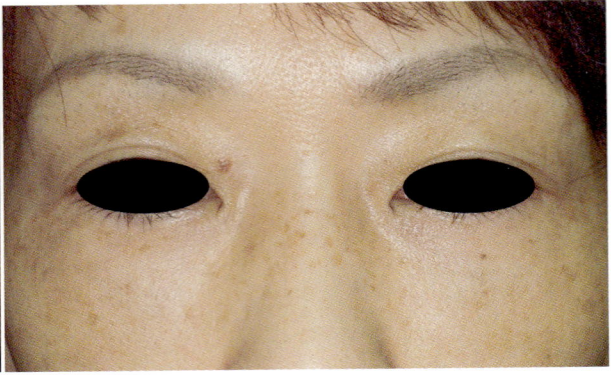

図 3. 症例 3：55 歳，女性
a：術前．下眼瞼の陥凹の状態を示す．
b：術後．最終の注入より 5 か月後の状態．陥凹の改善を認める．

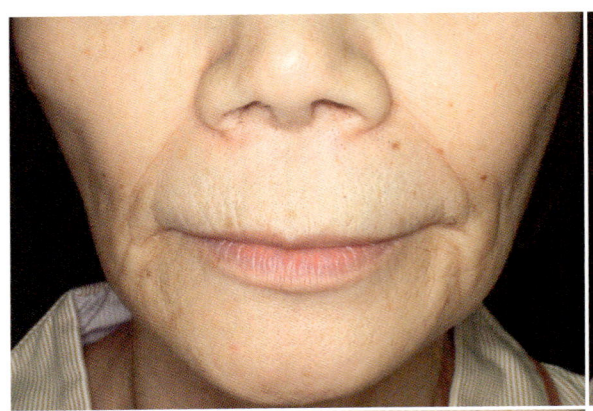

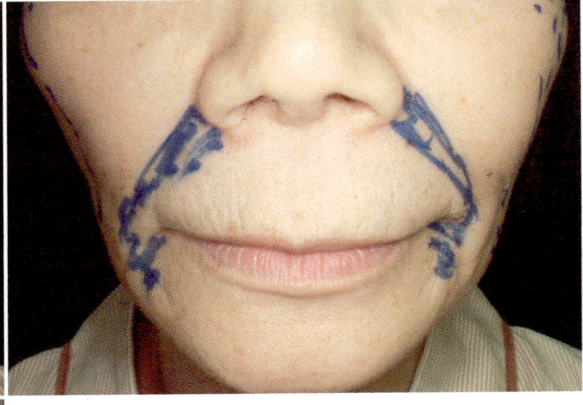

図 4.
症例 4：64 歳，女性
　a：術前．法令線の皺が目立っている．
　b：脂肪の注入部位のマークを示す．
　c：最終の注入より 5 か月目の状態を示す．皺の改善が得られている．

入を行った．合計 3 回の注入により本人の満足が得られた(図 3-a, b)．

症例 4：64 歳，女性

法令線のたるみとしわの改善を希望して来院した．口内より脂肪の注入を行い，1 回目に各 4.5 m*l* の注入を行い，その 2 か月後に各 2.2 m*l* の追加注入を行った．さらに 3 か月後，右に 1.5 m*l*，左に 1.0 m*l* の追加注入を行い，本人の満足が得られた(図 4-a～c)．

症例 5：50 歳，女性

頬の陥凹が気になるとのことで来院した．1 回目に各 6 m*l* の脂肪注入を，もみあげ部位の頭髪内より行った．2 か月後に同様に各 4.5 m*l* の追加注入を行い，さらに 5 か月後に各 3.0 m*l* の追加注入を口内より行った(図 5-a, b)．

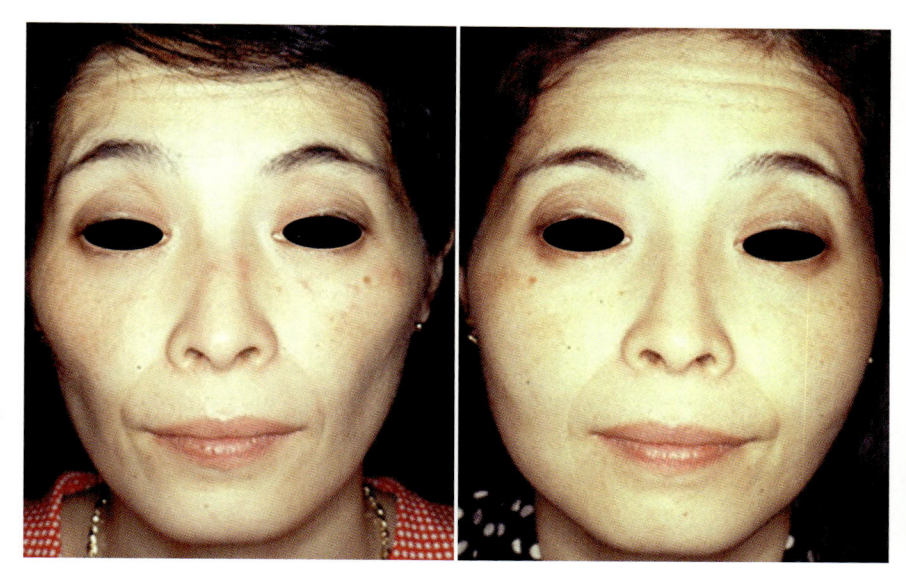

図 5.
症例 5：50 歳，女性
 a：術前．頰の陥凹が目立っている．
 b：合計 3 回の脂肪注入を行い，頰の陥凹の改善が得られた．最終注入より 4 か月後を示す．

絶対にしてはいけないこと

- 術後 3 週間は注入部位の安静が必要で，マッサージなどを禁止する[3]．
- 眼瞼や法令線であっても，脂肪注入による失明事故が起こり得る[4)5]．手術の際はエピネフリン入りのキシロカインなどで局所麻酔を行い，血管を収縮させた上で施術する．また先の細い鋭針を使用しないようにする．さらに注入に際しては，1 m*l* のシリンジなどの細い注射筒を使い，急に強い圧力がかかったりしないように内筒を押す手と反対側の指を内筒と外筒の間に入れて，ストッパーとして使い，注入カニューレや針を後退させながら少量ずつ注入するのが安全である．
- 太いカニューレを使って扇状にわずかの皮下剥離しかせずに注入を行うと，表面が波打ってしまうことがある．
- 皮膚表面に強い緊張がある状態まで注入をしたら，それ以上の注入をしてはならない．周囲への拡散や注入脂肪の壊死，融解を生じる結果となる．

参考文献

1) 高橋範夫：【レーザー・皮膚美容治療のコツ】脂肪注入による顔面の美容治療―効果と限界．形成外科．**56**：S118-S123，2013．
   Summary 脂肪注入の適応症例を知るのによい文献．
2) 吉村浩太郎ほか：【顔面輪郭形成術】顔面萎縮性疾患に対する注入術による再建．形成外科．**57**：377-385，2014．
   Summary 脂肪の採取方法とその取り扱いについての基本が記載されている．
3) 市田正成：【脂肪吸引法と脂肪注入法 II】顔面への脂肪注入法．形成外科．**51**：255-263，2008．
   Summary 脂肪注入の具体的な方法について，筆者とは異なる方法を述べている．
4) Coleman, S.：Avoidance of arterial occlusion from injection of soft tissue fillers. Aesthetic Surg J. **22**：555-557，2002．
   Summary 注入物による失明のメカニズムを明らかにしている．
5) Bellman, B.：Complication following suspected intra-arterial injection of Restylene. Aesthetic Surg J. **26**：304-305，2006．

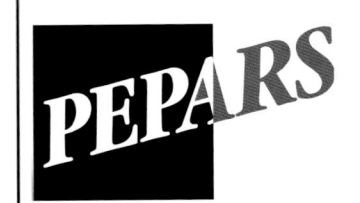

◆特集／美容外科・抗加齢医療—基本から最先端まで—
行為別
刺青の除去

清水祐紀[*1]　保阪善昭[*2]

Key Words：刺青（tattoo），レーザー（Laser），表皮移植（epidermal graft），ディスパーゼ（dispase），再移植（regraft）

Abstract　刺青の治療にはレーザー治療と切除治療があり，一般的にはレーザー治療の方が良いと受け止められている．レーザー治療は施術が楽である反面，多くの治療回数が必要であり，治療期間も長期になることが珍しくない．また，黒単色の刺青であれば根治可能であるが，多色の刺青には根治が期待できないことがある．瘢痕形成，脱色素斑を形成してしまうこともあり，一般に思われているほど楽な治療ではない．一方，手術は確実に短期間での治療を希望する患者には最適な方法である．小さな刺青であれば単純縫縮で済むが，大きくなると植皮が必要になり大がかりな治療になってしまう．植皮術では採皮する部位にも瘢痕が生じるため，大きな刺青では，切除した刺青から作成した表皮再移植法が有用であり，これを行っている．刺青の治療について，我々の行っている治療ストラテジーをもとに解説する．

はじめに

刺青はタトゥーとも言われ，近年若者を中心にファッション感覚で入れられていることが多くなってきているが，タトゥーに寛容な欧米と違い，日本では，プールや温泉などの公共の施設に入れないことが多いなど，反社会的なイメージが強く，就職を機に刺青除去を希望されて来院されるケースも多い．

刺青治療には大きく分けて，レーザー治療，手術治療があり，我々の行っている治療方針に基づいて，その治療方法を詳述する（図1）．

レーザー治療

刺青治療はQスイッチレーザーの開発により大きく変化した．1983年AndersonらによるSelective photothermolysisの概念[1]によって刺青の色素だけ消退させることができるようになり，瘢痕を作ることなく刺青が除去できるようになり，いまや，刺青治療のゴールドスタンダードとなっている．

現在，刺青治療に使用できるQスイッチレーザーは，ルビー（波長695 nm：照射時間20 nsec），アレキサンドライト（波長755 nm，照射時間50 nsec），Nd：YAG（波長532（半波長）/1064 nm：照射時間5〜10 nsec）があり（表1），若干Nd：YAGレーザーは効きが悪いとされている[2)3)]．しかし，Nd：YAGレーザーは深達度が一番深く，表皮のメラニンに吸収されにくいため，合併症が少なく良好な結果が得られるという報告もある[4]．黒色の刺青はどのレーザーでも効果的であるが，緑はアレキサンドライトレーザーが一番効果的であり，赤色はNd：YAGレーザーが効果があると言われているが，緑，赤色はともに難治性であり，特に赤色の刺青は最もレーザー治療が反応しにくい色である．

[*1] Yuki SHIMIZU，〒142-8666　東京都品川区旗の台1-5-8　昭和大学形成外科学教室，准教授
[*2] Yoshiaki HOSAKA，昭和大学形成外科学教室，名誉教授／〒165-8906　東京都中野区江古田3-15-2　総合東京病院形成外科・美容外科，センター長

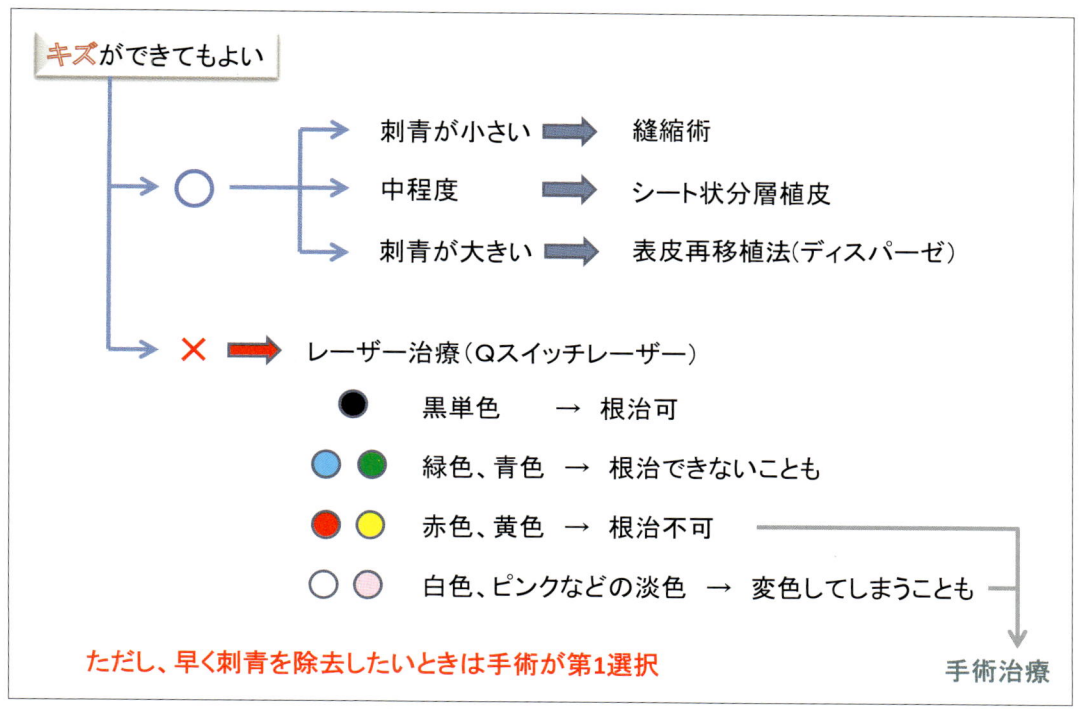

```
キズができてもよい
    │
    ├──→ 刺青が小さい    ⇒  縫縮術
    │    中程度          ⇒  シート状分層植皮
    │    刺青が大きい    ⇒  表皮再移植法(ディスパーゼ)
    │
    └──× ⇒ レーザー治療(Qスイッチレーザー)
              ● 黒単色       → 根治可
              ●● 緑色、青色  → 根治できないことも
              ●● 赤色、黄色  → 根治不可 ────┐
              ○○ 白色、ピンクなどの淡色 → 変色してしまうことも ─┤
                                                              ↓
ただし、早く刺青を除去したいときは手術が第1選択           手術治療
```

図 1. 我々の刺青治療ストラテジー

表 1. Qスイッチレーザーの種類と効果

Qスイッチレーザー	波長(nm)	照射パルス幅(ns)	効果的な刺青の色
Nd:YAG(半波長)	532	5~10	赤
ルビー	694	20	黒,青,緑
アレキサンドライト	755	50	黒,青,緑
Nd:YAG	1064	5~10	黒,青

　近年,ピコ秒レベルのレーザー治療器が開発され刺青治療において,より効果的であると言われ,本邦でもすでに数台(2014年時点)導入されていると言われている.Qスイッチレーザーに比べ,治療回数も少なく,今まで効果が出にくかった,青,緑色の刺青にも効果的であると言われているが,赤色には効果が出にくい[5].

1. 治療の実際

　我々の施設で行っているQスイッチルビーレーザーの治療について述べる.使用している機器はNIIC社製,model IB101のQスイッチルビーレーザーである.刺青のレーザー治療は痛みが強いことが多く,エムラクリームやリドカインクリームなどの表面麻酔を行ってから施行する.それでも疼痛が強い時は,局所麻酔などで施術することもあるが,氷などでクーリングしながら行うと我慢させられることが多い.照射出力は6Jを基本で行っている.照射後,抗生物質含有軟膏を塗布し,ガーゼで創面を保護するようにしている.レーザー後,痂皮が形成されるが,なるべくこの痂皮ははがさずに温存する方が,術後色素沈着を生じないような印象である.刺青に対するレーザー治療は10数回必要なことが多く,最低1か月間隔で照射可能であるが,術後色素沈着が生じている時に施術すると不可逆性の色素脱失斑を生じる危険性があるため,色素沈着の消退を待ってから施術する.この治療間隔は長いほど合併症の発生は少なくなるが,我々は3か月に1回の頻度で照射している.

　治療回数について眉毛のアートメイクは2~3

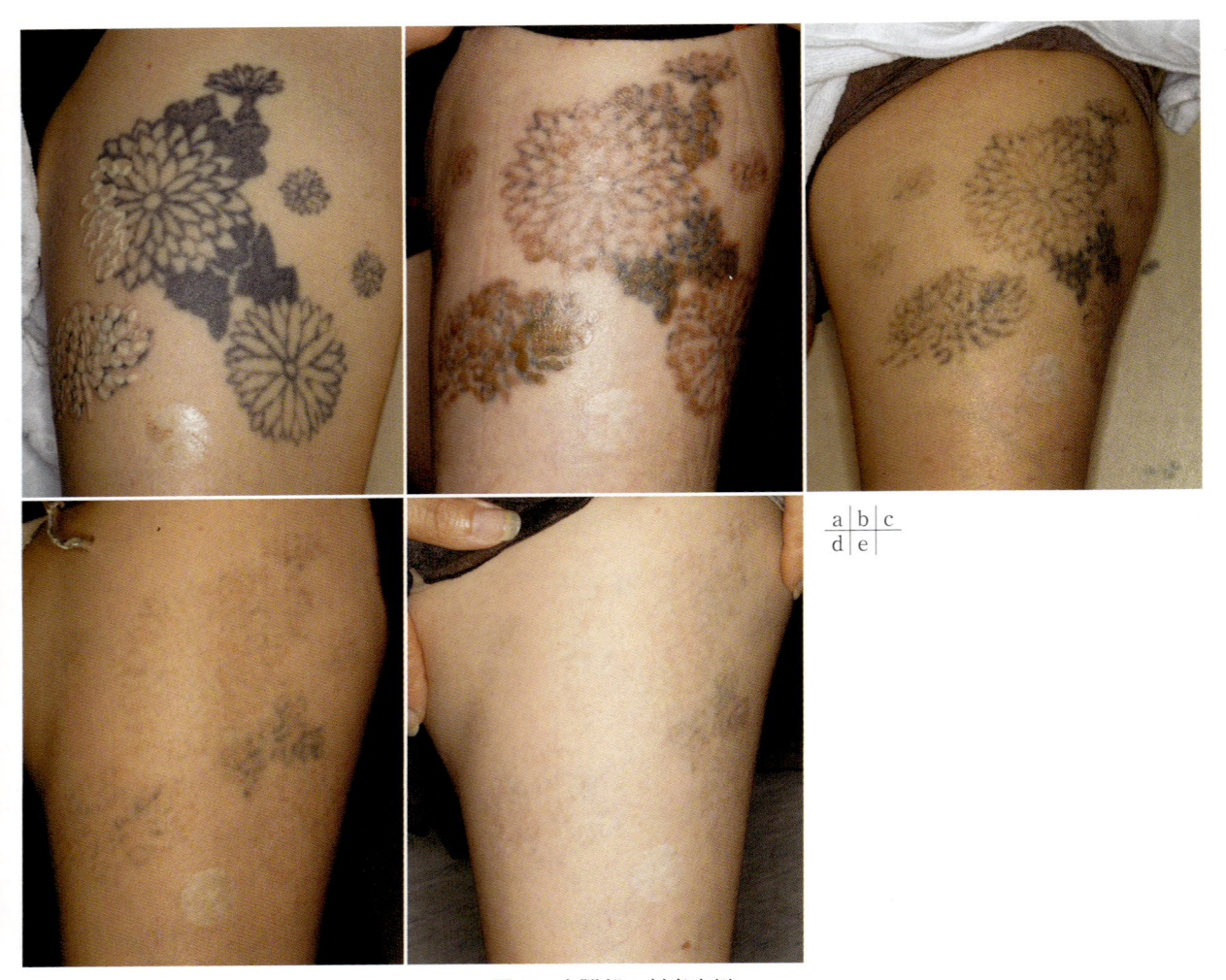

図 2. 大腿部の刺青症例
a：初回治療中の写真．照射直後のホワイトニングの状態でレーザー出力の調整を行っている．6 J で照射し，ホワイトニングの状況から十分な反応が得られているのがわかる．下中央の丸い瘢痕は刺青の削皮治療後の瘢痕である（他医での治療）．
b：照射後 1 か月．後炎症性の色素沈着が認められる．
c：照射後 9 か月．1 回の治療で極めて良好な結果が得られている．このような症例では治療回数が少なくて済むと予想される．
d：レーザ治療 3 回後 1 年．色素が残っているところのみレーザー照射を行っている．
e：同様の照射を繰り返し，計 5 回照射後 6 か月，ほぼ消褪している．

回で終わることが多いが，装飾用刺青では 10 回以上レーザー照射が必要なことが多い（図 2，3）．

2．合併症

刺青のレーザー治療で最も注意しなければならない合併症は色素の変色である．これは，アートメイクのような肌色，白色，ピンク色などで生じやすい[6]．白色や淡色の色素はチタンでできていることが多く，レーザー光線の作用により緑色に変色してしまい，難治性の刺青になってしまう．もともと薄い色の刺青が濃くなってしまうので患者のクレームも計り知れない．このようになってしまった刺青は切除かアブレージョンを行う方が望ましい[7]．その他，色素沈着，脱色素斑，瘢痕などの合併症があるが，治療回数を制限し，適切な治療間隔で治療を行えば生じにくい（図 4）．

3．レーザー難治性の刺青

刺青のレーザー治療のメカニズムは，レーザー光が色素に吸収され，光音響ショックにより破壊

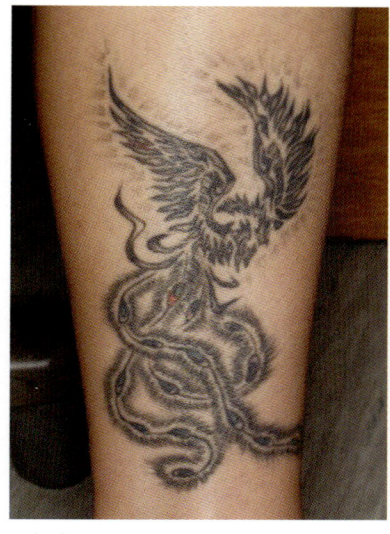

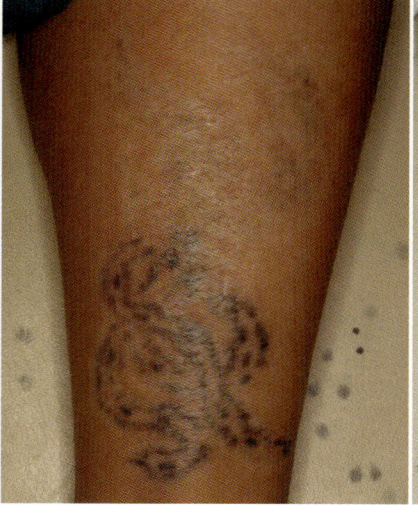

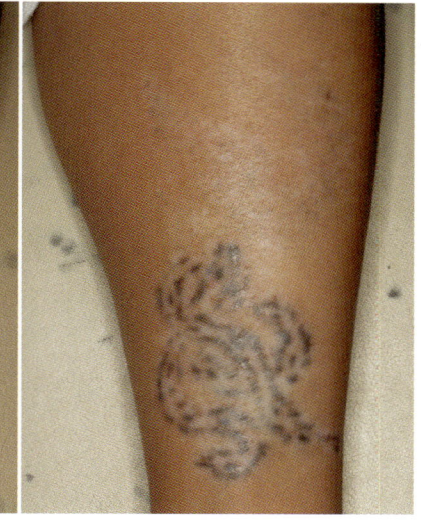

a|b|c

図 3. 下腿の刺青
　a：治療前．黒の他に緑，赤が混在している．
　b：初回から 2 回目までは出力 10 J で照射．その後は出力 6 J で照射を行い（治療間隔は 3 か月），7 回照射後 3 か月．上方はほぼ消褪した．この後は色素が残っている下方部分のみにレーザー照射を 6 J で 3 か月毎に行っていった．
　c：計 15 回照射後 3 か月．b の写真と比較してほとんど変化がない．緑はこのようにレーザー治療に抵抗性なことが多い．

a|b

図 4.
背部の黒単色の刺青のレーザー治療例
早く消したいという希望に応えて，試験照射で最も反応の良かった 10 J で照射することにした．4 回目までは月 1 回 10 J で照射．反応が良く，かなり消退したので，その後は 3 か月毎に出力 6 J で照射し，7 回終了後 6 か月が経過した状態（b）
色素は消えきれてなく，かつ脱色素斑も生じている．瘢痕形成はないが，間隔を短くレーザー治療を繰り返すと合併症が生じやすい．

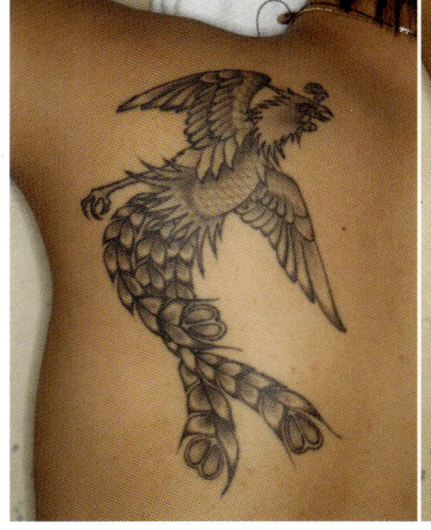

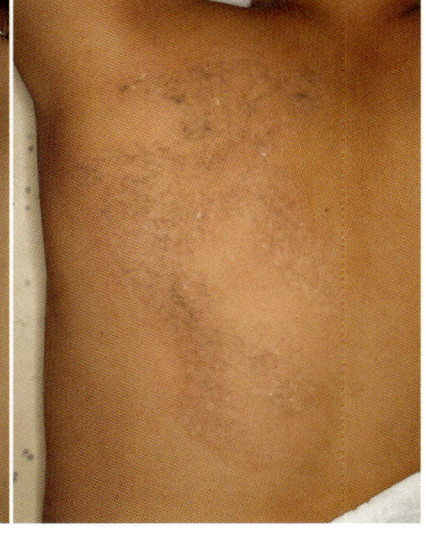

されることにある．したがって，レーザー光を吸収しない色は無反応である[8]．黄色の刺青は 480 nm の光を吸収する．その帯域のレーザー治療器が存在しないため，最も難治性の刺青である[9]（図 5）．

手術治療

　手術は刺青を切除したのちの皮膚欠損創を何らかの方法でカバーすることである．したがって，縫縮可能な大きさであれば縫縮，縫縮不可能であれば植皮という手段が考えられる治療である．

　1．縫縮術
　　A．単純縫縮術
　刺青が小さい時にはとても有効な方法である．
　　B．連続縫縮術
　刺青が比較的広く，周囲皮膚に余裕がある時に適応がある．特殊な方法としてティシュエキス

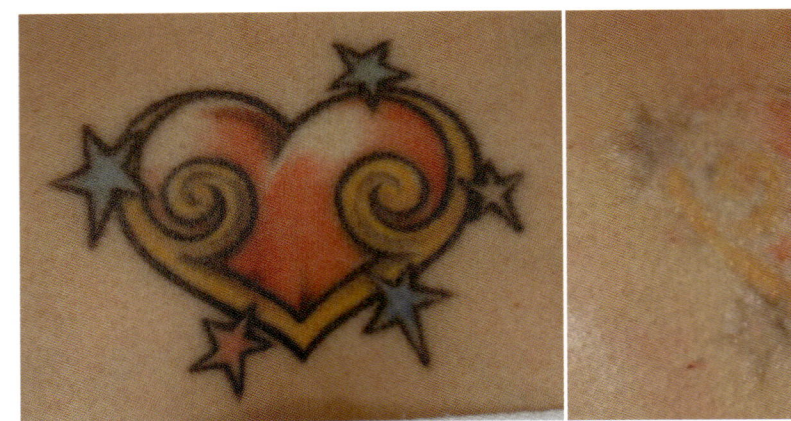

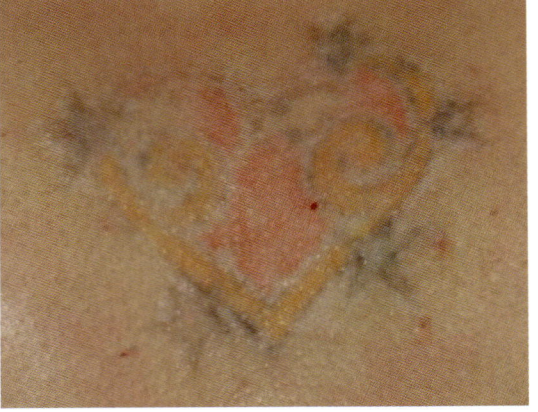

図 5. 前胸部のカラフルな刺青症例　　　　　　　　　　　　　　　　　　　a｜b
Q スイッチルビーレーザー 6 J で 3 か月毎に 7 回照射後 3 か月の状態（b）. 黒が一番効果的で次に青. 赤は若干薄くなっているが黄色はほとんど効果が出ていない.

パンダーを使う方法があるが, 手術が 2 回にわたりエキスパンド中の状況が患者に好まれないため, 刺青治療においては適応になりにくい.

2. 植皮術

縫縮不可能な刺青に対して一般的に行われる方法である.

A. 刺青の切除

植皮を前提として刺青を切除することが大切である. すなわち, できるだけ真皮層を温存しつつ, かつ刺青は完全に切除し, 均一な母床を作成することである. 近年, 分層採皮は電動ダーマトームで行われることが多いが, これを利用すると均一に皮膚を削皮しやすく, とても有用な方法である. 我々は Zimmer 社製の電動ダーマトームを使用しているが, これを使って 15/1,000 インチで削皮し刺青を切除し, 残存した色素があればフリーハンドダーマトームや剪刀などで細かく切除している.

B. 移植する皮膚の採取

移植をする皮膚も, 大腿部などの皮膚を分層で採取する方法と, 自家培養表皮や切除した皮膚を再利用する表皮移植法がある. このうち, 自家培養表皮には患者自身の皮膚から製造する移植用の表皮細胞シートであるジェイスという商品もあるが[10], 熱傷の治療に限定されていて刺青には使えない. 刺青治療に自家培養表皮を使用した治療も報告されているが[11], 特殊な設備が必要であり一般的ではない.

我々は, 採皮片 1 枚分の大きさなら通常の分層植皮, それ以上の大きさには切除した刺青の皮膚を再利用する方法を用いている.

1）分層植皮

刺青の大きさがダーマトームで採皮する 1 枚分の大きさまでであれば, 自家分層植皮を行っている. 採皮部にも瘢痕が形成されるが, 薄めで採皮すればあまり目立たないこと, また, 移植部も他の方法に比べきれいなため, この方法を行っている. 採皮は大腿部から行うことが多いが, 女性などで大腿部に瘢痕ができることを望まない時には殿部より採取する. ダーマトームで 10/1,000 インチで薄く採皮する. できるだけシートで移植し, タイオーバー固定をしている. この時縫縮できるところはできるだけ縫縮し植皮する面積を少なくしている（図 6）. 肩などの関節部で, 通院で手術を行う時は網状植皮にする方が植皮片の生着する確実性が高い（図 7）.

2）表皮再移植法

表皮細胞浮遊液作成キット（ReCell®）による表皮細胞移植法もあるが[12], 細胞浮遊液を散布する方法であり, 処理は短時間で行えるが, 術後のドレッシングが難しいのと, 術後上皮化までに時間がかかることが多く, また肥厚性瘢痕になることが多かったため, 現在はシートで表皮移植ができるディスパーゼ処理による方法を行っている[13].

ディスパーゼは合同酒精製の DISPASE® I を

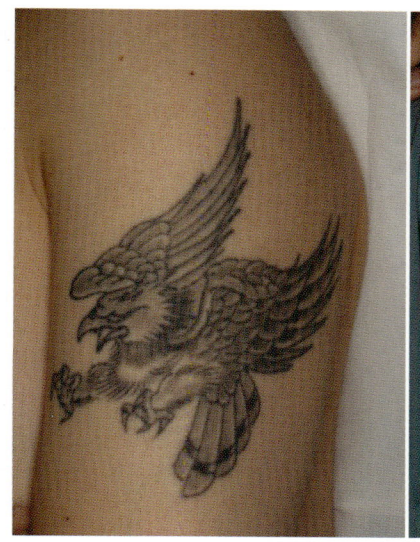

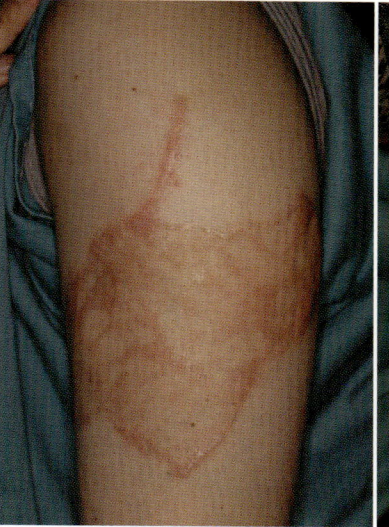

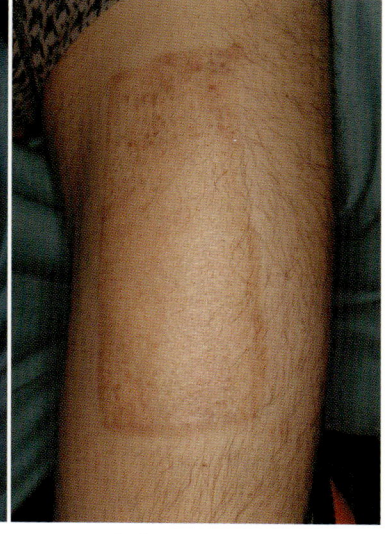

a．術前　　　　　　　　　　b．術後 10 か月　　　　　　　c．術後 10 か月の採皮部

図 6．上腕の刺青症例
刺青切除後上部は縫縮し，その他の部位に大腿からの分層植皮をシートで行った．術後 10 か月，採皮部の瘢痕はさほど目立たない．

a|b

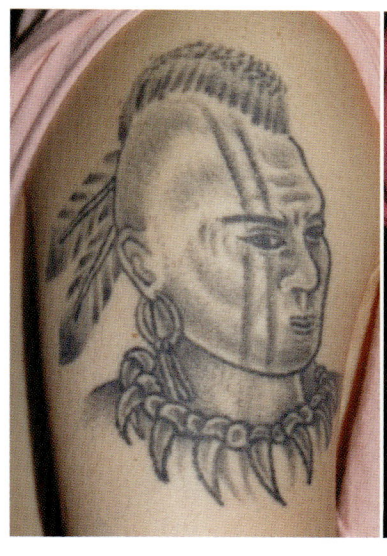

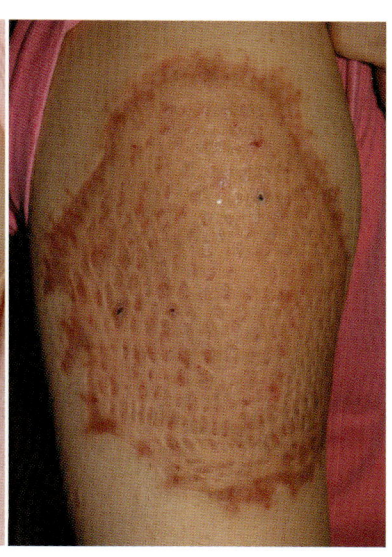

図 7．
刺青切除後大腿部からの分層網状植皮を施行
b：術後 4 か月
（山田雅道先生ご提供）

使用している．ディスパーゼ 1 A を乳酸リンゲル液 10 ml で溶解し 1,000 PU/ml の溶液を作成する．先に 10/1,000 インチで削皮し（ディスパーゼ処理のためには薄い方が良いので，この厚さで削皮する），採取していた刺青の皮膚をディスパーゼをしみこませたガーゼでロールケーキのようにくるくると巻いて滅菌コンドームの中に入れ，残ったディスパーゼ液をコンドーム内に入れ，空気を排除してコンドームの口を縛り密閉する．こ

れを，あらかじめ 37℃に温めておいた孵卵器に入れ 30 分毎に軽く揉む．90 分ほどで表皮が分離できるのでコンドームより取り出して状態を観察する．分離できなさそうであれば再びディスパーゼの工程を行い 30 分毎にチェックする．分離できそうであれば生理食塩液で洗い，シリコンガーゼの上に角層を下に，真皮側を上に敷き，生理食塩液を満たしたパットの中に入れ，真皮を分離する．このシリコンガーゼに表皮シートを乗せたまま裏

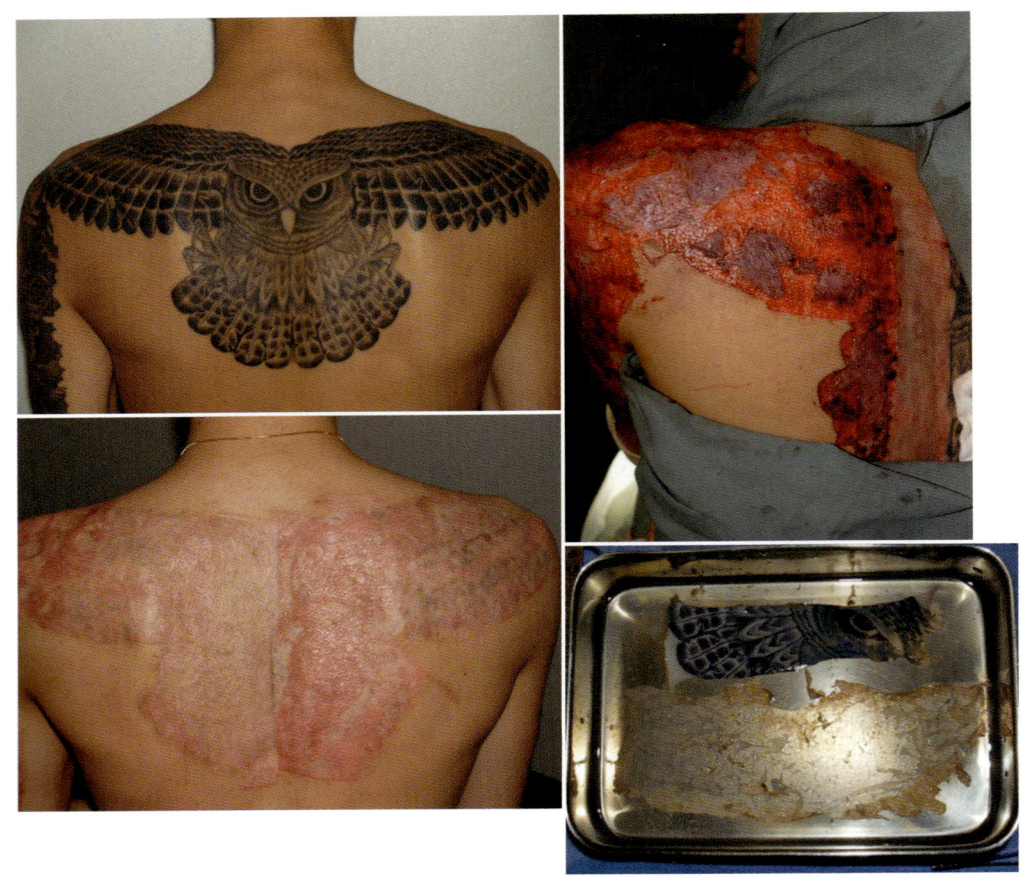

図 8. ディスパーゼを利用して切除した刺青皮膚の表皮を再移植した例
3 回に分けて手術をした.
 a：術前
 b：術後．中央の細長く創が一番安定している部位が初回手術部で術後 9 か月，
   左側術後 6 か月，右側術後 3 か月．初回手術時のようにシート 1 枚分の切除を
   行っていくのが良いと思われた．
 c：2 回目術中．ディスパーゼ処理された皮膚をのせたところ
 d：生食トレイの中で表皮を分離した．
（山田雅道先生ご提供）

a	c
b	d

返し，シリコンシートを上にして，移植床の上に敷きシリコンガーゼを皮膚に縫着し，移植片がずれないようにする．分離に要する時間は 90 分以上と長いが，この間を利用して残存した色素を丁寧に，真皮を残しながら切除する．真皮を残すということがこの手技で最も大切なことである．なぜならば，ここで作成された表皮は通常の植皮と異なり，移植片と移植床の間で基底膜が形成されることにより生着する．すなわち，原理的に真皮には生着するが，筋膜上や脂肪層にはほとんど生着が期待できないからである．よって，皮下組織が露出してしまった時は縫縮する必要がある．術後，軟膏を塗布しガーゼ，化繊綿で軽く圧迫固定を行う．初回ガーゼ交換は術後 4 日目頃に行うが，シリコンガーゼはそのままで上のガーゼのみ交換する．術後 7 日目にはシリコンガーゼを剝がしても構わないが，創部に付着している時には無理に剝がさず，自然に剝がれるのを待つ方が良い（図 8）．

3．皮膚剝削術

ダーマトームで削皮したり，CO_2 レーザーなどで蒸散させる方法[14]，これらを組み合わせた方法[15]があるが，術後の疼痛が著しく，上皮化まで時間がかかり，かつ術後の肥厚性瘢痕が著しく整容的にも，機能的にも劣るため我々は行っていない．

まとめ

我々は刺青の治療を図 1 のごとく行っている.レーザー治療は施術が楽であるが,多くの治療回数が必要であり,治療期間も長期にわたることが珍しくない.また,黒単色の刺青であれば根治可能であるが,多色の刺青には根治が期待できない.瘢痕形成,脱色素斑を形成してしまうこともあり,一般に思われているほどの効果が期待できないことを患者に認識させる必要がある.一方,手術は確実に短期間での治療を希望する患者には最適な方法であるが,術後の瘢痕の問題もありそれぞれ一長一短がある.インフォームドコンセントをしっかりと行い,患者を納得させたうえで治療を行う必要がある.

稿を終えるにあたり,資料を提供していただいた,みやび形成外科(東京都品川区東五反田 2-3-2)山田雅道院長に深謝いたします.

参考文献

1) Anderson, R. R., et al.:Selective photothermolysis:precise microsurgery by selective absorption of pulsed radiation. Science. **220**:524-527, 1983.
2) Levine, V. J., et al.:Tattoo removal with the Q-switched ruby laser and the Q-switched Nd:YAG laser:a comparative study. Cutis. **55**:291-296, 1995.
3) Leuenberger, M. L., et al.:Comparison of the Q-switched alexandrite, Nd:YAG, and ruby lasers in treating blue-black tattoos. Dermatol Surg. **25**:10-14, 1999.
4) 鈴木晴恵:深在性色素性病変に対するレーザー治療.日レ医誌.**31**(1):30-35, 2010.
5) Brauer, J. A., et al.:Successful and rapid treatment of blue and green tattoo pigment with a novel picosecond laser. Arch Dermatol. **148**(7):820-823, 2012.
6) Chang, S. E., et al.:Areolar cosmetic tattoo ink darkening:a complication of Q-switched alexandrite laser treatment. Dermatol Surg. **28**:95-96, 2002.
7) 葛西健一郎:【レーザー・皮膚美容治療のコツ】レーザー治療の合併症と対策.形成外科.**56**(増刊号):S46-S53, 2013.
8) Bäumler, W., et al.:Q-switch laser and tattoo pigments:first results of the chemical and photophysical analysis of 41 compounds. Lasers Surg Med. **26**:13-21, 2000.
9) Adatto, M. A., et al.:Tattoo removal. Curr Probl Dermatol. **42**:97-110, 2011.
10) 井家益和:自家培養表皮ジェイスを用いた熱傷治療.創傷.**5**(3):118-123, 2014.
11) 松崎恭一ほか:培養表皮移植による広範囲刺青の治療経験.日形会誌.**14**(8):513-518, 1994.
12) 加王文祥ほか:自家表皮細胞浮遊液による表皮細胞移植を用いた刺青除去・熱傷・白斑治療とその長期経過.日美外報.**30**(4):187-197, 2008.
13) 若松信吾ほか:表皮層再移植による刺青除去術.日美外報.**13**(2):81-88, 1991.
14) 山本光宏ほか:炭酸ガスレーザーによる広範囲刺青治療.日美外報.**32**(2):70-76, 2010.
15) 松本敏明:【レーザー・皮膚美容治療のコツ】装飾性刺青のレーザー治療―適応と限界―.形成外科.**56**(増刊号):S41-S45, 2013.

◆特集／美容外科・抗加齢医療―基本から最先端まで―

材料別 フィラー（注入剤）

征矢野進一*

Key Words：フィラー(filler)，注入(injection)，禁忌(taboo)，適応(indication)，注意点(instruction)

Abstract 注入材料として現在用いられているものは主にヒアルロン酸製剤が多く，それ以外ではコラーゲン製剤，ハイドロキシアパタイト製剤，ボツリヌストキシン製剤，多血小板血漿，ポリカプロラクトン製剤などがある．

コラーゲン製剤の特徴として，自然な仕上がりが期待できる．欠点として事前に4週間の皮内テストの経過観察が必要で，すぐに治療に使用できないことである．

ヒアルロン酸製剤はタンパク質ではないのでアレルギー反応の心配は原則ないが真皮深層に用いるべきで，浅層に注入するとTyndall effect(青く膨らんだような変化)を起こすことがある．

ハイドロキシアパタイト製剤，ボツリヌストキシン製剤，多血小板血漿，ポリカプロラクトン製剤などの製剤も，その性質を十分知って用いないと大きな副作用が起きることがある．

はじめに

フィラー(針を用いる注入剤)による治療は，表皮から骨膜までの間の軟部組織に注入剤の充填を行うことによりなされる．数十年以上前までは様々な異物が使われていたが，近年では吸収性の注入剤が主に使用されている．本人の脂肪や血液を利用した方法以外では1977年よりウシ由来コラーゲン製剤(図1)が米国で臨床応用が開始され30年以上経過している．それ以降ヒト由来やブタ由来コラーゲン製剤，ヒアルロン酸製剤(図2)，ハイドロキシアパタイト製剤，ボツリヌストキシン製剤，bFGF添加あるいは無添加多血小板血漿，ポリカプロラクトン製剤などが臨床応用されてきている．

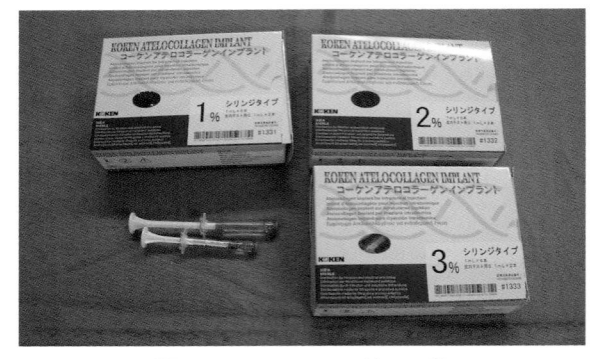

図1．アテロコラーゲン3種
1箱に6本入りの1，2，3％のウシ由来コラーゲン製剤である．

適応の選別

1．患者の体質による選別

ウシ由来やブタ由来コラーゲン製剤を用いる時は必ず皮内テストが必要になる．3％の患者に陽性反応を起こすためである．4週間のテストの経過観察を要する．他の製剤に関しては特にアレルギー反応を心配することはないが，稀に製剤に対

---

* Shinichi SOYANO, 〒101-0044 東京都千代田区鍛冶町2-7-2-7F 神田美容外科形成外科医院，院長

する反応を起こすことがあるので，治療後も経過を十分みておく必要がある．

2．患部の状態による選別

患部が薄い皮膚の部位の細かい皺か，厚い皮膚の部位かで用いる製剤の種類や注入深度が異なってくる．原則として薄い皮膚には真皮浅層に低濃度コラーゲン製剤や低架橋ヒアルロン酸製剤，無添加多血小板血漿などを用いる．厚い皮膚には高濃度コラーゲン製剤や高架橋ヒアルロン酸製剤，ハイドロキシアパタイト製剤などを用いる．

また陥凹が大きいか小さいかでも異なる．陥凹の直径が大きく(例えば数cm以上)，深い部位には自己脂肪やbFGF添加多血小板血漿，ポリカプロラクトン製剤などを用いて効率の良い治療を行う．注入部位の組織の硬さによりそれぞれの製剤を使い分ける必要がある．また陥凹の直径が小さい場合は高濃度コラーゲン製剤や高架橋ヒアルロン酸製剤，ハイドロキシアパタイト製剤などを用いて正確な注入を行う．水痘後陥凹や瘢痕性陥凹に対しては注入すると硬い周辺組織が盛り上がってみえることがある．その場合には更に硬く凸になった部位を削らないと十分な改善を認められないこともある．

皺の種類として，表情に伴うものかどうかでも治療法が異なる．顔面の表情をリラックスした状態では見えない皺も，ある表情で皺がはっきりすることがある．この場合は表情筋の運動を制止させる作用のあるボツリヌストキシン製剤を用いる必要がある．

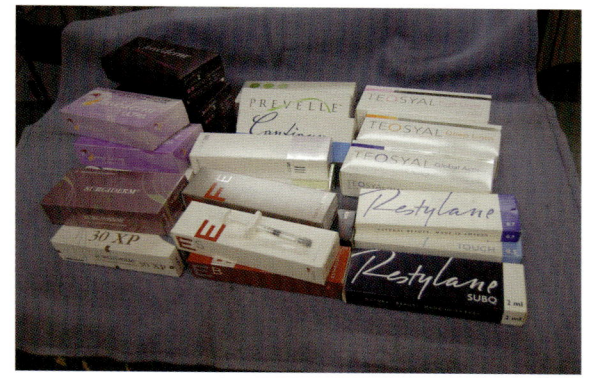

図 2．ヒアルロン酸製剤各種
様々なヒアルロン酸製剤を箱入りの状態で並べた．

典型的手技と私の工夫

詳細の注入手技は各注入材料により異なるが，基本的には針やカニューレで患部に注入することである．患部の洗顔や消毒の後で，座位で注入部位のデザインを行い，麻酔を行う[7]．外用麻酔薬を用いることが多いが，神経ブロックを行うこともある．これが第一の工夫であり，疼痛緩和が非常に大切である．疼痛があると体動が起こり，精密

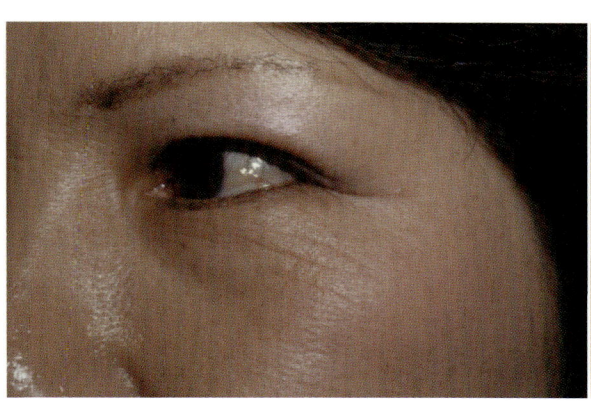

図 3．目尻，下眼瞼の皺の症例
a：治療前．下眼瞼側にはアテロコラーゲンインプラント®2%を注入し，目尻側にはZyderm®1を注入した．
b：治療後．皺の改善をみる．

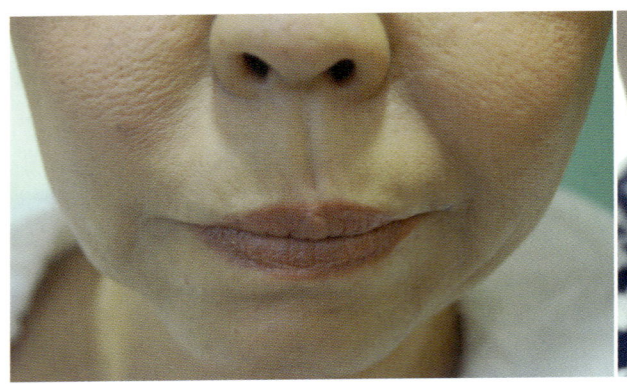

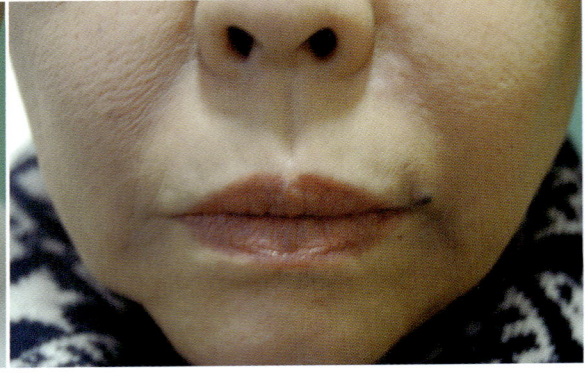

図 4. 鼻唇溝にヒアルロン酸製剤を注入したが，まだ陥凹が目立っていた症例
　a：ハイドロキシアパタイト製剤の注入前
　b：治療後．深い鼻唇溝が目立たなくなった．

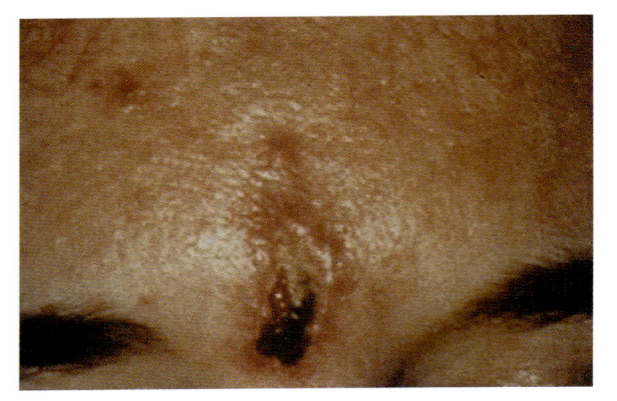

図 5. 眉間にコラーゲン製剤を注入して壊死を起こした症例（コラーゲン社提供）

に注入ができなくなるからである．また次のタッチアップや治療に対して消極的にならずに済む．
　次に針のサイズも各種あり可能な限り注入できる細いサイズを用いることも大切な工夫である[8]．真皮より深層への注入では，出血が少なくなるように，先端が鈍の針を用いることもある．
　浅層への注入は針先のカット面を下に向ける．図 3 では目尻にコラーゲン製剤を 30 G の針を用いて真皮浅層に注入し，下眼瞼側の部分には低濃度のコラーゲン製剤を用いている．注入直後に少し白くなり，30 秒以内に元の色に回復する程度が適正な深さと圧力である．
　陥凹の修復のために皮下に注入する場合は，患部の状態を確認して目的とする部位にゆっくり注入する．注入された部位の形態を確認して，徐々にその形を整える．
　図 4 は鼻唇溝の皺の治療症例であるが，このように皮膚が厚く，皺が深い場合は高濃度のコラーゲン製剤や高架橋のヒアルロン酸製剤またはハイドロキシアパタイト製剤などを用いている．この症例は最初にヒアルロン酸製剤を注入したが，なかなか効果が上がらないためハイドロキシアパタイト製剤を注入した．
　他の工夫としては，低濃度や低架橋のものを主に最初に使用して，患部の反応をみながら高濃度や高架橋のものを使ってゆくことが大切である．

絶対やってはいけないこと

1．アレルギー反応を起こす薬剤を使用しないこと

　特にウシ由来コラーゲン製剤で発生する率が高く，3％の患者が陽性反応を呈する．事前に皮内テストを実施することが条件であるが，ここで発赤と腫脹などが観察されたら陽性と判定する．このような患者には注入を避けるべきである．注入すると 1 年前後患部の発赤と腫脹などが続き，外見が不自然になる．他の製品でもアレルギー反応を起こすことが知られているので，不安に思ったら皮内テストを実施すべきである．

2．血管内への注入を避けること

　特に動脈内に注入すると，その流域部分の壊死を起こすことがある（図 5）．鋭針でやや深めに注入する時に起こりやすい．カニューレでも稀に動脈内に注入して，壊死を起こしたことが報告されている．眉間部，下眼瞼の深部，鼻唇溝の鼻翼基部が動脈内への注入が起こりやすい部位である．

それぞれ眉間から前頭部の皮膚壊死，失明，鼻翼の壊死などを結果として起こすことがある．動脈内への注入の兆候としては，動脈流域の皮膚の突然の白さの出現や，注入部位の疼痛がある．

対策としては，あまり深部に注入しないことや，注入をゆっくり行い患部の状態を確認することが大切である．また針の急速な移動も避けた方が良い．カニューレでも患部への刺入速度が早いと脈管に刺さりやすい．刺入もゆっくり行うべきである．

3．過剰な投与を避けること

患者が希望する程度を超えて注入すると，患部以外の部分の隆起やまた患部が異常に膨らむことがあるので避けることが大切である．注入とは針で組織にブラインドで製剤を挿入することである．そのため組織に入る製剤がどの部位に存在するか正確にはわからない．注入してしまってからは，それを取り出すことは原則としてできない．例外としてヒアルロン酸製剤の場合は分解酵素が存在し，元に戻すことができる．

4．非吸収性物質を用いることを避ける

摘出できる範囲では使用も可能であるが，通常は次第に拡散していきトラブルの原因となることが多い．数年から数十年経過して潰瘍や隆起，壊死などを引き起こすことがあるため，筆者は原則として注入するための製剤として非吸収性物質を用いることは推奨しない．

文 献

1) 征矢野進一：コラーゲン注入療法の適応と実際．形成外科．**43**：S213-S218，2000．
   Summary ウシ由来コラーゲン製剤を実際の治療に用いる際の注意点や適応を報告．

2) 征矢野進一，菅原康志：ヒアルロン酸を用いた皺の治療経験．日美外報．**22**：1-7, 2000．
   Summary Q-med 社の Restylane® を用いて皺の治療を行った．その治療経験の報告．

3) 衣笠哲雄：【注入剤による治療 実践マニュアル】外形を変える治療：ハイドロキシアパタイト製剤による隆鼻術，隆顎術，しわの治療．MB Derma. **168**：43-48, 2010．
   Summary ハイドロキシアパタイト製剤を用いて鼻や顎の隆起を作成し，皺に対する治療を説明している．

4) 白壁征夫ほか：【注入剤による治療 実践マニュアル】しわの治療：ボツリヌス毒素の使用．MB Derma. **168**：13-19, 2010．
   Summary 美容目的でのボツリヌストキシン製剤の使用法を具体的に解説．眉間への注射部位を図示．

5) 松田秀則：【口周辺の美容医療】口周囲の老化皮膚改善のための PRP 注入療法．形成外科．**55**：1293-1301，2012．
   Summary PRP（自己多血小板血漿）の治療法を具体的に詳しく解説．臨床結果も提示している．

6) 市田正成：【シワ・たるみも治してみませんか？】シワ・たるみに対する脂肪注入療法．Visual Dermatology. **6**(4)：356-357, 2007．
   Summary 脂肪注入の実際を簡潔に説明．

7) 池田欣生，森川一彦：【フィラーの正しい使い方と合併症への対応】ポリカプロラクトンの安全な使用法．PEPARS. **81**：74-79, 2013．
   Summary ポリカプロラクトンの説明と実際の使用法を解説．

8) 征矢野進一：【切開とアプローチの基本戦略】局所麻酔法．PEPARS. **23**：1-4, 2008．
   Summary 外用麻酔薬の種類と神経ブロックの応用方法を記載．

9) 征矢野進一：内径が太く外径の細い針の使用経験．日美外報．**33**：162, 2011．
   Summary 33 G，34 G の外径が細い針の使用経験を報告．

10) 高柳 進：【注入剤による治療 実践マニュアル】注入剤による治療―総論―．MB Derma. **168**：1-7, 2010．
    Summary 各種注入剤の説明や非吸収性物質による副作用の症例を図示している．

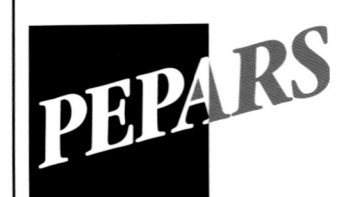

◆特集／美容外科・抗加齢医療—基本から最先端まで—

材料別
ボツリヌストキシン

新橋　武[*1]　淺岡匠子[*2]

Key Words：ボツリヌストキシン A(botulinum toxin A)，機能的治療(functional treatment)，形態的治療(contouring treatment)，スキンリジュビネーション治療(skin rejuvenation treatment)，ボトックスリフト(Botox lift)，マイクロボトックス(Microbotox)

Abstract　ボツリヌストキシン治療は今や美容医療における代表的な非手術的治療の1つである．本邦でも2009年にボトックスビスタ®が「65歳未満の成人における眉間の表情皺」に対して厚生労働省の薬事承認を得ている．
　美容医療におけるボトックスビスタ®治療は，機能的治療，形態的治療，スキンリジュビネーション治療の3つに大別される．機能的治療には表情皺の治療，ガミースマイルやプラティスマバンドの治療，ボトックスリフトなどがある．特に表情皺の治療では，そのゴールは単に表情筋を麻痺させればよいのではなく，表情筋のアンバランスな動きをより自然でバランスのとれた動きにすることである．形態的治療としては咬筋に対する小顔治療や脚の部分痩せ治療がある．さらにスキンリジュビネーション治療は少量のボトックスを皮内注射してリジュビネーション効果を得ようとする治療である．

はじめに

近年の急速な高齢化に伴い，抗加齢美容医療はかつてないほどの広がりを見せている．

殊に最近の傾向として低侵襲の治療が好まれる状況にあることは周知の通りであるが，中でもボツリヌストキシン治療は今や代表的な非手術療法の1つであり，米国美容外科学会2013年の統計でも年間3,766,148例と非手術療法の第1位となっている[1]．

現在商品化されている主なボツリヌストキシンA製剤はボトックス®(OnabotulinumtoxinA)(米国，Allergan社)，ディスポート®(AbobotulinumtoxinA)(英国，Ipsen社)，ゼオミン®(IncobotulinumtoxinA)(ドイツ，Merz社)，ニューロノックス®(韓国，Medytox社)などであるが，こ

表 1．美容医療でのボトックス治療

A．機能的治療
1）表情皺の改善
2）ガミースマイルの改善
3）プラティスマバンドの改善
4）Nefertiti lift(ボトックスリフト)
B．形態的治療
1）咬筋肥大→卵型フェイスライン
2）脚の部分痩せ
C．スキンリジュビネーション治療
マイクロボトックス(メソボトックス)による肌質の改善

のうち本邦で厚生労働省の薬事承認が得られているのはボトックス®のみである．美容領域においては2009年にボトックスビスタ®が「65歳未満の成人における眉間の表情皺」に対して厚生労働省の薬事承認を得ている．以下，本稿ではボトックスビスタ®による治療について述べる．

ボツリヌストキシン製剤の作用機序などの基礎的な詳細については成書[2]に譲るが，美容におけるボトックスビスタ®治療は，機能的治療，形態的治療，スキンリジュビネーション治療の3つに大

[*1] Takeshi SHIMBASHI，〒180-0004　武蔵野市吉祥寺本町2-1-7　吉祥寺DMビル3階　新橋形成外科クリニック，院長
[*2] Shoko ASAOKA，同

別される（表1）．このうち機能的治療の第一の適応は表情皺である．この場合，治療の目的は単に表情筋を麻痺させることのみにあるのではなく，表情筋のアンバランスな動きをより自然でバランスのとれた動きにすることによって若返り効果，美容的効果を得ることにある．この適応となる表情皺は前額部，眉間部，眼瞼部，口唇，頤など多岐にわたるが，現在眉間部以外はオフラベルの治療となる．

さらに表情皺以外の機能的治療としては，ガミースマイルやプラティスマバンドの治療，顔面の下制筋の働きを減弱させ拮抗筋，協調筋のバランスを調節することによってリフティング効果を得ようとするいわゆるボトックスリフト（Nefertiti lift）がある[3]．また形態的治療としては咬筋肥大に対する小顔治療や下腿筋に対する脚の部分痩せ治療[4]がある．これらはいずれも対象となる筋が弛緩することによる二次的な形態の変化を意図した治療であるが，あくまでも皮膚の弛緩がなく筋肉のボリュームがかなりある場合に限られる．さらにスキンリジュビネーション治療としては少量のボトックスビスタ®を皮内注射するいわゆるマイクロボトックス（メソボトックスと称されることも多い）がある[5]．

本稿ではボトックスビスタ®による代表的な機能的治療とスキンリジュビネーション治療の概略について述べる．

ボトックスビスタ®治療の基本的事項

1．希　釈

ボトックスビスタ®1バイアル中には50単位のボツリヌストキシンAが含まれている．筆者は基本的に1バイアルを1.25 mlの生理食塩水で希釈している．この場合，0.1 ml中のボトックスビスタ®は4単位となる．この濃度を使用するのは，濃度が薄いとボトックス®がより広範囲に拡散してしまう可能性があること，濃度が高い方が少ない注入量で済むので目的とする筋以外に作用が及ぶことによる副作用が少なく，作用時間も長くなるのが期待できるからである．

2．麻　酔

筆者は通常エラマックス（米国，Ferndale社）などの表面麻酔クリームを使用しているが，必要に応じて冷却も併用する．

3．消　毒

ボトックス®はアルコールで失活するので消毒にはノンアルコール製剤を使用する．

4．ポジション

座位で眼瞼下垂の有無や，表情筋を動かさない静的な状態での皺の状態をよく観察した上で，患者に繰り返し表情筋を動かしてもらい治療のターゲットとなる表情筋の状態を把握する．その後注射部位にマークして治療するが，治療中でも必要があれば何度でも表情を作ってもらう．そのためにも座位が望ましい．ただしマイクロボトックスの際には半仰臥位としている．

5．副作用について

通常美容医療で使用される場合には重篤な全身的な副作用は見られないが[6]，最近ボトックス®注射後に全身的なアレルギー反応を呈した症例が報告されている[7]．

機能的治療

1．表情皺の治療

表情皺の治療では原則としてできるだけ控えめの量で治療し，2週後に治療後の状態をチェックし，必要に応じて追加投与するのが安全である．

A．前額部の横皺

前額部は一見容易に見えるが実際には難しい部位である．

解　剖：対象となる表情筋は前頭筋で，唯一の眉毛挙上筋であり前額部に横皺を形成する．

適　応：眼瞼下垂がなく，眉毛を挙上しなければ皺は目立たないが，眉毛を挙上するとその動きに伴って皺がはっきりする例がよい適応となる．眉毛挙上時にできる横皺には，前額部全体に比較的均等に出現するタイプ，上方中心にみられるタイプ，下方に強くみられるタイプがあるが，下方

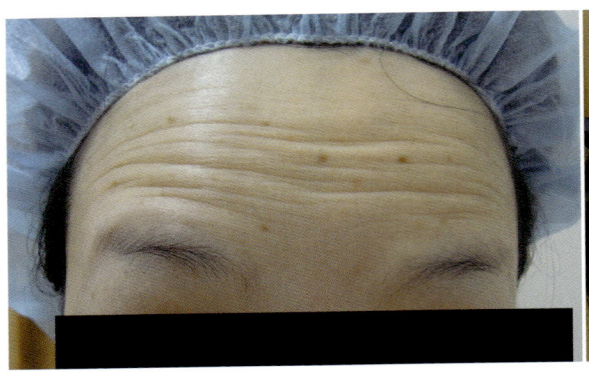

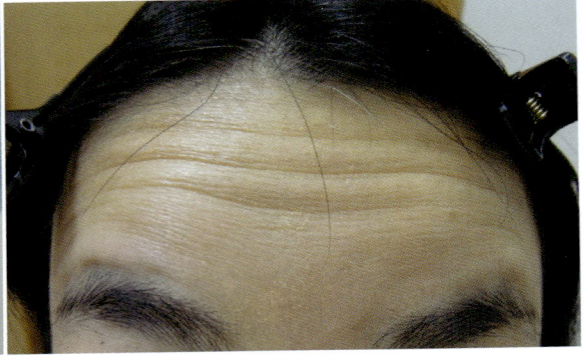

a．下方に皺が目立つ　　　　　　　　b．上方に皺が目立つ

図 1．前額部の皺

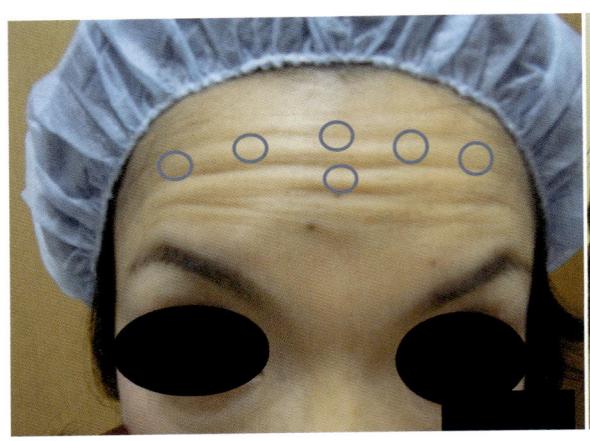

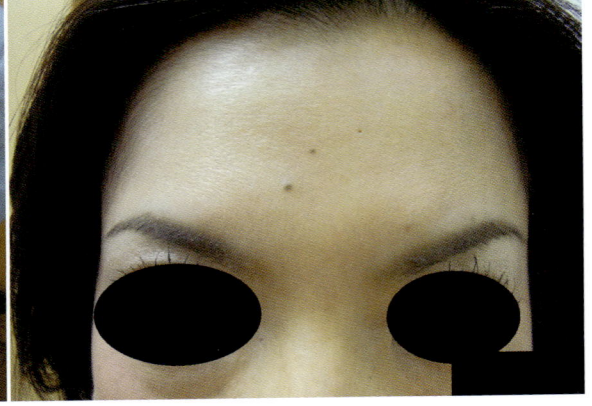

a．ボトックスビスタ®2単位ずつ6か所注射　　　　b．治療後2週

図 2．前額部皺の治療

に強くみられる場合には眉毛下垂をきたさないよう注意が必要である(図1).また,眉毛挙上時に左右差がないかどうか確認しておくことは大事である.

インフォームドコンセントの注意点：注射後眉毛の動きが悪くなり違和感が生じる可能性や上眼瞼のたるみが一時的に強くなるリスクなどについて十分な説明が必要である.特に40歳代後半から50歳代にかかる年齢層で,明らかな眼瞼下垂が見られなくても本人が上眼瞼の弛みを気にしているような場合には,治療後わずかでも弛み感が強くなったり,その結果二重の幅が狭くなったりするとクレームがでるので十分注意しなければならない.

基本手技：皺の状態に合わせ,4～6か所にボトックスビスタ®を2単位ずつ注射する.注射の深さは皮下直下から前頭筋浅層を目指す(図2).

私の工夫：厚い皮膚で皺のでき方も著明な例では,ボトックスビスタ®をやや深めに前頭筋内にしっかり注射した方が良い.しかし皮膚,筋肉ともに薄く,皺も浅いような例では皮内注射を基本とする.一般的に前額部での皮内注射は全ての場合に有用であり,効果が不十分であれば追加投与すればよく,前額部のボトックスビスタ®治療に十分習熟していない場合にも安全な注射手技である.また治療後に眉毛を挙上した際外側眉毛直上に小さな皺ができたり,眉毛挙上時の左右差が目立つことがある.このような場合にはボトックスビスタ®0.5～1単位を皮下に注射して調整する.
症例1は前額部と眉間の皺に対しボトックスビスタ®を注射した後に,眉毛挙上時に右上眼瞼に不自然な皺が生じた例である.治療前の状態を見る

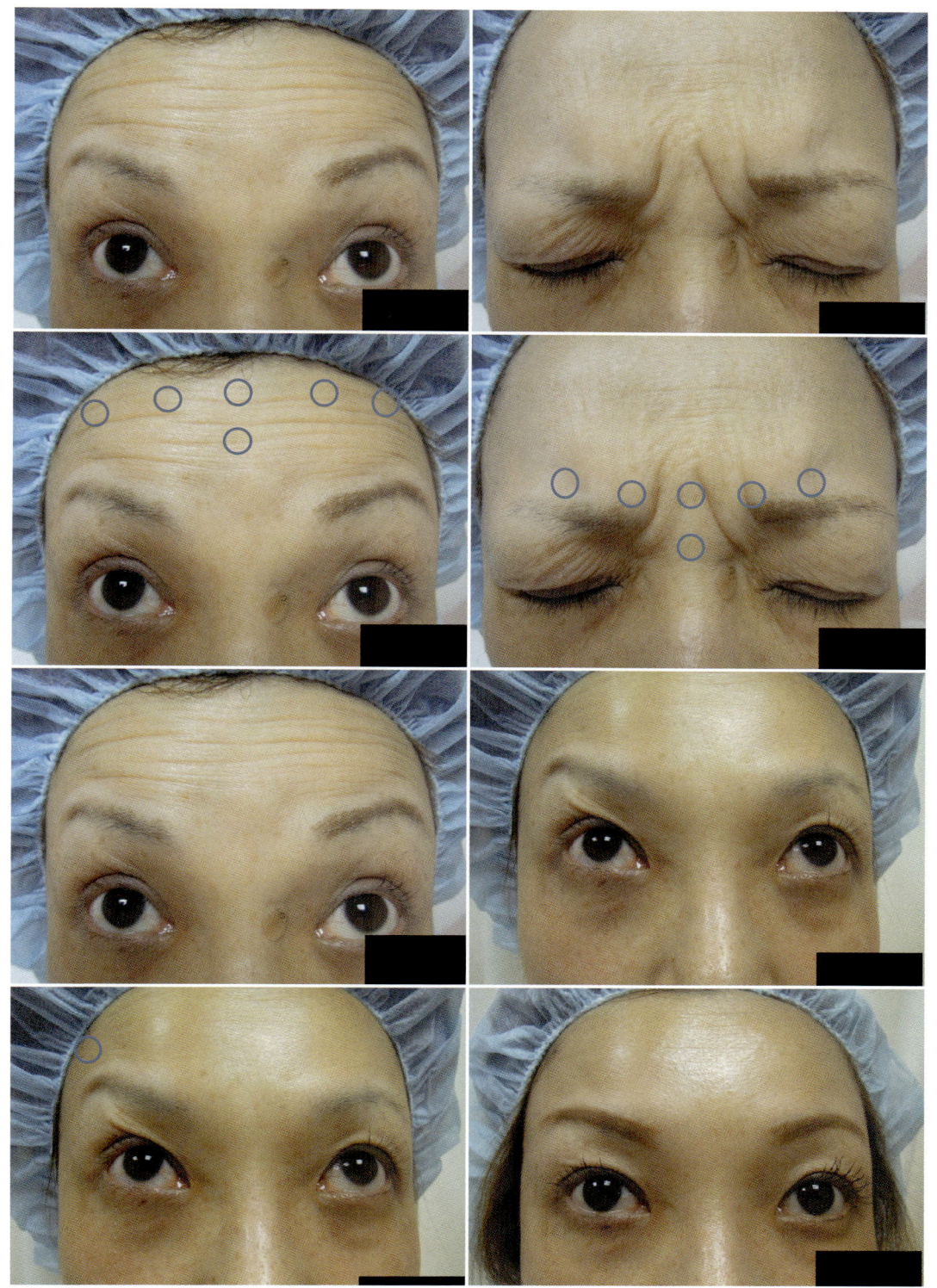

図 3. 症例 1：前額部眉間の皺

a：前額部の横皺
b：眉間の斜めの皺
c：ボトックスビスタ®2 単位ずつ 6 か所注射
d：同時にボトックスビスタ®2 単位ずつ 6 か所注射
e：治療前．眉毛挙上時には右上眼瞼に僅かに皺がよる．
f：治療後．眉毛挙上時右上眼瞼に不自然な皺が目立つ．
g：治療後の変形に対しボトックスビスタ®1 単位を皮下に注射し修正
h：修正後の状態

a．ボトックスビスタ®2単位ずつ5か所注射

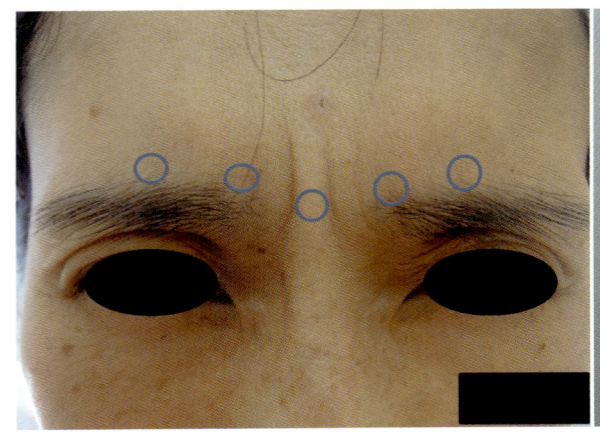

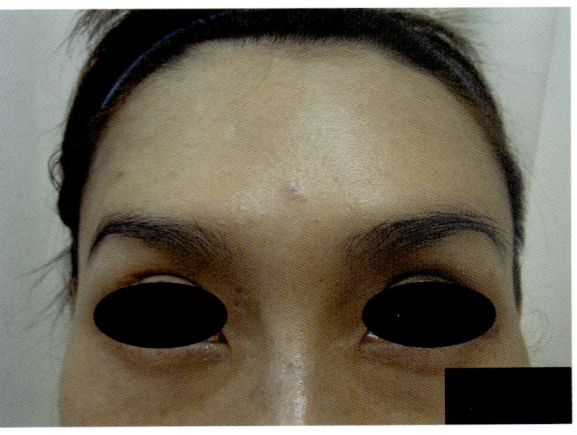

b．治療後2週

図 4. 眉間の皺の治療

と眉毛挙上時にわずかに左右差がみられている．本例では前額部と眉間の皺に対しボトックスビスタ®を24単位注射した．注射後に眼瞼・眉毛の表情筋のアンバランスが強調されてこのような変形が生じたものである．本症例では右眉毛外側直上皮下にボトックスビスタ®1単位を注射して修正した(図3)．このような変形をきたさないようにするためにも治療前の十分な診察が重要である．

絶対にしてはいけないこと：加齢性眼瞼下垂のために常時眉毛を挙上している高齢者に対しては本治療ではなく，フィラーなど他の治療法を選択すべきである．

B．眉間の皺

解　剖：眉間の皺は皺眉筋，鼻根筋，眉毛下制筋によって形成される．皺眉筋の収縮によって眉間に縦皺ができ，鼻根筋の収縮により眉間に横皺ができる．また眉毛下制筋が収縮すると眉毛が下がる．表情筋の収縮の度合いによって眉間の皺にはいくつかのパターンがある[8]．

適　応：静的な状態では眉間の皺が目立たないが，眉を寄せた時に動的な皺がはっきりみられる場合に効果的である．特に眉を寄せた時に縦，横，斜め方向に皺が目立ち，不機嫌に見えたり怖い感じがしたりするなどという時はよい適応である．ただし，筋の収縮がなくても静的な皺がはっきりと見られる場合にはフィラーなどの治療も併せて必要となることが多い．

インフォームドコンセントの注意点：眉毛のスポック変形のリスク，眼瞼下垂のリスク，眉を寄せようと思っても寄らないことによる違和感などについて説明する．

基本手技：眉を寄せた時に膨隆する眉間中央部1～2か所，左右の眉毛内側縁直上と眉毛を寄せた時にみられる皺眉筋外側部分の計5～6か所に注射する(図4)．ボトックスビスタ®は各2単位ずつで十分効果が得られることが多い．

私の工夫：鼻根部と眉毛内側では注射針はやや深めに刺入するが，皺眉筋外側では外側方向に皮下もしくは皮下直下に浅く刺入する．皺が高度な場合には眉毛内側約1cm上方にも注射して皺眉筋内側の収縮をしっかり抑える．

絶対にしてはいけないこと：ボトックスビスタ®が眼窩内に拡散すると眼瞼下垂や複視などが生じるリスクが高くなるため，眼窩上縁より1cm程上方で注射する．

C．眼瞼部(目じり，下眼瞼)の皺

解　剖：目じりや下眼瞼の皺は眼輪筋の収縮によって生じる．目じりの皺は目じり全体にほぼ均等にできるタイプ，主に上眼瞼外側を中心にできるタイプ，下眼瞼を中心としたタイプ，頬骨部に拡がっているタイプなど，皺の形も様々である(図5)．

適　応：上眼瞼の弛みが高度でなく，笑った時に皺が目立つ例が適応となる．光老化などにより目尻に深いしわが刻まれている例や上眼瞼の弛み

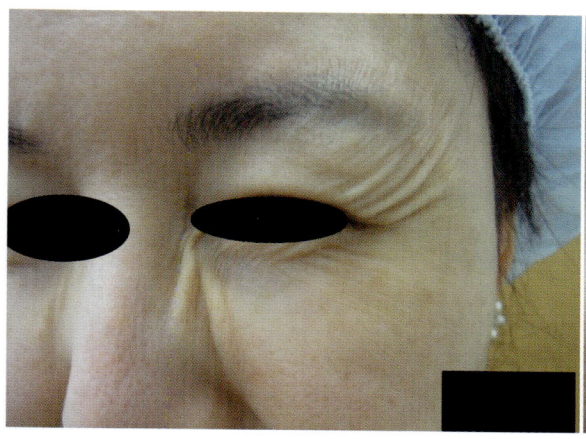

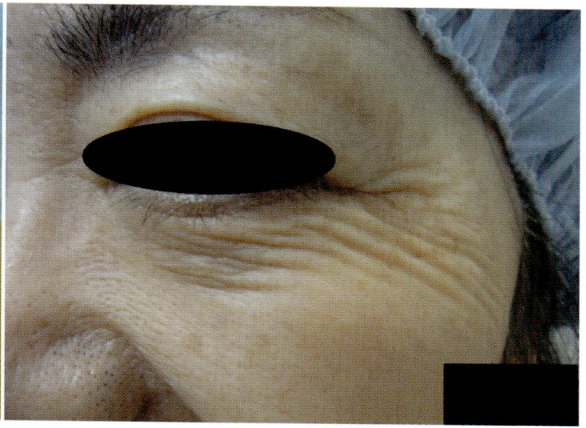

a．皺は上眼瞼に目立つ．　　　　　　　　　　　b．皺は下眼瞼から頬骨部に目立つ．

図 5．目じりの皺

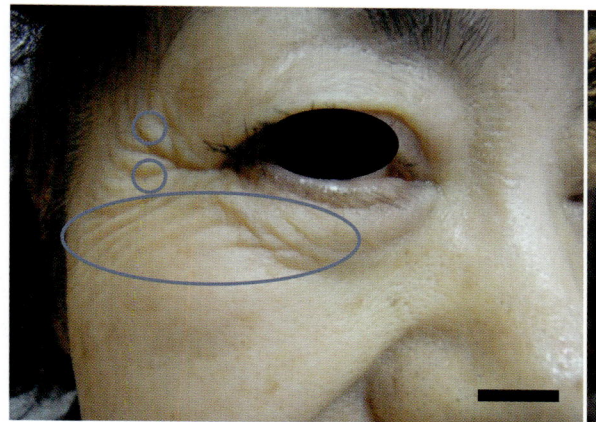

a．ボトックスビスタ®を注射．眼瞼外側部には4単位ずつ2か所，下眼瞼部には1単位ずつ10か所　　　　b．治療後10日

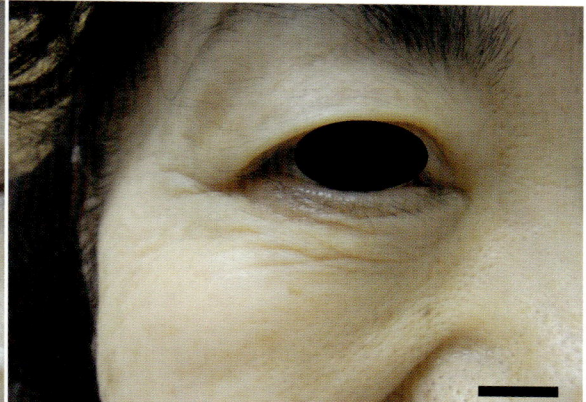

図 6．眼瞼の皺の治療

が著明な例は適応とならず，手術やフィラーなど他の治療法を選択した方がよい．

基本手技：皺の状態に合わせて，眼窩外側縁から1cm離し，針先を外側方向に向けてボトックスビスタ®を2〜4単位ずつ片側3〜5か所ほど皮内に注射する(図6)．

私の工夫：女性の場合には上眼瞼外側上方にボトックスビスタ®をやや多めに注射すると眉毛外側が少し上がり，女性に好まれやすい眉の形となることが多い．

絶対にしてはいけないこと：眼窩外側縁の注射では内側つまり眼球方向に向けて注射することは避けるべきである．下眼瞼の注射では投与量が多くなると下眼瞼の弛み感が増強するリスクがあるので控えめに投与し，必要に応じて追加投与するのが安全である．

2．ボトックスリフト(Nefertiti lift)

最も美しい女性の1人と言われている古代エジプトの女王Nefertitiをイメージしたボトックス®治療であり，下制筋である広頸筋をブロックすることによって相対的に下顔面の挙上筋の働きを強め，頸部から下顎にかけてのフェイスラインをすっきりさせると同時に，頬と口角の引き上げなど，下顔面のリフティング効果を期待した治療である[3]．

適　応：下顎のラインをすっきりさせたいと希

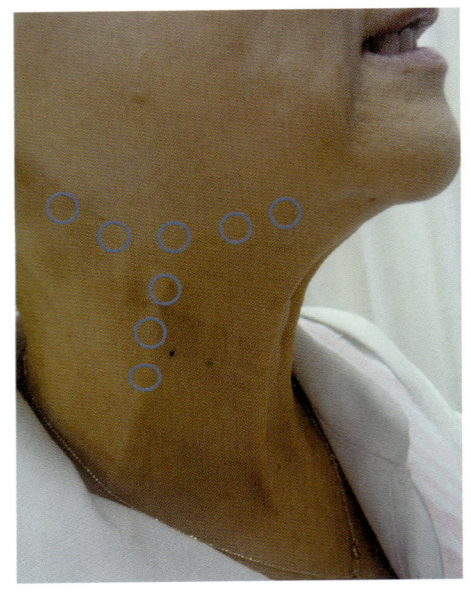

図 7. ボトックスリフト
プラティスマバンド中央から下顎下縁に向かって 1～2 cm 間隔でボトックスビスタ®を 2 単位ずつ皮内注射．さらに下顎下縁に沿って注射を進める．

望する患者が適応となるが，広頚筋を収縮させるとプラティスマバンドの形成が著明で，下顎のラインがみにくくなるような例が効果的である．

基本手技：座位が良い．口角を緊張させ，プラティスマバンドを形成してもらう．最も強くみられたプラティスマバンド中央から下顎下縁に向けてボトックスビスタ 2 単位ずつ 1～2 cm 間隔で皮内注射し，さらに下顎下縁に沿って針先を角部方向に向けてボトックスビスタ®を皮内注射していく（図 7）．

絶対にしてはいけないこと：下唇下制筋の動きを障害しないために，鼻唇溝の延長線が下顎下縁と交わる点より内側には注射しない．

インフォームドコンセント上の注意：嚥下障害や笑った時の歪みのリスクについてよく説明する．

スキンリジュビネーション治療

マイクロボトックス（メソボトックス）によってスキンリジュビネーション効果を得ようとする治療法である．この治療の基本は，通常よりも少量のボトックス®を治療部位全体に一定の間隔で皮内注射し，皮脂腺，汗腺や顔面表情筋浅層に作用させるというものであり，その結果，スキンテクスチャーの改善，汗や皮脂産生の抑制，ニキビの改善，毛穴の引き締め，すっきりしたフェイスラインの獲得などの効果が期待でき，ひいては皮膚の引き締め効果，リフティング効果も期待できるとされている[5]．皺については表情筋の深層の動きが制限されず，浅層のみが弛緩するので表情筋の動きを保ったままで皺を浅くすることになる．本法に関してはリジュビネーション効果はないとする報告[9]もあるが，リフティング効果はともかくとしてスキンリジュビネーション効果は明らかであるとの報告[10)～12)]もみられる．

基本手技：Wu の方法ではボトックス®を生理食塩水で希釈し 0.1 ml を 4 単位とし，必要とされる単位に生理食塩水を加えて計 1 ml とする．例えば前額部全体では 24 単位すなわち 0.6 ml を 1 ml のシリンジにとり，生理食塩水を加えて合計 1 ml とする．このように希釈されたボトックス®を膨疹ができるように浅く注射する．注入量の目安は 0.05 ml で 10～20 か所注射する程度とする．下眼瞼やバニーラインでは 8～12 単位，頚部やフェイスラインでは 24～28 単位用いる．

私の工夫：基本的に，ボトックスビスタ®の量は Wu の方法より少なく，生理食塩水で調整し 0.1 ml あたりを 4 単位として 8 単位すなわち 0.2 ml に 0.8 ml の生理食塩水を加えて計 1 ml にして用いている．当然，状況に応じてボトックスビスタ®の量は適宜増減する．

絶対にしてはいけないこと：注射の際に深くならないように注意する必要がある．殊に Wu のように 1 ml 中にボトックスビスタ®24 単位が含まれているような場合には治療後予期せぬ表情筋の変化が出現するリスクがある．殊に前額部では十分な注意が必要である．

参考文献

1) The American Society for Aesthetic Plastic

Surgery's Cosmetic Surgery National Data Bank : Statistics 2013. Aesthetic Surg J. **34**(Supplement 1) : 9, 2014.

2) Rzany, B. : ボツリヌストキシンについて. ボツリヌストキシンを効果的に使うために. Mauricio de Maio, et al. 編, 新橋　武訳. 2-11, 克誠堂出版, 2011.
Summary　わかりやすいボツリヌストキシン®治療の入門書.

3) Levy, P. M. : Platysma and the Nefertiti lift. Botulinum Toxin. Carruthers, A., et al, ed.. 129-134, ELSEVIER, 2013.
Summary　ボトックスリフトの実際について詳述している.

4) Wu, W. T. : Facial and lower limb contouring. Botulinum toxins in clinical aesthetic practice. Benedetto, A., ed.. 206-222, CRC Press, 2011.
Summary　ボトックス®による形態的治療についての総説.

5) Wu, T. L. : Skin resurfacing with microbotox and the treatment of keloids. Botulinum toxins in clinical aesthetic practice. Benedetto, A., ed.. 190-205, CRC Press, 2011.
Summary　マイクロボトックスの総説.

6) Cavallini, M., et al. : Safety of botulinum toxin A in aesthetic treatments : A systematic review of clinical studies. Dermatol Surg. **40** : 525-536, 2014.

7) Rosenfield, L. K., et al. : The first case report of a systemic allergy to onabotulinumtoxinA (Botox) in a healthy patient. Aesthetic Surg J. **34** : 766-768, 2014.

8) Benedetto, A. : Cosmetic uses of botulinum toxin A in the upper face. Benedetto, A., ed.. 24-100, CRC Press, 2011.

9) Kapoor, R., et al. : Facial rejuvenation after intradermal botulinum toxin : Is it really the botulinum toxin or is it the pricks?. Dermatol Surg. **36** : 2098-2105, 2010.

10) Shah, A. R. : Use of intradermal botulinum toxin to reduce sebum production and facial pore size. J Drugs Dermatol. **7** : 847-850, 2008.

11) Chang, S. P. : The wrinkles soothing effect on the middle and lower face by intradermal injection of botulinum toxin type A. Int J Dermatol. **47** : 1287-1294, 2008.

12) Rose, A. E. : Safety and efficacy of intradermal injection of botulinum toxin for the treatment of oily skin. Dermatol Surg. **39** : 443-448, 2013.

◆特集／美容外科・抗加齢医療―基本から最先端まで―
機器別 レーザー

青木 律*

Key Words：レーザー(Laser)，波長(wave length)，パルス幅(pulse width)，Qスイッチ(Q-switch)

Abstract　レーザーによる美容医療を理解するために必要なことについて述べた．レーザーは単一波長からなる電磁波で，短時間に高エネルギーを発し収束性が高いという性質がある．物質は波長によりエネルギーを吸収する割合が異なり，吸収率の高い波長を利用することによって物質選択的な熱破壊が可能になる．またパルス幅を選択することによっても標的選択性を高めることができる．老人性色素斑はルビーレーザー，アレキサンドライトレーザー，Nd：YAGレーザーなどメラニンに対する吸光度が高いレーザーによって治療することができる．色素性母斑は炭酸ガスレーザーやEr：YAGレーザーなど，水に対する吸光度が高いレーザーを利用して蒸散する．しわとり，引き締めに対してはダイレーザーやロングパルスNd：YAGレーザーなどを用いて真皮線維芽細胞を刺激してコラーゲン産生を促す．リサーフェシングでは各種のフラクショナルレーザーが使用される．原理を理解することで効率的な治療が可能になる．

レーザー医療の基本的事項

レーザーとはLight Amplification by Stimulated Emission of Radiationの頭文字からなる単語(acronym)である．これを日本語に訳すと「輻射(放射)の誘導放出による光増幅」である．レーザー発振の原理についての詳述は避けるが，医師としては次のような項目を理解すべきである．

1）自然界には存在しない，人工的に増幅された光(電磁波)であること
2）単一波長からなる光であること
3）収束性が非常に高い光であること
4）非常に短時間に高エネルギーを発生すること

現在様々なレーザーが開発されており，多彩な商品名から本質的な理解が困難になりつつあるが，美容目的で我々が日常診療で使用するレーザーを効率よく理解するために必要なパラメーターおよび用語について説明する．

1．レーザーとは何か？

レーザーとは光である．光とは電磁波の一種である．そもそも光とは電磁波のうち，人間の網膜で感知し得る範囲のものを指す．すなわち可視光線のことであり，およそ380～800 nmの波長の電磁波である．

レーザー発振の原理はアインシュタインによって予想されていたが，実際にレーザー発振に成功したのは1960年のMaimanである．しかしそれに先立つ1954年にはTownesがアンモニアガスを媒質としてマイクロ波の誘導放出からなるメーザー(Micro-wave Amplification by Stimulated Emission of Radiation；MASER)発振に成功し，このことがのちのレーザー開発の基礎となっている(実際にはTownesが所属していたコロンビア大学の学生であるGouldがレーザー発振器の原理とレーザーという名称を発明した．1977年にGouldは裁判でTownesが申請した特許が本来自分に帰すべきものであるという判決と巨万の富を

---

* Ritsu AOKI, 〒190-0023　立川市柴崎町3-11-20　グリーンウッドスキンクリニック立川，院長

得た）．本来の定義で言えば炭酸ガスレーザーはその波長（10800 um）からメーザーと呼ばれるべきであろうが，現在はレーザーと呼称されている．他には X 線レーザーというのもあり，現在では誘導放出によって増幅された電磁波全般を，少なくとも医療領域に関してはレーザーと呼ぶようである．

2．色と波長の関係について

　色素性病変の治療を行うにあたって色を理解することが大切であると筆者は考える．色とは物理的には波長のことである．たとえば 450 nm 前後の光は我々の目には青と認識されるし，700 nm 前後の光は赤である．しかし波長は単なる物理量であるのに対して，我々が認識している色は単なる物理量ではないことを認識されたい．

　我々の脳は約 30 万種類の色を識別すると考えられているが，実際に網膜にある色感知細胞は 3 種類の錐体細胞だけである．この錐体細胞はそれぞれ 420 nm，534 nm，564 nm のスペクトルにピークを有する．我々の目に到達した光はその波長によって錐体細胞を刺激して，その光に含まれる波長の割合によって 3 種類の細胞が信号を出す．すべての色は三原色に分解できるというのはつまり我々の錐体細胞の仕組みを言葉を変えて説明しているに過ぎない．このようなシステムによって与えられる信号を色相という．更に我々の脳は色を色相だけで判別しているのではなく，他に明度や彩度という他の要素も認識している．明度や彩度を感知するには網膜のもう一つの視覚細胞である杆体（桿体）細胞も働いているが，明度や彩度の認識は単に光信号の強度だけではなく，他の情報も取り入れていると考えられる．さらに視覚野で認識された情報は大脳皮質で今までの記憶や経験，その他の情報と瞬時に照らし合わされ，表面の質感や周辺の色，対象の年齢や性別など複雑な要素によって情報処理がなされる．このような過程を経て処理された情報こそが我々が認識する色なのである．

　このことが臨床的にどのような問題を起こすのかというと，例えばレーザー機器でシミのような色素性病変を治療しその経過を分光計のような物理学的原理を用いて測定すると仮定する．その時に測定結果と実際の見た目，すなわち我々の脳の認識とが大きく異なることがしばしばある．これはすなわち色が単なる波長という物理量だけに規定されるのではないということを意味している．したがって色素性病変の治療経過の判断は機器に頼るのではなく，臨床写真が大切である．そしてその臨床写真も顔や体の全体が写されているものと局所の拡大の少なくとも 2 つの写真が必要であるし，毎回同一の条件，設定で撮影すべきである．

3．波長について

　レーザー機器の理解で最も大切かつ基本的なことは，そのレーザーの波長を理解することである．波長とは電磁波の頂点と頂点の距離である．波の高さを振幅と呼ぶがこれは光の強さのことである．同じ電磁波を使用する機器でありながらラジオ波を発振する機器ではこれを周波数，すなわち 1 秒間の振幅回数で表記する．周波数と波長の関係は次の式で表される．光速はおよそ 3×10^8 m/sec である．

　　$\lambda=c/\nu$　（λ：波長，c：光速，ν：周波数）

　たとえばルビーレーザーは 694 nm であるが，これを周波数で表記すると 43.2 PHz（ペタヘルツ）となる．あるいは 10 MHz のラジオ波機器の波長は 30 m となる．このようにラジオ波とレーザー機器では波長（周波数）が大きく異なるので，異なるパラメーターを使用して表現するが，基本的には同じ電磁波であることを理解したい．

　また知っておきたい事項としては，波長が長い方が皮膚の深部にまでエネルギーを到達させることができるということである．よく知られているように波長の短い B 波紫外線は表皮のメラノサイトを刺激してメラニン産生を促進するが，真皮に対する影響は少ない．一方 A 波紫外線は真皮に到達し，しわやたるみなどの真皮の老化に影響する．

　また，ある物体に光を照射して透過させた時，

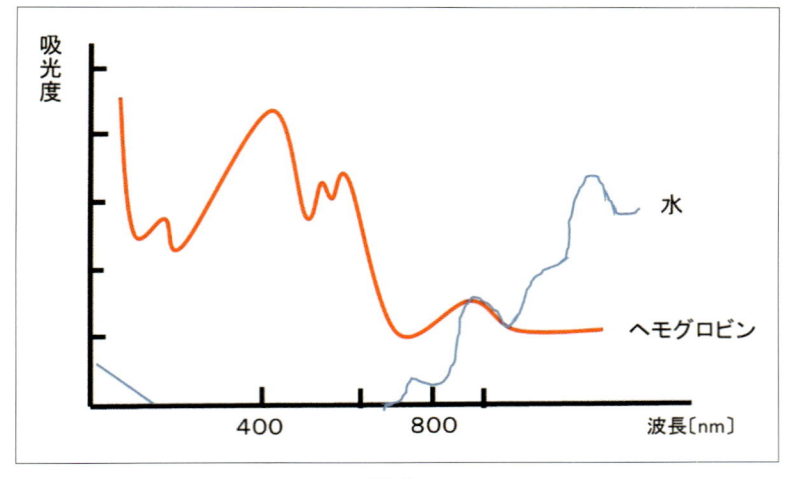

図 1.

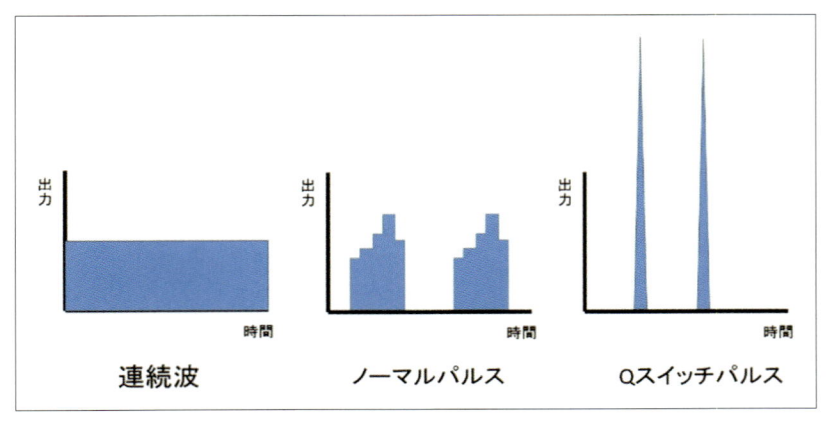

図 2. レーザーの発振様式

強度がどの程度弱まるかを測定した値を吸光度（absorbance）と呼ぶ．波長 λ における吸光度 A_λ は，

$$A_\lambda = -\log_{10}(I/I_0)$$

のように，入射光強度 I_0 と透過光強度 I の常用対数比で表される．すなわち入射光 I_0 に対して透過光 I が 2 倍になると吸光度は 10 倍になる．

以上の事柄を理解すると色素性病変の治療原理が理解できる．

図 1 はヘモグロビンと水の吸光度曲線である．このグラフを見るとヘモグロビンの吸光度は 400 nm 付近，540 nm 付近，590 nm 付近の 3 つのピークがあることがわかる．ここで 595 nm の波長のダイレーザーを単純性血管腫に照射するとレーザーはヘモグロビンに非常によく吸収される．一方すべての細胞に含まれている水には吸収されないので，レーザーはヘモグロビンに選択的に吸収され，吸収された光エネルギーは熱エネルギーに変換されてヘモグロビンだけを熱破壊する．400 nm のレーザーでは深部到達性が低く，900 nm のレーザーでは水に吸収されてしまい組織選択性が低くなってしまう．レーザー以外の通常の光では水に吸収される波長を含んでしまいこれも組織選択性が低くなってしまう．これがレーザーによる色素性病変治療の原理である．

4．パルス幅

波長と並んで理解すべきパラメーターとしてパルス幅がある．レーザー光は炭酸ガスレーザーのように連続波として発振されるものと，ルビーレーザーのように短時間に発光するパルス光として発振されるものがある．1962 年 Hellwarth は Q スイッチ発振を開発した．これはレーザー発振子

の内部でレーザー発振の予備段階の状態(反転分布)を作り続けエネルギーレベルを上げた段階で光学的シャッターにより一瞬にしてこれを放出するものである．Qスイッチの Q とは物理学的な共振のしやすさを示す Q 値のことであり，Q 値を人為的に操作することを Q スイッチと呼んでいる．Q スイッチを利用して発振されたレーザーは短時間に高いエネルギー密度を有する．具体的にはノーマルパルスが μs(マイクロ秒)から ms(ミリ秒)単位であるのに対して Q スイッチ発振のパルス幅は ns(ナノ秒)単位である(図 2)．

レーザーの出力は図 2 に示される青色の面積に相当する．したがって連続波のレーザーでは単位時間あたりの出力で表され，使用する単位は W(ワット)である．1 W は 1 秒間に 1 J の仕事をするということを意味する．一方パルス発振するレーザーはフルーエンスという概念を利用する．フルーエンスとは単位面積あたりのエネルギー密度のことで単位は J/cm^2 である．例えば 1 J のレーザーが 1 cm^2 に照射された場合は 1 J/cm^2 である．

レーザーは通常の光に比べると拡散しにくい．とはいえ HeNe レーザーでは約 1 m の距離で約 1 mm に拡散する．拡散は出力と波長，そして発振子先端の構造によって決定される(ホースの先端から流れ出る水と似ている)．ほとんどの医療用レーザー機器では何らかの方法である一定の距離で光束を収束する仕組みが備わっている．すなわち焦点距離が決まっている．構造的にスポット径が大きいほど焦点距離は長く，小さいほど短くなる(図 3)．したがって真皮などより深部の病変を治療したい場合にはスポット径を大きくした方が深部に到達する．

最後に熱伝導について述べる．熱の伝達様式は放射，伝導，対流の 3 つである．このうち医療用レーザーでは対流は無視できるので放射と伝導の 2 様式について考える．

レーザー発振子から発せられた光エネルギーは標的細胞に吸収され熱エネルギーに置換される．

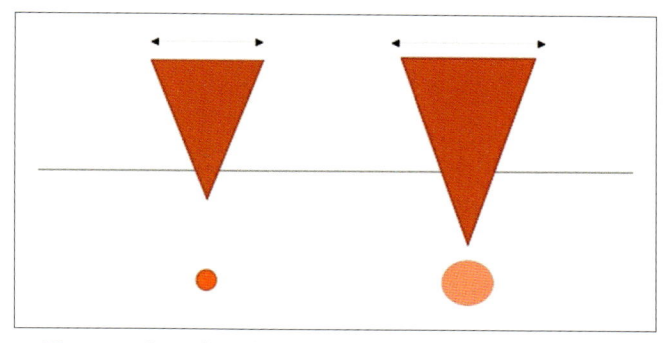

図 3． スポット径が大きいほど深くまで光が届くが照射密度は低くなる．

標的は周囲に熱を伝導することによって熱が均一化される．今仮に非常に短いパルス幅で単純性血管腫に対してダイレーザーを照射したと仮定する．ヘモグロビンは直ちに熱せられるが，すぐに温度は低下する．一方長いパルス幅でヘモグロビンを照射するとヘモグロビンは温度が低下せず上昇する．そしてヘモグロビンから血漿や血管壁へ熱が伝導する．血管壁にはレーザーの標的となる色素を含んでいないが，ヘモグロビンからの熱を受け取ることによって破壊される．こうして血管腫だけを治療することができる．血管腫を構成する血管径は様々であり，血管径によって血管の熱緩和時間は変化するので(太い血管は温まりにくく冷めにくい)，実際の血管腫の治療にはパルス幅が可変型のダイレーザーが有利であることがわかる．

レーザーの適応

以上のようにレーザー治療を理解するためには，波長とパルス幅が大切である．これを理解していれば実際の照射に関しては技術的には困難なことはなく，誰でも同等の治療効果が得られるはずである．

1．老人性色素斑

使用されるレーザー：Q スイッチルビーレーザー(695 nm)，Q スイッチアレキサンドライトレーザー(795 nm)，Q スイッチ Nd：YAG レーザー(半波長 512 nm)

適応の選別：境界が明瞭なもの，色白な人，30 代後半以降の女性であっては頬骨上にないもの，

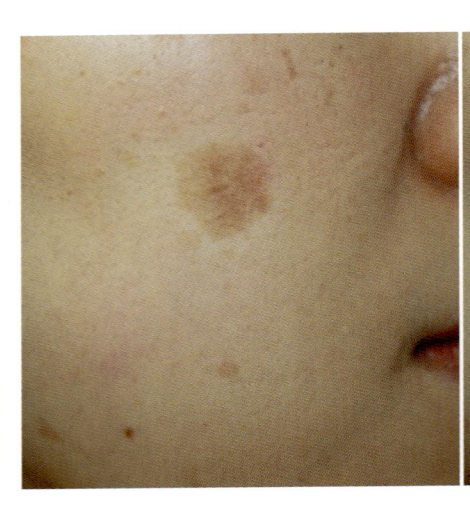

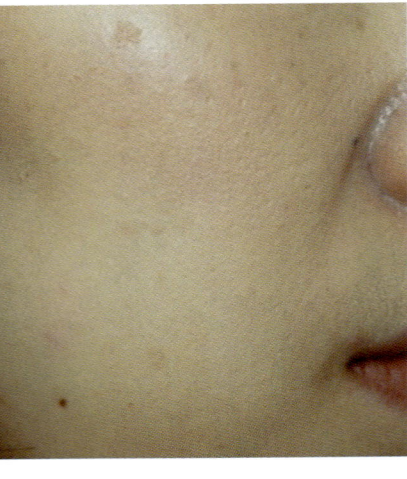

図 4．
症例 1：37 歳，女性．右頬の老人性色素斑
　a：治療前
　b：Q スイッチアレキサンドライトレーザー 7.5 J/cm² での治療後 6 か月の状態

手足(特に下腿)でないもの，日常的に日焼けをするようなスポーツや作業を行っていないものがよい適応である．

典型的手技：患部を冷却し，ルビーレーザーであれば 5 J/cm² 前後，アレキサンドライトレーザーは 7.5 J/cm² 前後，Nd：YAG レーザーは 1〜2 J/cm² 前後で照射する．範囲が大きい場合はエムラクリームやペンレステープなどの外用麻酔を使用する．照射後の炎症を減弱する目的でマイルドクラスのステロイド軟膏(エキザルベ®など)を表皮が剝落するまで約 1 週間塗布し，テーピングする．あるいはドレッシング材を同期間貼付する．洗顔は許可し，化粧はテーピングの上からしてもらう．痂皮剝落後はテーピングをしないで直接化粧や日焼け止めを塗布してもらう．約半数の症例では炎症後色素沈着(post-inflammatory hyperpigmentation；PIH)を生じるので，ビタミン C の内服および外用，ハイドロキノン外用などを開始する．色素斑が肝斑の上にある場合は，これらの外用と内服治療をレーザー照射の前に最低でも 4 週間行い(プライミング)，その後レーザー照射する．照射出力は表皮剝離(色が白く見えるのでホワイトニングという)を目標とするが，ホワイトニングを起こさないこともある．その場合は最初の設定から 0.5〜1 J/cm² フルーエンスを上げて再照射する．再照射してもホワイトニングが見られないことも多いが，それ以上フルーエンスを上げない．

私の工夫：この疾患の治療で注意すべきは 2 点ある．1 つは肝斑の増悪であり，もう 1 つは PIH である．特に色が薄く境界がはっきりしないような病変では照射後の PIH の方が目立つことがあり，十分な事前の説明，あるいはフォトフェイシャルのような他の治療法への誘導，プライミングなどが重要である．30 代後半から 40 代以降の女性の頬骨部の病変はたとえ治療時に肝斑が存在しなくても照射によって肝斑あるいは PIH が発生(この両者の鑑別は困難である)することを前提にした方がよい．手背や下腿の病変は難治であるが，PIH をハイドロキノンやトレチノインによって制御し，複数回治療することによって治療可能である．

絶対にやってはならないこと：眼球への直接照射．患者には目隠しをするか，眼瞼の治療の場合には眼球保護用のプロテクターを使用する．

症例 1：37 歳，女性．右頬の老人性色素斑
治療前(図 4-a)．Q スイッチアレキサンドライトレーザー 7.5 J/cm² での治療後 6 か月の状態(図 4-b)．

２．色素性母斑

使用されるレーザー：炭酸ガスレーザー，Er：YAG レーザー

適応の選別：筆者は φ5 mm 程度まででなるべく平坦なもの(junctional nevus)を適応と考えている．φ5 mm 以下でも compound nevus や intradermal nevus は切除を考慮する．皮脂腺が豊富な鼻の中下 1/3 はよい適応だが，鼻尖部は陥凹するので適応外である．

典型的手技：1%キシロカインなどによる局所

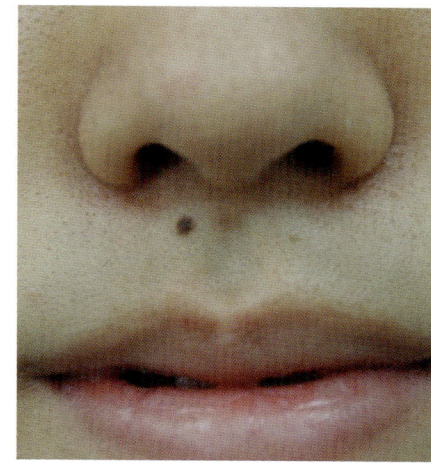

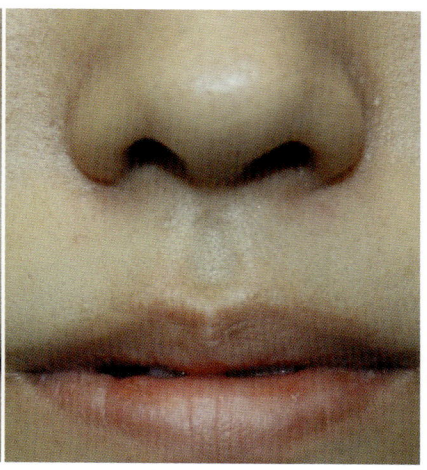

図 5.
症例 2：27 歳，女性．上口唇の色素性母斑
　a：治療前
　b：治療後 7 か月の状態

麻酔注射ののち，上記レーザーを照射する．照射によって皮膚は蒸散ないし凝固する．凝固層は黒く母斑と鑑別がつかないことがあるので，濡れたガーゼや綿棒などでこれを除去するが，慣れてくれば完全に除去しないでこれを残しておくとPIH が起きにくいというのが筆者の経験である．照射後は老人性色素斑と同じようにステロイド含有軟膏や抗生剤含有軟膏を塗布するか，あるいはドレッシング材を貼付する．1～2 週間程度で上皮化すればドレッシングをやめる．

　私の工夫：再発や取り残しを恐れるあまり深めに照射すると瘢痕が目立つ．したがって患者には十分説明してなるべく最小限の照射にとどめ，再発したら再度照射するぐらいの方がよい．また照射直後は焦点距離で照射して大きなエネルギーで組織を蒸散させ，8 割ぐらい蒸散させたところで焦点距離よりも長い距離で照射（defocused beam）し，残存組織への熱変性を最小限に留めるとよい．

　絶対にやってはならないこと：悪性黒色腫への照射．必ず事前にダーモスコープで観察し，所見をカルテに記載する．照射前の写真撮影をきっちり行い，再発した場合の診断の手がかりを残す．いつから存在しているのかを尋ねることも重要である．幼少期から存在しているものは悪性である可能性は低い．

　症例 2：27 歳，女性．上口唇の色素性母斑治療（図 5-a）と治療後 7 か月の状態（図 5-b）．

3．しわとり，引き締め（tightening）

　使用されるレーザー：ダイレーザー，ロングパルス Nd：YAG レーザー

　適応の選別：顔面全体の軽度のたるみで非侵襲的治療を望むもの．部分的なしわやたるみは他の治療法の方が効果的

　典型的手技：ダイレーザー（V-Beam）の場合，φ7 mm，20 msec，6～8 J/cm^{2}程度．ロングパルス YAG レーザー（Genesis）の場合，4～5 J/cm^{2}の中空照射で 1,000～1,500 ショット程度．いずれのレーザーも患者が痛みを苦痛と感じない程度，軽度の紅斑が出現する程度を最終目標とする．

　私の工夫：同じ部位を連続して照射するのではなく，他の部位を照射したらまた戻ってくるようにして，徐々にかつなるべく皮膚温度が上昇している時間を長くするように照射する．

　絶対にやってはならないこと：熱傷．Tightening と熱傷は紙一重の関係である．1 回の治療で効果を出そうと焦らないこと．あるいは過度な効果を期待する患者に対しては行わないこと．

4．リサーフェシング（resurfacing）

　使用されるレーザー：Fraxel Ⅱ（1550 nm），StarLux1540（1540 nm），Affirm（1440 nm），eCO$_2$，encore（いずれも 10800 nm），Pearl fractional（2790 nm）など

　適応の選別：毛穴の開大，ニキビ瘢痕，隆起性瘢痕，エイジングスキン全般

　典型的手技：外用の麻酔薬もしくは局所麻酔薬によるブロック麻酔を施行する．機種によっては

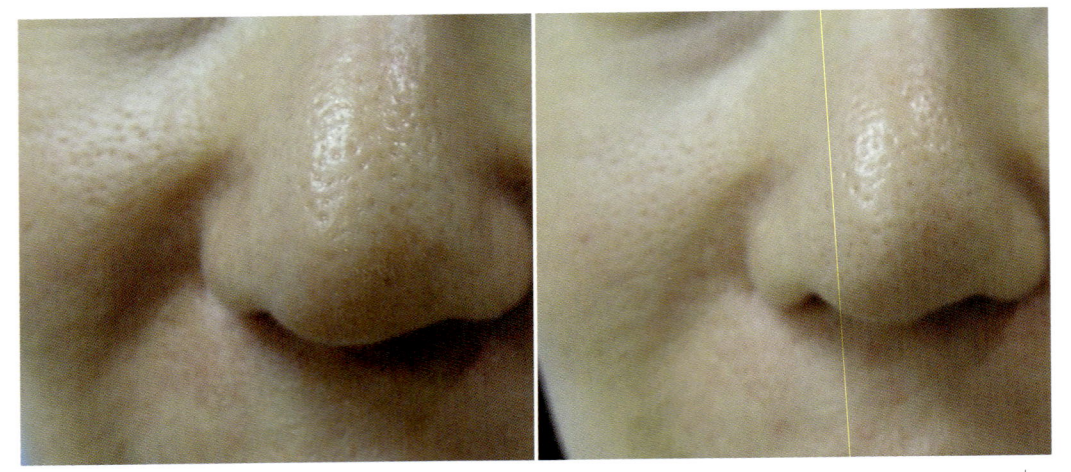

図 6. 症例 3：31 歳，女性．毛穴の開大
a：治療前
b：フラクセル 40 kJ，6 パスを 6 回治療して 12 か月後

空冷式の冷却装置と併用が前提のものがある．照射の仕方は機種により様々であるがいずれの機種も蓄熱による熱傷を避けるために短時間での重ね打ちは慎むべきである．微細な点状に照射し，期間を置いて複数回治療することによって空間的，時間的に治療を分割(fractional)する治療法である．照射部位は凝固ないし蒸散することによってその部分の皮膚を再生させ，回数を重ねることによって治療部位の皮膚を再表皮化(resurfacing)する．

私の工夫：治療効果を上げるためには複数回の治療が前提である．照射出力を高め，照射密度を上げれば 1 回あたりの効果が高くなるがダウンタイムも長くなる．照射出力は高めで，照射密度を下げた方がその逆の組み合わせよりも熱傷のリスクが少なく，効果も高い．また治療間隔をあけたほうが PIH のリスクが少ない．

絶対にやってはならないこと：短時間での重ねうち．スポットとスポットの間が蓄熱し熱傷のリスクが高まる．

症例 3：31 歳，女性．毛穴の開大

治療前(図 6-a)．フラクセル 40 kJ，6 パスを 6 回治療して 12 か月後(図 6-b)．

まとめ

レーザーと一口に言っても様々な機種があり，それぞれ治療原理や治療対象が異なるため共通する手技やコツのようなものはない．レーザーは魔法ではなく単なる光エネルギーであるから，その原理を知らなければ上手にかつ安全に使いこなすことは出来ない．そのため本稿では各論より総論にページを多く割いた．レーザー機器による治療効果を高めることはリスクが高まることと表裏一体である．したがっていかなる場合もいきなり大きな効果を求めようとすることは強く戒めなければならない．治療時の疼痛の訴えや皮膚の紅斑は安全な治療限界をよく示してくれる．レーザー治療には十分な時間をとり，患者とよくコミュニケーションをとり，皮膚状況を把握しながら行うことは全てのレーザーに共通の重要事項である．

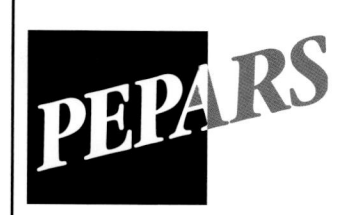

◆特集／美容外科・抗加齢医療—基本から最先端まで—

機器別

光治療器，ラジオ波（高周波），超音波治療器

河野太郎[*1]　宮坂宗男[*2]

Key Words：光治療(photo therapy)，高周波(radio frequency)，ラジオ波(radio frequency)，超音波(ultrasound waves)，フラクショナル治療(fractional therapy)，リサーフェシング(resurfacing)，抗加齢(anti-aging)

Abstract 電磁波は，波長の短い方から，ガンマ線，X線，紫外線，可視光線，赤外線，マイクロ波，ラジオ波，長波である．可視光領域のレーザーや光治療は，メラニンとヘモグロビンに吸収され，赤外線領域では水に吸収される．ラジオ波は，組織の電気抵抗に応じて熱を産生する．一方，超音波は電磁波ではなく，媒質がないと伝播しない．超音波は，媒質の振動を1点に集めることで，高いエネルギーが得られる．

はじめに

動物は，電磁波や超音波を利用した種々の特殊能力をもつ．モンシロチョウは紫外線，ヘビは赤外線，サメやカモノハシは電気を感知する．サメは魚の筋肉が発する微弱な電流を感知するため，サメのすぐ近くに乾電池を投入するとサメは驚いて逃げてしまう．また，電気ウナギは電気を感知するだけでなく自衛目的にも使用する．一方，イルカやコウモリは超音波をセンサーとして使用する．鉄砲蝦は，超音波の衝撃波で獲物を失神させて捕食する．このように電磁波や超音波は，生体に対して侵襲的，非侵襲的の両方の利用が可能である．

電磁波は電場と磁場の変化によって形成される波動であり，媒質がない真空の宇宙でも伝播する．一方，音波は物質を構成する媒質の振動が連続的に伝播する弾性波の総称であり，媒質がない宇宙では伝播しない．電磁波は，波長の短い方から，γ(ガンマ)線，X線，紫外線，可視光線，赤外線，マイクロ波，ラジオ波，長波である．X線やγ線は，主として細胞内の水分子の電離を起こし，DNA代謝やタンパク質合成，酸化リン酸化代謝などを障害する．マイクロ波は，不導体を透過し，マイクロ波加熱を生ずる．ラジオ波は高周波電気エネルギーであり，電気抵抗に応じて熱エネルギーを発生する．

周波数(ν)と波長(λ)の関係はν[MHz] = 300/λ[m]である．一般的に光領域(紫外線，可視光線，赤外線)は波長を(表1)，電波領域(マイクロ波，ラジオ波，長波)は周波数を(表2)用いる．

超音波も単位に周波数を用いるが，前述したように超音波は電磁波ではない．一般に20 kHz以上の周波数の音波を指す(表3)．高エネルギーの超音波を発生させ，それを1点に集めることで衝撃波や熱を発生させる．

光治療器

1960年に初めてレーザーを発振したMaimanは，励起用にフラッシュランプを使用した．フラッシュランプは放電ランプの1種で，発光効率の高さと発光電圧の低さから，不活性ガスであるキセノン(Xe)ガスが，主に用いられる．キセノンフラッシュランプは，主に照明や信号，加熱，殺菌，励起などの様々な分野で用いられている．以下，

[*1] Taro KONO，〒259-1193　伊勢原市下糟屋143　東海大学医学部外科学系形成外科学，准教授
[*2] Muneo MIYASAKA，同，教授

表1. 光の種類

光の種類	色	波長	用途
紫外線	—	38 nm〜	ブラックライト ウッド灯
可視光線	紫	380 nm〜	
	青	450 nm〜	
	緑	495 nm〜	KTP-YAG レーザー
	黄	570 nm〜	色素レーザー
	橙	590 nm〜	色素レーザー
	赤	620 nm〜	ルビーレーザー アレキサンドライトレーザー
赤外線	—	800 nm〜1000 μm	YAG レーザー

表2. 電波の種類

電波の種類		波長	周波数	用途
マイクロ波	ミリ波 EHF	0.1 mm〜	3 THz	レーダー
	センチ波 SHF	1 cm〜	30 GHz	衛星放送
	極超短波 UHF	10 cm〜	3 GHz	電子レンジ
テレビ波	超短波 VHF	1 m〜	300 MHz	テレビ, FM 放送
ラジオ波	短波 HF	10 m〜	30 MHz	国際通信
	中波 MF	100 m〜	3 MHz	AM ラジオ
	長波 LF	1 km〜	300 kHz	船舶・航空機通信
極長波	極長波 VLF	10 km〜	30 kHz	

表3. 音波の種類

音波の種類	波長	用途
低周波音	〜20 kHz	
可聴域	20 Hz〜	
超音波	20 kHz〜	エコー検査 体外衝撃波結石破砕術 高密度焦点式超音波治療法

フラッシュランプを用いた医療器である光治療器について述べる.

皮膚・形成外科領域で主に使用されている光治療器は, 可視光領域から赤外線領域である[1]. 光治療機を生体組織に照射すると, レーザーと同様に反射(reflection), 吸収(absorption), 散乱(scattering), 透過(transmission), 発光(emission)特性がある. レーザーは光熱的作用と光音響的・機械的作用, 光化学的作用, その他の作用があるが, 光治療器の照射時間はミリ秒単位のため, 光治療の生体に及ぼす影響はほとんど光熱作用である.

可視光の光学特性に最も強い影響を与えるのは, 血液中のヘモグロビンであり, ヘモグロビンは 600 nm を境にして, それ以上の長い波長の光は著しく透過するようになる. また, 波長が 1.4 μm 以上になると水分の吸収係数が急激に増加す

る．よって，600 nm から 1.4 μm まではヘモグロビンと水の吸収の両者ともに少ない波長帯であり，光は生体組織中を最も深く透過する．光治療器は，一般に皮膚に有害な短波長は除外し，500〜1200 nm の波長を用いる．メラニンは幅広い波長に吸収されるため，500〜1200 nm の波長はメラニンとヘモグロビンの両方を対象とすることができる．

光治療器の最大の長所は汎用性の高さである．フィルターを交換することにより，表在性色素性疾患や血管病変，脱毛，若返り治療に使用可能である．欠点としては上述したように照射時間がミリ秒単位であり，ナノ秒以下の照射時間が必須である太田母斑や異所性蒙古斑，両側遅発性太田母斑様皮疹などの真皮メラノーシスや刺青(外傷性も含む)は治療適応外である．これらの治療には，Q スイッチレーザーやピコ秒レーザーが必要である．

ラジオ波（高周波）

ラジオ波は周波数 0.3 MHz〜300 MHz の電波である．生体にラジオ波を流すと，電流は電気抵抗の低いところを流れて熱が発生する(ジュール熱)．

導体に電圧 E(V)を加え，I(A)の電流を t(秒)流した時の発生する熱エネルギー(J)は，

発生する熱エネルギー(J) = 電圧 E(V)×電流 I(A)×時間 t(秒)

である(ジュールの法則)．また，そこに流れる電流は電圧の大きさに比例するため，

電圧 E(V) = 比例定数(R)×電流 I(A)

電圧を大きくすればするほど電流も大きくなる(オームの法則)．

光より波長の長いラジオ波の領域では色の影響を受けないため，人種や日焼けの有無などのメラニンの含有量の差を考慮する必要はない．また，光ではないため，術者，患者共に保護ゴーグルは不要で，遮光カーテンなどのレーザー光が漏れない対策や鏡を置かないなどの配慮も必要ない．

電極は単極式(モノポーラ)と双極式(バイポーラ)の 2 種類である．単極式は対極板が必要であるが，皮下(3 mm 以上)まで組織変化を認め，タイトニング治療に使用される[2)3)]．一方，双極式は対極板が不要で，深達度は 2 mm 前後である．フラクショナルタイプであれば，フラクショナルレーザーとほぼ同様の疾患に適応がある．組織抵抗は組織水分含有量に影響され，パス数が増えると深達度も増す[4)〜7)]．

大部分が接触式であるが，針刺入式の機器もある[8)]．針刺入式の場合，機器により，通電時間が大きく異なる．ジュールの法則からわかるように発生する熱エネルギーは時間に正比例する．電圧と電流が同じであれば，通電時間が 0.1 秒の機器と 4 秒のそれでは，熱エネルギーは理論的には 40 倍異なる．刺入の深さや角度でも異なるため，名称が同じであってもその作用はまったく異なるので注意を要する．

超音波

超音波は，人の耳に感じないほど高い周波数をもつ弾性振動波(音波)である．一般に 20 kHz 以上の周波数の音波を指す．検査用の超音波は非焦点式(Convex 型，Sector 型，Linear 型)であるが，治療用の超音波機器は，高エネルギーの超音波を発生させ，それを体内の 1 点に集める高密度焦点式超音波(High Intensity Focused Ultrasound；HIFU)である．媒質がなくても伝わる電磁波と異なり，超音波は，媒質がないと伝導しない．そのため，一般的にはジェルを使用し，空隙なく接触させる必要がある．超音波は，色素や電気抵抗に影響されない．超音波の作用は，熱的作用と非熱的作用の 2 つがある．熱的作用は，超音波の機械振動による分子運動発熱で生ずる．非熱的作用は，キャビテーションで生ずる．超音波は縦波(疎密波)であり，圧力の高い場所と低い場所が発生する．減圧で生まれた気泡は膨張，圧縮を繰り返し，崩壊する．これがキャビテーション(cavitation)であり，船のスクリューの破損の原因である．

診断的使用は超音波検査であり，代表的な治療的使用は，悪性腫瘍や結石である．治療的使用は，

表 4. 超音波治療機一覧

	Liposonix™ (Valeant Pharmaceuticals 社)	UltraShape™ (Syneron 社)	Ulthera™ (Ulthera 社)
適応部位	Body	Body	Face
周波数	2 MHz	200 kHz	4 MHz/7 MHz
深度	13 mm	13〜17 mm	1.5/3.0/4.5 mm
トランスデューサー	Automated/24 Lines	Manually by User	Automated/1 Line

超音波の熱的作用と非熱的作用を利用している.一方,皮膚科・形成外科領域での治療的使用は,痩身(脂肪)とタイトニングである[9]〜[11].使用する周波数は 0.2〜7 MHz で深度は 1.5〜17 mm である.トランスデューサーは自走式とマニュアル式がある(表4).焦点を結んだ部位以外では生体組織の影響は少ないため,光治療や高周波治療と異なり,皮膚の冷却は不要で日焼けや刺青があっても施行可能である.その反面,以下の欠点もある.焦点深度が深く,超音波が骨組織まで到達する場合は,反射による皮膚損傷の可能性がある.また,非選択性であるため,ジェルの厚みを考慮に入れずに治療すると目的とする深さより浅い部分が加熱される.トランスデューサーが皮膚に対して水平でない場合も同様である.

まとめ

光治療とラジオ波は,レーザーと同じく電磁波であるが,超音波は電磁波ではない.光治療器は,レーザーと同じ光であるが,ラジオ波は光ではない.エネルギーの発生するメカニズムと伝わり方が,光治療器,ラジオ波,超音波で異なる.また,組織構成の違いで,それぞれの生体反応が変化する.原理や分類,用語も含め,各医療機器の特性を理解することが望ましい.

引用文献

1) 山田秀和ほか:レーザー,光治療器の現状 主として皮膚の血管病変,色素病変に対するLaser・光治療機器. Aesthet Dermatol. 24(1):35-51, 2014.
2) 杉野宏子:【実践 非手術的美容医療】単極型高周波によるたるみ治療. PEPARS. 27:33-39, 2009.
3) 宮田成章:【実践 非手術的美容医療】高周波機器(テノール)によるたるみ治療. PEPARS. 27:40-44, 2009.
4) Manstein, D., et al. : Fractional photothermolysis : a new concept for cutaneous remodeling using microscopic patterns of thermal injury. Lasers Surg Med. 34:426-438, 2004.
5) Kaminaka, C., et al. : Histological studies of facial acne and atrophic acne scars treated with a bipolar fractional radiofrequency system. J Dermatol. 41(5):435-438, 2014.
6) Hruza, G., et al. : Skin rejuvenation and wrinkle reduction using a fractional radiofrequency system. J Drugs Dermatol. 8:259-265, 2009.
7) Peterson, J. D., et al. : Evaluation of the effect of fractional laser with radiofrequency and fractionated radiofrequency on the improvement of acne scars. Dermatol Surg. 37:1260-1267, 2011.
8) Hantash, B. M., et al. : Pilot clinical study of a novel minimally invasive bipolar microneedle radiofrequency device. Lasers Surg Med. 41:87-95, 2009.
9) 宮田成章:【レーザー・皮膚美容治療のコツ】I レーザー・光治療による皮膚美容治療.「たるみ」に対するレーザー・高周波・超音波療法. 形成外科. 56:S60-S66, 2013.
10) 加王文祥:高密度焦点式超音波治療装置(ウルセラ™)が変えるたるみ治療の概念. 日美外報. 35(1):15-25, 2013.
11) Gadsden, E., et al. : Evaluation of a novel high-intensity focused ultrasound device for ablating subcutaneous adipose tissue for noninvasive body contouring : safety studies in human volunteers. Aesthet Surg J. 31(4):401-410, 2011.

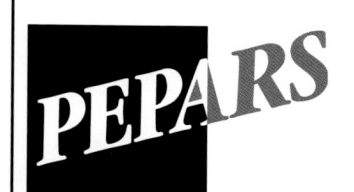

◆特集／美容外科・抗加齢医療—基本から最先端まで—

再生治療
PRP 療法

久保田潤一郎*

Key Words : PRP(platelet rich plasma)，自己多血小板血漿(autologous platelet rich plasma)，成長因子(growth factor)，皮膚(skin)，しわ(wrinkle)

Abstract 　外来診療において，比較的容易に再現性のある PRP 作製が可能になったことから，2006年より美容医療に応用した．対象とした症状は，フィラーや光線治療，外科的療法ではなかなか良い結果が得られなかった下眼瞼のいわゆるチリメン皺とニキビ痕(陥凹瘢痕)，肌の質感や軽度たるみの改善，顔面および頸部の美容的な問題である．

　MyCells® PRP 作製キット(Kay-light 社製，イスラエル)を 2008 年より使用している．通常顔面全体に PRP を注射する場合は患者の静脈血を 20 ml(10 ml 採血管 2 本)採取し，遠心分離を 1 回行う．遠心分離の条件は 2,000 G，7 分間とする．遠心分離後，血清部分の上清を吸引破棄する．この破棄量の加減によって PRP の血小板濃縮度を決定する．残った血清を攪拌し，アドレナリン含有 1% リドカインを 0.1 ml (各々の採血管に 0.05 ml)添加し，キットに付属するフィルタースリーブを採血管に挿入し，PRP の作製を終える．出来上がった PRP は全血と比較して血小板濃度が 2.5〜5 倍で，ゲルセパレーターとフィルタースリーブによって赤血球と顆粒球を除去することが可能になり，わずかに単球とリンパ球を含む PRP である．注射は下眼瞼，鼻唇溝を中心に顔面全体の真皮内，真皮下に少量ずつ行う．その後，ホットタオルで加温する．

　チリメン皺，鼻唇溝の皺の軽減，皮膚の弾力の改善，陥凹瘢痕の改善を認めた．ただし，皮膚が膨隆するような効果は認めなかった．特別な合併症は認めていない．

　推測ではあるが，PRP 注射は注射による物理的炎症惹起と血小板に含まれる種々のサイトカインの相乗作用で効果を呈していると考える．

緒　言

　自己多血小板血漿(autologous platelet rich plasma；以下，PRP)の有用性については，創傷治癒促進効果を中心に述べられることが多く，皮膚科，形成外科の難治性皮膚潰瘍の治療や整形外科における腱鞘炎や関節炎の治療などに応用が進んでいる[1)〜7)]．外来診療において，比較的容易に再現性のある PRP 作製が可能になったことから，2006 年より美容医療に応用した．対象とした症状は，フィラーや光線治療，外科的療法ではなかなかよい結果が得られなかった下眼瞼のいわゆるチリメン皺とニキビ痕(陥凹瘢痕)，肌の質感や軽度たるみであり，顔面および頸部の美容的な問題解決の一助として PRP 注射を行っている．PRP 療法は血小板内に含まれる各種の成長因子を生体組織または損傷組織内で作用させて創傷治癒の促進を図る方法と考える．

　スキンリジュビネーションにおける PRP 療法の実際については，既に本誌において報告しているので，最近の方法をまとめるとともに考えを述べる．

---

* Junichiro KUBOTA，〒170-0022　豊島区南池袋 1-18-1 池袋三品ビル 7 階　久保田潤一郎クリニック，院長

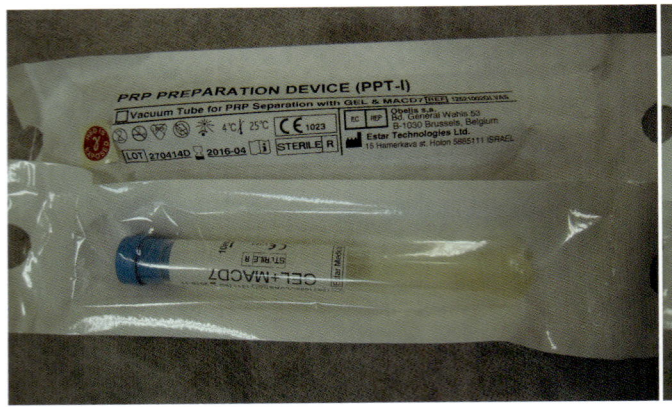

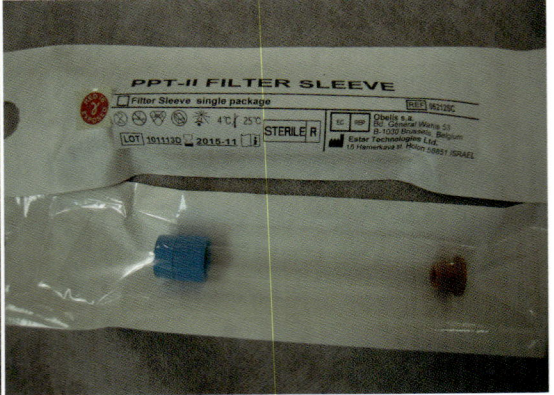

a．MyCells® PRP．真空採血管　　　　　　　　b．付属するフィルタースリーブ

図 1．

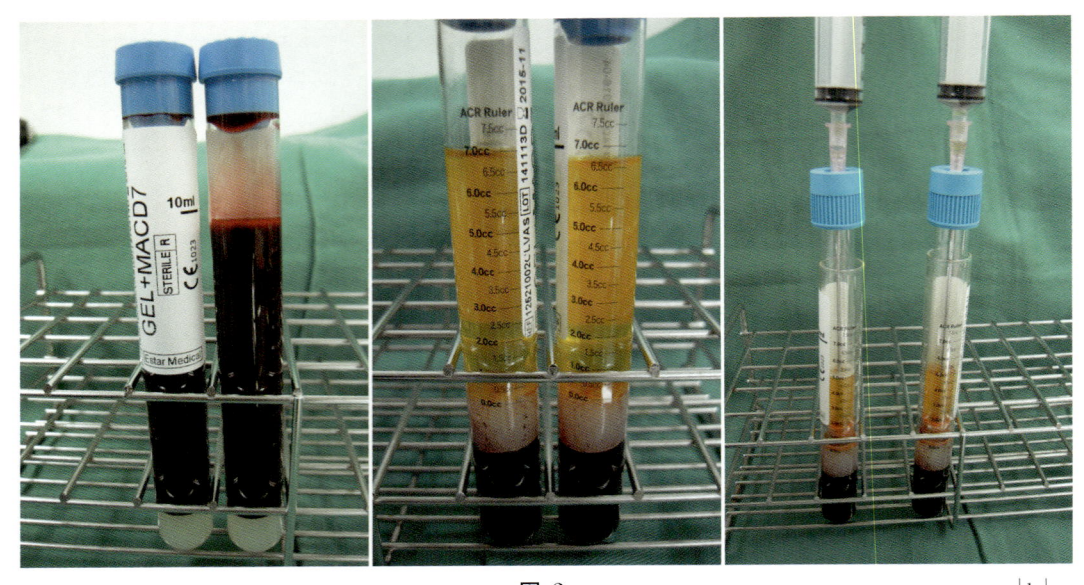

図 2．
a：採血直後の真空採血管の状態
b：遠心分離後，ルーラーを貼付した状態
c：上清を破棄し，フィルタースリーブ挿入後に鈍針を挿入した状態

PRP 作製キットの特徴

2006 年より PRP を加齢皮膚の改善に臨床応用したが，2008 年より遠心分離後の血清に赤血球と顆粒球をほぼ含まないことが確認できた My-Cells® PRP 作成キット(Kay-light 社製，イスラエル)を使用している．このキットによる PRP の作製は 1 回遠心分離法である．真空採血管内には血液成分の比重を考慮したゲルセパレーターと血液の抗凝固剤として ACD-A が内包されている(図 1-a)．また純度の高い PRP を得るために血小板は通過可能でその他の細胞成分を濾過できるフィルター付きスリーブ(図 1-b)が付属しているのが特徴である．またすべて滅菌され包装されているので清潔操作が可能になっている．

PRP 作製方法

顔面や頸部に PRP を注射する場合は 20 ml(真空採血管 2 本)の血液採取を基本としている．もちろん目的とする部位，血小板濃度など諸条件に

よって採血量を増減することは可能である．

作成方法の詳細については本誌 PEPARS No. 75：146-153，2013 を参照されたい[5]．

筆者が行っている方法を簡単に記す．

先に述べたように真空採血管 2 本で 20 ml の採血を行う（図 2-a）．通常の採血と同様に抗凝固剤と混和し，遠心分離を行う．遠心分離の条件は 2,000 G, 7 分（コクサン株式会社製 KOKUSAN H-19F の場合は 3,500 回転/分，7 分）としている．この設定は血球成分と血清がきちんと分離でき，血小板の収集率が高い条件を選んだ結果である．

遠心分離後，血漿量測定用シールを採血管に貼付（図 2-b）（慣れれば必要なし）して，ゲルセパレーターより上の PRP として残す血清の量と破棄する血漿量を決めるのに参考にする．ほとんどの血小板はゲルセパレーター上近傍に存在することが後述する検証実験でもわかっているので，任意の量の血漿上清を破棄することにより，ある程度予想できる血小板濃度の PRP を作製可能である．筆者は現在 5 ml のシリンジに 18 G，10 cm の鈍針を付け血漿上清 4～4.5 ml を吸引破棄し，合計 4～5 ml の PRP を作製し治療に供している．

PRP として残った血漿を静かに吸引し，数回混和する．この操作は血小板塊を崩し，PRP 内の血小板を均一にするために行う．その際に注意することは異物混入を避けるために決してゲルセパレーターに針先を触れさせないことである．

次にアドレナリン含有 1% リドカイン（1% キシロカイン E）を各々 0.05 ml ずつ採血管に入れ，フィルター付きスリーブをゲルセパレーター上までしっかりと挿入する（図 2-c）．フィルターを通過する際に PRP とアドレナリン含有リドカインは均等に混ざると考えられるので，撹拌の必要はない．

出来上がった PRP は 1 ml シリンジに移し，30 G の注射針を付けて準備を終了する．

この方法で，全血に比較して 2.5～5 倍の血小板濃度の PRP が作製可能となる．

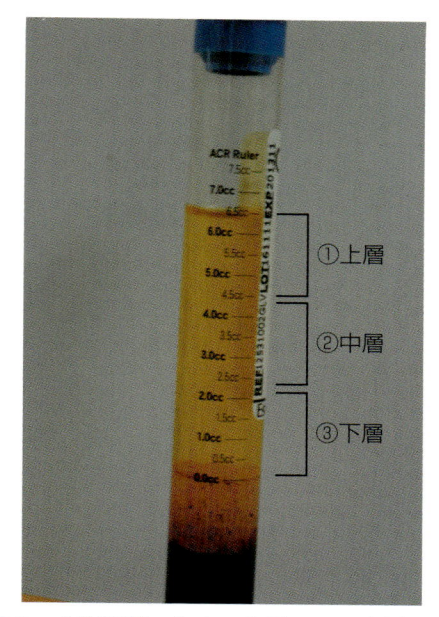

図 3. 成分確認のため，上層 2 ml，中層 2 ml と残りを下層として検査

PRP 性状に関する検証

MyCells® 真空採血管の遠心分離後の，ゲルセパレーター上の血漿内の成分分析と，血小板の存在部位を確認するために，3 名の被験者で測定を行った．

方法は遠心分離後の血漿部分を上中下層に分け，その各層の細胞成分の分布を比較するものである．上層 2 ml，中層 2 ml，残りを混和後に下層として検査会社に提出した（図 3）．結果は上層および中層には全血に比較して血小板が 1/3 以下しか含まれず，下層は全血の約 3 倍の PRP を含んでおり，わずかにリンパ球と単球を含んでいることが確認できた（図 4-a, b）．

PRP 注射方法

1．施術前準備

洗顔，写真撮影を行い，注射部位に外用局所麻酔剤を塗布し，occlusive dressing therapy（ODT）を 1 時間行う．実際にはこの麻酔時間 1 時間を利用して採血，PRP 作製を行う．

2．注射の実際

治療部位を中心に細かく注射を行う．1 か所の注射量は 0.05 ml 程度である．下眼瞼周囲で 1

被験者 1

検査項目	全血結果	上層部 2 cc	中層部 2 cc	残り (PRP)
白血球数	3900	100 未満	100 未満	2000
赤血球数 (L)	392	0	0	7
血色素測定 (L)	13.3	0	0.1	0
ヘマトクリット値 (L)	39.8	0	0	0.3
MCV (H)	102			
MCH	33.9			
MCHC	33.4			
血小板数	18.9	5.1	5.4	53.8
Baso	0.5			0.0
Mono	6.0			1.0
Eosino	3.6			0.0
Lympho	45.1			99
Neutro	44.8			

被験者 2

検査項目	全血結果	上層部 2 cc	中層部 2 cc	残り (PRP)
白血球数	5100	100 未満	100 未満	4000
赤血球数 (L)	466	0	0	5
血色素測定 (L)	14.8	0	0	0.1
ヘマトクリット値 (L)	45.3	0	0	0.2
MCV (H)	97			
MCH	31.8			
MCHC	32.7			
血小板数	18.6	4.9	5.1	66.0
Baso	0.4			0.0
Mono	7.4			2.0
Eosino	3.1			0.0
Lympho	43.1			97.0
Neutro	46.0			

被験者 3

検査項目	全血結果	上層部 2 cc	中層部 2 cc	残り (PRP)
白血球数	3900	100 未満	100 未満	3100
赤血球数 (L)	420	0	0	5
血色素測定 (L)	14.4	0.0	0.0	0.1
ヘマトクリット値 (L)	44	0.0	0.0	0.3
MCV (H)	105			
MCH	34.3			
MCHC	32.7			
血小板数	22.7	8.3	8.7	91.1
Baso	1			0.0
Mono	4.4			4.0
Eosino	4.1			0.0
Lympho	53.3			95
Neutro	37.2			

図 4-a. 検査結果

m*l*，鼻唇溝から頬にかけて 1 m*l*，前額 1 m*l* としている．

3．施術後処置

ホットタオルで施術部位全体を 15 分程度加温する（図 5）．

結　果

結果は写真と視診触診と患者からの印象，満足度で判定した．

効果はいわゆるチリメン皺が目立たなくなり，

血漿内各層別血小板数

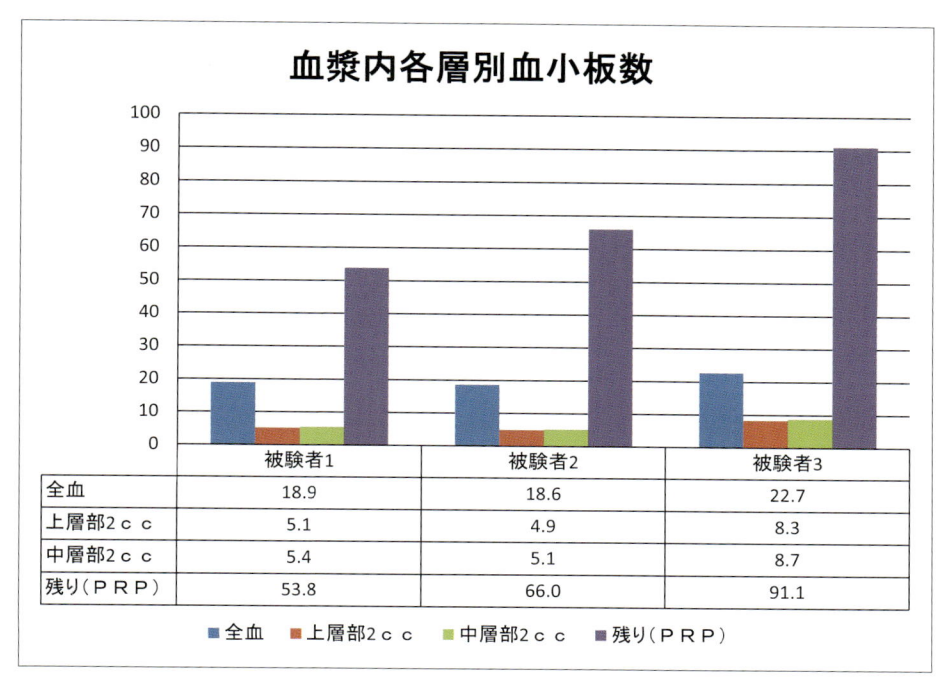

	被験者1	被験者2	被験者3
全血	18.9	18.6	22.7
上層部2cc	5.1	4.9	8.3
中層部2cc	5.4	5.1	8.7
残り（PRP）	53.8	66.0	91.1

図 4-b. 全血と各層の血小板濃度の比較

図 5.
PRP 注射，ホットパック終了直後
軽度発赤を伴うが，内出血斑や腫脹は
ほとんど認めない．

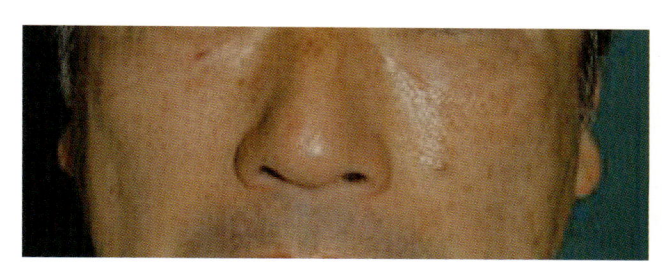

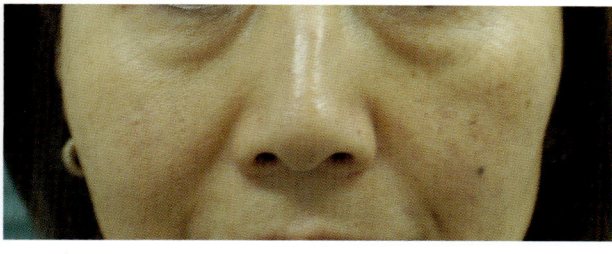

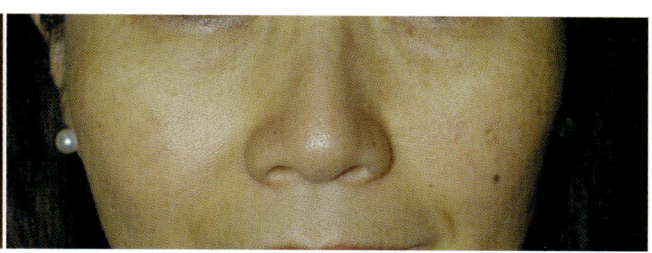

図 6. 症例1：56歳，女性．下眼瞼から頬部にかけての皺と下眼瞼の軽度のたるみ
を主訴とする．顔面全体に PRP 注射を行った．
　　　a：治療前
　　　b：治療後1年．皺が目立たなくなり，たるみが軽減した．

深い皺が浅く目立たなくなる印象があった．皮膚は弾性に富み，柔軟性を保っていた．ニキビ痕の陥凹瘢痕も消失はしないものの肌が柔軟になり目立たなくなった．

患者満足度は概ね良好であったが，的確な効果判定ができていないのが現状である．

現在までに本法による大きな合併症は経験していない．過去に高濃度症例で注射部位に一致した尋常性痤瘡様の皮疹の出現を認めた症例を経験したが，当該患者は既往症に喘息を認めた．

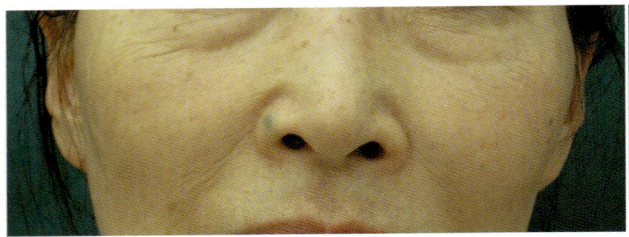

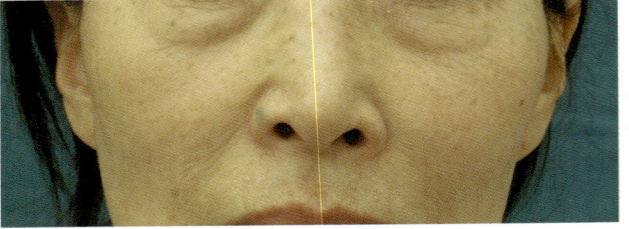

図 7. 症例 2：68 歳．女性．下眼瞼と頬部の皺を主訴とする．顔面全体に PRP 注射を行った．
　a：治療前
　b：治療後 4 か月．皺が目立たなくなった．

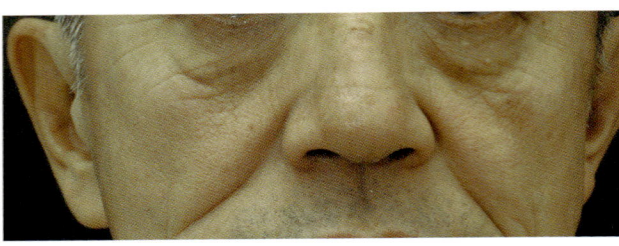

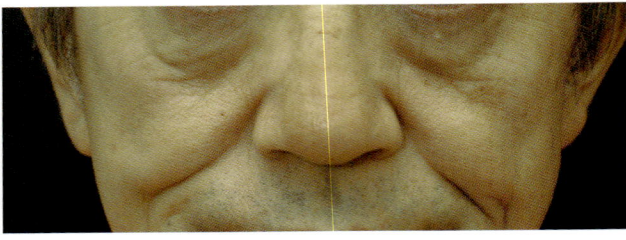

図 8. 症例 3：57 歳．男性．頬部の深い皺とたるみを主訴とする．両頬部に PRP 注射を行った．
　a：治療前
　b：治療後 7 か月．深い皺が目立たなくなり，たるみもやや軽減した．

症　例

症例 1：56 歳．女性

下眼瞼の皺と軽度のたるみが気になるとの主訴．皮膚は乾燥し，毛細血管の拡張を認める．ケミカルピーリングを続けていたとの由．施術 6 か月後，皺が目立たなくなり，たるみも若干軽快した．頬の毛細血管拡張も軽減した（図 6）．

症例 2：68 歳．女性

主に下眼瞼から頬部に目立つチリメン皺を中心に顔面全体に 4.95 ml の PRP を注射．施術後 4 か月，皺が浅くなり，皮膚が柔らかく張りがあると患者より聞き取る（図 7）．

症例 3：57 歳．男性

頬部の深い皺が気になるとの由．年齢に比較して皺が多い印象を受ける．両頬に PRP を注射．6 か月後の観察では，皺が浅くなり，患者から満足と聞き取る（図 8）．

考　察

加齢による容貌の変化に対して，従来，外科的療法が行われてきたが，治療後のダウンタイムの問題や術後に形態は変わっても加齢変化した皮膚は変わっていないという事実があり，最近は手術以外の方法を望む患者が圧倒的に多くなっている．

加齢による皮膚の変化に対して推奨される方法として，日常生活においては太陽光を避ける，バリア機能を正常化させるために保湿剤を使う，肌を擦りすぎないなどが挙げられる．また，化粧品としては抗酸化作用のあるビタミン C 誘導体を含む製品などを勧める．

積極的な方法として，イオン導入法や光線療法（レーザー，フラッシュランプ，LED など）やラジオ波，超音波を応用した機器の使用することが多い．

生体用注入充填剤としてはコラーゲン，ヒアルロン酸や，骨成分と同じ水酸化アパタイトなどがあり，筆者はヒアルロン酸を日常診療で頻用している．

ところで，筆者が問題にしてきたのは前述した方法では改善しにくい，いわゆるチリメン皺である．この問題を解決するために口蓋裂の手術時，顔面骨骨切り時や皮膚潰瘍の創傷治癒促進に応用を試みていた PRP を使うことはできないかという考えに至った．しかし，輸血部（血液センター）を持たない診療所などの外来診療において，一定の血小板濃度の PRP を比較的簡単に作製するこ

とは困難であった．2005年末に，1回遠心分離法によってPRPを作成できるキットに出会い，2006年より本格的に美容医療に応用を試みた．その後，キットの安定供給，採血管の精度などを考慮した結果，2008年よりMyCells® PRP preparation kitを使用して現在に至っている．

PRPの性状については議論する必要があると考えるが，文献的にPRP濃縮率が2～6倍で血小板活性が促進し，9～11倍の高濃度では抑制するとの報告があり[6),7)]，現在はそれに従い，採血量と出来上がるPRPとのバランスから2.5～5倍のPRPを作製している．もちろん高濃度のPRPを得ようとすれば，血漿の上清の破棄量を多くすれば簡単に調整可能であるが，長期経過において，臨床効果の有意差を見出せなかったので現在はこの濃度に落ち着いている．また，赤血球は溶血を起こすこと[8)]や顆粒球は炎症促進効果があるものの血小板機能を低下させる[9)]との報告があり，赤血球や顆粒球をできるだけ含まないPRPを作製することが必要と考える．その点，本研究で使用しているPRP作製キットはゲルセパレーターとフィルタースリーブによって赤血球と顆粒球を除去することが可能になり，わずかに単球とリンパ球を含むだけのPRPを作製することに成功している．今後の課題は実際の各々のサイトカインの含有量と効果の検証ということになるが，個人開業医のレベルでは不可能で研究機関にお任せしたい．

次に，血小板を活性化させるために塩化カルシウム剤を添加するか否かについてである．結論は得ていないが，注射時に針の刺入によって物理的に組織が破壊され，カルシウムやコラーゲンに血小板が接触し，活性化が起こると考えられることと，血小板からの各因子の放出がゆっくり行われた方が良いと考え，塩化カルシウムは添加していない．ただし，アドレナリンが血小板の活性化に寄与し[10)]，血管収縮により，注射したPRPが組織内で拡散しにくいと考え，アドレナリン含有リドカイン（1％キシロカインE）を少量加えている．ただし，この添加による効果の検討は行っていない．推測ではあるが，PRP注射は注射による物理的炎症惹起と血小板に含まれる種々のサイトカインの相乗作用で連鎖的な炎症反応が持続し，先に述べたような効果を呈していると考えている．

効果の発現時期または効果を感じる時期は各々の症例で異なるが，2週間～2か月（3か月）程度と考えている．ただし，4～6か月で満足できる効果を得たとの患者からの情報もあり現状は断定できていない．効果に個人差が大きいのは事実で，様々な条件が存在することがうかがえるが，PRP注射による効果はいわゆるチリメン皺の改善，軽度たるみの改善，皮膚の質感の改善であり，フィラーとしての効果はほとんどないと考える[11)]．

本法を選択する場合，即時的治療効果は望めないため，患者選択が重要になる．アレルギー疾患や自己免疫疾患の既往のない，説明を理解した成人が適応となる．担癌患者，妊婦，出血傾向を有する疾患の既往者には本法を適応しない．また，血小板機能抑制剤を内服している患者については，治療後の内出血，腫脹が多くなるので，内服を1週間前に中止する．その他，状況に応じて適応を決める．

最後に，bFGF製剤として知られるトラフェルミン製剤（フィブラスト®スプレー250）をPRPに添加する件について私見を述べる．この製剤は本来難治性皮膚潰瘍の治療薬で，薬剤を散布することで肉芽形成を促す目的で開発されたものである．これを注射すると注射部位の組織を新生させる作用がある．特に皮下脂肪新生作用はよく知られている．この作用を利用して皮下脂肪を増やし，フィラーのような効果を持続的に得ようとするのがbFGFを添加したPRP療法である[12)]．この方法は筆者が行っているPRP療法とは全く異なる機序であると考えられるので，混同しないように注意が必要と考える．過度に膨隆した下眼瞼，頬部，鼻唇溝について相談を受けることが多いが，過剰に新生した皮下脂肪に対する治療法は確立していない．対症療法として抗アレルギー剤，副腎皮質ホルモンの内服や副腎皮質ホルモンの局所注

射が行われているが，その治療成績は良いとは言えないのが現状である．然るに，この治療法を選択する医師および医療機関は作用機序と合併症の発生が多いことを理解し，患者に対するインフォームドコンセントをしっかり行うことが重要である．

まとめ

現在行っている PRP の作製方法と出来上がった PRP の性状を示し，加齢による皮膚の変化に対する注射の実際と効果について述べた．PRP 注射療法は自己の組織再生能力を利用して，その連鎖反応のきっかけを血小板に担わせようとする療法と認識している．治療効果，患者満足度に個人差があることは否めないが，副反応のない療法として認知され，普及すべき療法と考える．

文献

1) 楠本健司：PRP の調整原理. 多血小板血漿（PRP）療法入門. 楠本健司編. 14-17, 全日本病院出版会, 2010.
   Summary　PRP の基本的な調整方法を知る上で重要.
2) Marx, R. E.：Platlet-rich plasma：evidence to support its use. J Oral Maxillofac Surg. **62**：489-496, 2004.
   Summary　PRP の臨床応用の有効性を述べている.
3) Pallua, N., et al.：Platret-rich plasma in burn. Burns. **36**：4-8. ePub 2009 June 21, 2010.
4) Yazawa, M., et al.：Basic studies on the bone formation ability by platelet rich plasma in rabbits. J Craniofac Surg. **15**：439-446, 2004.
5) 松田秀則ほか：【ここが知りたい！顔面の Rejuvenation—患者さんからの希望を中心に—】PRP 注入療法の実際—Skin Rejuvenation 治療としての PRP 療法—. PEPARS. **75**：146-153, 2013.
   Summary　私達が行ってきた PRP 療法について解説.
6) Weibrich, G., et al.：Effect of platelet concentration in platelet-rich plasma on peri-implant bone regeneration. Bone. **34**：665-671, 2004.
   Summary　PRP の濃度に関する考察.
7) Graziani, F., et al.：The in vitro effect of different PRP concentrations on osteoblasts and fibroblasts. Clin Oral Impl Res. **17**：212-219, 2006.
   Summary　PRP の濃度に関する考察.
8) Fredriksson, K., et al.：Red blood cells inhibit proliferation and stimulate apoptosis in human lung fibroblasts in vitro. Scand J Immunol. **59**：559-565, 2004.
9) Sundman, E., et al.：Growth factor and catabolic cytokine concentration are influenced by the cellular composition of platelet-rich plasma. Am J Sports Med. **39**：2135-2140, 2011.
10) Bushfield, M., et al.：Possible mechanisms of potentiation of blood-platelet activation by adrenaline. Biochem J. **241**：671-676, 1987.
11) 松田秀則ほか：【口周辺の美容医療】口周囲の老化皮膚改善のための PRP 注入療法. 形成外科. **55**：1293-1301, 2012.
12) 林　寛子：【フィラーの正しい使い方と合併症への対応】PRP（多血小板血漿）療法—b-FGF 併用による顔面の augmentation—. PEPARS. **81**：32-39, 2012.

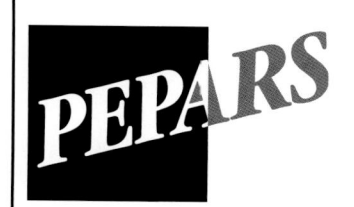

◆特集／美容外科・抗加齢医療—基本から最先端まで—

後遺症

顔面美容の合併症・後遺症と処置
—特に非吸収性 filler 注入の後遺症について—

野本俊一[*1] 百束比古[*2]

Key Words：美容外科後遺症 (complication of aesthetic surgery)，非吸収性 filler (nonbiodegradable filler)，異物肉芽腫 (foreign body granuloma)，自己注入 (self-injection)，違法施術 (illegal treatment)

Abstract 日本医科大学付属病院形成外科・美容外科では美容外科後遺症外来を設けており，数多くの患者が来診する．中でも非吸収性 filler による後遺症患者は後を絶たず，治療に難渋する場合が多い．実際の診察や検査，代表的な所見，処置方法などを紹介し，様々な問題点について考察する．

はじめに

当施設では美容外科後遺症外来を設けており，数多くの患者が来診する．顔面に関する合併症では，シリコンインプラントやスレッドリフト糸の感染，フェイスリフト後の醜形瘢痕，重瞼手術の失敗など様々である．患者数では filler 注入，特に非吸収性のものによる後遺症患者が圧倒的に多いため，その経験をもとに本稿においては非吸収性 filler による後遺症症例を中心に述べる．

診察・検査

当院では独自の画像診断プロトコルに従い，異物を埋入あるいは注入した患者に対してできるだけ CT，MRI，軟 X 線撮影を施行する．埋入固形シリコンインプラントの画像診断は容易であるが，注入異物は素材により様々な画像所見を呈する．本誌乳房異物の稿 (p. 154〜p. 161) でも記載があるので詳細は割愛するが，MRI が注入異物の画像診断には大切で，ワセリン，パラフィン，オルガノーゲン®に代表される炭化水素系物質および注入脂肪組織は T1/T2 が Iso/Low の右肩下がり，シリコン系物質は逆に T1/T2 が Low/High の右肩上がりになる傾向がある．ポリアクリルアミドはシリコン系と同様に右肩上がりの傾向となる[1]．また超音波検査も時に有用である[2]．手技は簡便であり患者の負担も少ない．異物肉芽腫は多くの場合で皮下に低エコー領域として描出され，大きさ，位置，形状など，ある程度の情報を得られる．その他にも石灰化や膿瘍形成の有無なども推定できる．

実際には顔面皮下の異物肉芽腫は乳房異物ほど大量に描出されることは少なく，画像診断で注入物の正体まで推定をするのは困難なことが多い．外科的切除を前提とした異物の位置確認に留まることが多い．

注入異物により膠原病様症状が発現したり，臨床症状を伴わなくても血液検査の免疫関連項目で異常値を認めることがある．抗核抗体やリウマチ因子，CH50 などを中心に"アジュバントセット"としてルーチンで採血検査を行っている．ヒトアジュバント病の疾患概念に関しては未だに様々な議論があり，少なくとも豊胸目的のシリコンバッグプロテーゼとの因果関係は否定的とされている[3]．

[*1] Shunichi NOMOTO，〒113-8603 東京都文京区千駄木 1-1-5 日本医科大学付属病院形成外科・美容外科，助教
[*2] Hiko HYAKUSOKU，同，主任教授

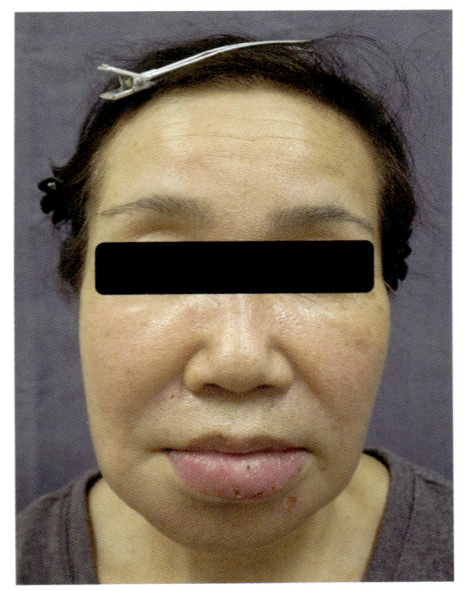

図1. 64歳，女性
20年前にマンションの1室で医師を名乗る外国人男性にシリコン注射の施術を受けた．知人のつてで安くしてくれるからと10人ほど集められ，一緒に施術を受けたという．数か月前から急激に顔面の下半分に腫脹・発赤・疼痛を認めた．

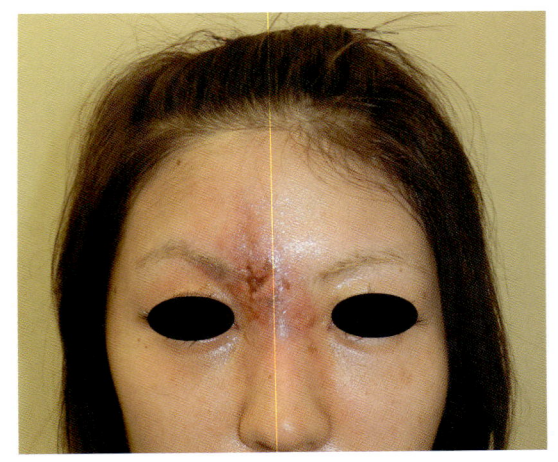

図2. 33歳，女性
1か月前に他院でRADIESSE®を注入された．眉間部に炎症と一部壊死組織を伴った皮膚潰瘍を認める．

しかしスクリーニングとして免疫関連項目の採血は初回に実施し，異常値を認めた患者は3か月に1度の定期的なフォローアップを行っている．

手術を施行した患者においては，必要に応じて注入異物に対して核磁気共鳴分光法(NMR法)による成分分析を施行している．アンダーグラウンド施術による原因不明の遅発性の急激な腫脹・発赤を呈した症例を経験したが，NMR法によるスペクトル解析の結果，シリコン系の注入であったことが判明した例もある[4]．

代表的な所見と必要な処置

1. 発赤・腫脹

感染によるものは黄色ブドウ球菌などの皮膚常在菌が原因であることが多い．培養結果が出るまでは，幅広いスペクトルを持つレボフロキサシンなどの抗生剤を選択する．Ⅳ型(遅延型)アレルギーによる発赤・硬結の場合，マクロファージが異物を貪食した後に細胞性免疫を介して組織炎症反応を起こす．通常，抗原提示から組織反応までは24～48時間を要する．長年無症候であったものが数十年経過して急激に発赤・腫脹を呈する例も珍しくはない(図1)．機序は不明であるが，一度は被膜を形成して抗原が生体内隔離されたものが何かの契機で再感作された可能性もある．このような症例では外科的に肉芽腫ごと摘出すれば改善はみられるが，全ては取りきれずにステロイド内服を離脱できない場合もある．ちなみにⅠ型(即時型)アレルギーの場合，重症例では酸素やエピネフリン投与を必要とすることがあるため，アンビューバッグ®など最低限の救急蘇生セットは常備しておくべきである．

2. 皮下出血・紫斑

明らかな出血性素因がなければ皮下吸収を待って経過観察とする．ヘパリン類似物質含有クリームを1日数回外用する．ヘモジデリン沈着による皮膚の変色を避けるため，紫外線予防やビタミンC内服などの後療法は適宜併用していく．

3. 皮膚潰瘍・壊死

血管内注入による局所壊死で潰瘍化することがある．鼻翼や前額正中部でみられることが多い(図2)．多くの場合は外用剤や被覆材の使用により保存的に軽快するが，再建手術を要するような広範な皮膚壊死も稀ではない．瘢痕治癒後は炎症後色

素沈着が残りやすい．表皮メラニン沈着にはハイドロキノンクリームの外用で新規メラニン生成を抑えながら表皮ターンオーバーによる排出を待つ．真皮メラニン沈着に外用薬は無効であるので，メラノファージの貪食を待つ[5]．いずれにせよ，半年程度の経過観察を要する．

4．異物肉芽腫

非吸収性物質に対する生体反応である．抗原の分解・排泄ができないため，被膜が形成されたり，炎症が持続し異物性の肉芽腫を形成したりする．患者の希望があれば外科的切除を行うが，皮下浅層に浸潤したように存在する場合は難渋することが多い．施術後早期であれば肉芽腫でなく製剤そのものが摘出されることもある．可能な限り小さな傷で，最大限摘出することを心がける．睫毛下，口腔内，鼻腔内，エステティックユニットやランドマークの境界部，皺など，なるべく目立たない場所を活用して切開する．瘢痕や皮膚潰瘍があればそれを切除しつつ異物を除去することも考える．剪刀や鋭匙などを用いて，皮膚からそぎ落とすように異物あるいは異物肉芽腫を可及的に除去する．重要な神経，血管を巻き込んで肉芽腫を形成している場合は決して取り過ぎてはならない．最近は脂肪融解レーザーを用いて異物肉芽腫を除去する試みも見られる[6]．

5．脂肪囊腫・石灰化

脂肪注入後にみられる所見である．顔面への注入量程度では乳房でみられるほどの巨大囊腫にはなりにくいが，下眼瞼など皮膚が薄い部位では小さいものでも目立ちやすい．時に驚くほどに大きな囊腫を形成している患者もみられるが，恐らくは少量をまんべんなく注入したつもりが，注入操作を繰り返すうちにカニューレのトンネルが交通し，複数の注入脂肪が移動・一体化した可能性がある．目立つものは外科的に摘出する．切開アプローチは上記に準じる．癒着はないことが多く，異物肉芽腫よりは切除しやすい．破損した oil cyst は十分に洗浄する．

考　察
〜なぜ不適切な施術が行われるのか？〜

2011 年に米国医師会は，国内の 23 人の美容皮膚科医を対象に美容医療に関する有害事象について追跡調査を行った．そのうち filler 注入施術に関しては 4,430 件の施術で有害事象の発生は 23 件（0.52％）であり，重篤なものはなかったとして，専門医による美容施術は安全であると結論付けている[7]．

このように，本来簡便かつ低侵襲で安全性も高いと言われる filler 注入において，なぜ不適切な施術が横行し後遺症患者が後を絶たないのだろうか．様々な視点から考察する．

1．基礎知識・手技の問題

顔面皮下軟部組織の解剖学知識，またそれに伴う正確な注射技術が要求される．注入手技の基礎知識に関しては改めて成書あるいは本誌の他稿を参照して頂きたい．

解剖学的知識としては，いわゆる danger zone は熟知しておくべきである．特に，眼角動脈や滑車上動脈は，内頚動脈より派生する眼動脈と交通している．これらの血管内腔に filler 注入を行うと，眼動脈を逆行性に閉塞させた後に網膜動脈の血行不全を起こし，視野欠損や失明を呈することがあり，すでに多くの報告が見られる[8〜10]．対処法としてはヒアルロニダーゼの眼窩内大量注入や全身投与などの報告もある[10]が，網膜の視細胞が虚血に耐えられるのは 1 時間ほどしかないため，注入による眼動脈閉塞が疑われた場合には眼科的救急処置が可能な専門病院への搬送を躊躇してはならない．さらには眼動脈内塞栓が内頚動脈分岐部まで及ぶと脳梗塞発症の危険性がある．神経科領域での報告も散見される[11]．中大脳動脈領域の梗塞が多く，注入物質としてはヒアルロン酸よりも脂肪注入で多くみられるようである．

我々は，他院でハイドロキシアパタイト製剤を皮内注射され，硬結と皮膚潰瘍を呈した症例を経験した．これもまた基礎知識や手技の問題による

トラブルであり，製品に対する正しい予備知識があって filler の種類によって適した注入層があることを知っていれば予防できる．

注射針を刺入して皮下で操作する際，血管を穿破すれば皮下出血や血腫形成をするし，血管内に入れば皮膚壊死，失明，脳梗塞まで至る可能性がある．静脈可視装置を使用して表在静脈を避ける，刺入時の鋭針と注入時の鈍針を使い分けるなど，様々な工夫をしている施設もみられる．

また，当科を訪れる患者には素人や闇業者のアンダーグラウンドな施術によるものも少なくない．これらにおいては安全な注入の知識以前に機材の滅菌操作さえも怪しいものであり，注射針の使い回しなどの可能性もある．明らかに不潔な施術によると思われる蜂窩織炎を呈する患者もいる．

2．材料の問題

現在世界中で数多くの filler が販売されているが，厚生労働省（日本），FDA（米国），MDA（英国），CE（EU）など各国の当該機関により承認状況は様々である．しかし日本国内においては薬事法での承認が取れていない薬剤でも医師の裁量に基づいた使用が可能であり，文字通りの自由診療と言える．薬事承認がある製品の適応外使用に関しても同様である．ちなみに薬事承認と保険適応は異なるもので，一般的には薬事承認後に保険適応の申請が行われ，これが認められることを保険収載と呼ぶ．

医師の裁量とは，本来は患者の治療のために薬事未承認の製品を使用する緊急性や必要性があると判断した場合においてこそ許容されるべきものだが，美容医療の特殊性から比較的曖昧に解釈されてきた歴史がある．裁量権とは決して自分勝手に行使できる権利ではなく，学会の基準など一定の根拠に基づかないものは違法となる可能性もある[12]．生体注入材料の安全性を確認する前に，医師の裁量権の名の下に自由に使用して良いものではない．

非認可材料の使用を否定はしない．しかし患者や施術者自身の身を守るための十分な「説明と同意」が必要であろう．

以下に代表的な製品を紹介する．

A．ワセリン，パラフィン，オルガノーゲン®

これらに代表される炭化水素系物質による注入施術は豊胸術を中心に 1950 年代に盛んに行われたが，頬部や前額部への注入例も多かった．注入当時に 20 歳台だった患者も現在は 80 歳台を超える世代になっている．しかし，後遺症に悩み新規に外来を訪れる患者が未だに存在する．

B．液体シリコン

1960 年代からは液体シリコン注入による施術が台頭してきた．シリコンもパラフィンなどと同様に体内で細分化されたあとにマクロファージに取り込まれ，異物肉芽腫を形成する．海外，特に東南アジアを中心にして依然として施術が行われているようであり，未だ多数の後遺症患者が来診する．

C．ヒアルロン酸

比較的安全な吸収性 filler であるが，製品による合併症として架橋剤によるアレルギーや，肉芽腫形成の可能性もある[13]．手技による合併症のリスクは他の filler と同様であり，我々は血管内注入によると思われる鼻翼壊死や前額部皮膚壊死の症例を数例経験した．過矯正に対してはヒアルロニダーゼが有効である．

D．非吸収性ハイドロジェル製剤

自験例では Aquamid® による後遺症患者が多かった．これはポリアクリルアミドの代表的な製品であり，CE（EU）や KFDA（韓国）で承認され FDA（米国）でも認可申請が進行中であるが，感染や硬結などの合併症報告も多くある[14]．モノマーとしてのアクリルアミドの発癌性は特に食品業界では広く知られており，国際がん研究機関（IARC）では Group 2A（Probably Carcinogenic）で発癌の可能性は高いものとして分類されている[15]．現状ではポリアクリルアミドであれば発癌性はなく安全とされているが，皮下注射された場合の重合の数十年単位での長期安定性に関するデータはないため，慎重な使用が求められる．他

国承認機関の認可は生体注入後の長期予後まで保証するものではない.

その他, Amazingel®, Artecoll®, Dermalive®など, 様々な非吸収性 filler による後遺症患者が来診する. いずれも皮下浅層に異物肉芽腫を呈しており, 摘出を希望する患者が多い.

現在国内を中心に流通している非吸収性 filler の詳細については一瀬らの報告[16]が詳しい.

E. 成長因子製剤

近年の特徴としては多血小板血漿(PRP)＋成長因子, もしくは成長因子単独注射による後遺症を訴える患者が増加傾向にある. 症状としては消退しない硬結, 発赤, 違和感などである.

成長因子と言っても国内外含め様々な製品が存在するが, 自験例では他院施術医の情報提供によると使用薬剤の半数以上がフィブラスト®スプレーであった. 製造販売元である科研製薬本社に問い合わせをしてみると, filler として使用されることによる有害事象報告が近年明らかに増加傾向にあり, 憂慮しているということであった. フィブラスト®スプレーは皮膚潰瘍治療の外用剤であり, メーカーとしては美容医療目的での皮下注射は注入量の如何を問わず反対であるという姿勢を改めて明確に示していくとのことであった. しかし薬剤の使用に関してはやはり薬事法により医師の裁量に委ねられるため, 出荷を制限するなどの措置はできないようである. 科研製薬は 2014 年 6 月にホームページ上で「フィブラスト®スプレーの適正使用に関するお願い」として注意勧告文を出している[17].

Filler としての成長因子製剤の可能性を完全に否定するものではないが, 安全なボリュームコントロールが確立できるまでは慎重に施術すべきである. 今後の研究に期待したい.

3. 施術資格に関して

明らかに資格を持たない人間による施術症例も少なくない. インターネットで薬品を入手して自己注入する[18]などは最たるものであるが, 海外での医療機関でない場所での施術や, 東南アジア系の医療従事者を名乗る人物にマンションの 1 室で注入施術を受けた, などの様々な症例を経験した. 皮下注射は純然たる医療行為であり, 医師法第 17 条「医師でなければ, 医業をなしてはならない」の条項が適用される. ただし法解釈は一律ではなく, 例えば糖尿病患者で本人もしくは家族が緊急にインシュリン注射をするような場合では, その正当性・必要性が認められて違法性が阻却される[19]とある. しかし素人が整容改善目的に注入を繰り返す場合においては医師法違反と判断される可能性は極めて高いであろう.

参考までに, 最近歯科医師による鼻唇溝へのヒアルロン酸注入の是非が話題になった. 1996 年に厚生労働省(旧厚生省)において「歯科口腔外科に関する検討会」が開かれ, 「標榜診療科としての歯科口腔外科の診療領域の対象は, 原則として口唇, 頬粘膜, 上下歯槽, 硬口蓋, 舌前 3 分の 2, 口腔底に, 軟口蓋, 顎骨(顎関節を含む), 唾液腺(耳下腺を除く)を加える部位とする.」と決定した[20]. この意見に基づき, 口唇を口輪筋が裏打ちした部分全てであると解釈するならば, 鼻唇溝へのヒアルロン酸注入も歯科の診療範囲であるという. 2014 年 8 月 16 日の読売新聞記事[21]によると, 日本歯科医師会は違法行為にはあたらないとの見解を示しているが, 厚生労働省は一般的な歯科診療ではないとの認識で困惑しており, 歯科医のしわとりの実態について情報収集を始めたとのことである. 繊細な話題であるので私見を述べるのは避けるが, 今後も慎重な議論が必要であろう.

4. 相互情報提供の重要性

美容外科後遺症患者の性質上, 施術医療機関からの診療情報提供書を持参してくることは少ない. 前医と再び関わることを嫌がる患者も多いが, 当院では可能な限り前医に経過や施術記録などの「情報提供のお願い」をすることにしている. 治療のためには何日前にどのような製品をどの程度注入したのかを正確に知る必要がある. また, 患者の虚言に対する裏付けを目的とすることもある. 被害者意識が高じて事実と大幅に異なる申告をす

る者や，素人自己施術やアンダーグラウンド施術の場合に診療を断られるのを恐れ，適当なチェーン店クリニック名などを挙げて虚偽の申告をする者があるので，これを確認することも時に必要である．さらには患者が前医に対して法的措置を検討している場合の証拠保全にもなる．前医に無断で何らかの施術を行って現状保存を崩してしまった場合，後遺症の原因が当院の介入によるものと前医が指摘をしてくるケースがあるので，そのような場合は治療介入前にまずは現状の相互確認をしておく必要がある[22]．

患者の感情的な申告を鵜呑みにはせず，第三者として中立の立場を貫き，前医の批判をしないことが大切である．客観的，医学的に現状を診断して対処法を提案する．我々は，ほとんどの医療機関から快く情報提供の返信を得ている．医療コストなどの点も含めて後遺症治療，フォローアップの意思が前医にある場合は逆紹介することもある．

まとめ

日本医科大学付属病院形成外科・美容外科の美容外科後遺症外来での診療経験から，顔面の美容外科後遺症，特に非吸収性fillerによるものについて，様々な視点から問題提起をして考察を述べた．

参考文献

1) 百束比古：【形成外科に必要な画像診断】美容目的の体内異物の画像診断．形成外科．**53**(2)：147-155，2010．
   Summary 日本医科大学付属病院形成外科の体内異物診断方法に関するまとめ．
2) Schelke, L. W., et al.：Use of ultrasound to provide overall information on facial fillers and surrounding tissue. Dermatol Surg. **36**(3)：1843-1851, 2010.
   Summary 顔面fillerの超音波診断についてまとめたもの．ヒアルロン酸，脂肪注入，シリコンオイルなど個別に描出パターンを考察している．
3) Sergott, T. J., et al.：Human adjuvant disease, possible autoimmune disease after silicone implantation：a review of the literature, case studies, and speculation for the future. Plast Reconstr Surg. **78**(1)：104-114, 1986.
4) 小野真平：誘因なく突然発症した顔面注入異物後遺症の一例．日美外報．**29**(4)：195-218，2007．
5) 青木 律：【メラノサイト系色素斑に対するわれわれの治療法】炎症後色素沈着の治療．形成外科．**50**(1)：63-69，2007．
6) Radmanesh, M., et al.：Successful removal of polyacrylamide hydrogel by pulsed fiberoptic 1444-nm Nd-YAG laser. J Cosmet Laser Ther. **15**(6)：342-344, 2013.
7) Alam, M., et al.：Multicenter prospective cohort study of the incidence of adverse events associated with cosmetic dermatologic procedures. JAMA Dermatol. Published online November 05, 2014.
   Summary アメリカ国内で8地点，23人の美容皮膚科医による2011年3月28日から12月30日までに行われた約2万件の施術を対象とした．その結果，48件の有害事象が報告された．これは全施術の0.24%にあたるもので，重篤な有害事象は認めなかった．
8) Park, S. W., et al.：Iatrogenic retinal artery occlusion caused by cosmetic facial filler injections. Am J Ophthalmol. **154**(4)：653-662, 2012.
9) Lazzeri, D., et al.：Blindness following cosmetic injections of the face. Plast Reconstr Surg. **129**(4)：995-1012, 2012.
10) Carruthers, J. D., et al.：Blindness caused by cosmetic filler injection：a review of cause and therapy. Plast Reconstr Surg. **134**(6)：1197-1201, 2014.
    Summary Filler注入による失明報告のレビュー論文．ヒアルロニダーゼの眼窩内大量注入など対処法も紹介．
11) Hong, J. H., et al.：Central retinal artery occlusion with concomitant ipsilateral cerebral infarction after cosmetic facial injections. J Neuro Sci. **346**(1)：310-314, 2014.
12) 西山真一郎：医師の裁量権とインフォームドコンセント．日美外報．**28**(4)：201-204，2006．
13) 山下理絵：【Fillerの合併症とその対策】ヒアルロン酸注入による除皺術―陥凹変形の合併症とその対策―．形成外科．**52**(11)：1293-1301，2009．
14) Amin, S. P., et al.：Complications from injectable polyacrylamide gel, a new nonbiodegradable soft tissue filler. Dermatol Surg. **30**(12 pt2)：1507-1509, 2004.

15) IARC Working Group：ACRYLAMIDE. IARC Monographs Programme on the Evaluation of Carcinogenic Risks to Humans. **60**：389-433, 1994.
16) 一瀬晃洋ほか：【Filler の合併症とその対策】非吸収性 filler 注入の合併症とその対策．形成外科．**52**(11)：1325-1331，2009.
Summary 様々な非吸収性フィラーの種類についてわかりやすくまとまっている．
17) 科研製薬ホームページ http://fiblast.jp/pdf/tekiseishiyo_140526% 20.pdf
18) 小野真平：ヒアルロン酸の顔面自己注入後遺症の1例．日美外報．**31**(3)：145-150，2008.
19) 厚生労働省ホームページ 中央社会保険医療協議会総会議事録：医事法制における自己注射に係る取扱いについて 2005.4.6
http://www.mhlw.go.jp/shingi/2005/04/dl/s0406-5d2.pdf
20) 厚生労働省(旧厚生省)ホームページ 審議会議事録：第2回「歯科口腔外科に関する検討会」議事要旨
http://www1.mhlw.go.jp/shingi/0628-3.html
21) 読売新聞 2014年8月16日
http://www.yomidr.yomiuri.co.jp/page.jsp?id=103494
22) 百束比古，青木 律：【美容医療・美容外科の基本】美容外科手術の後遺症と治療．形成外科．**48**(増)：S21-S28，2005.

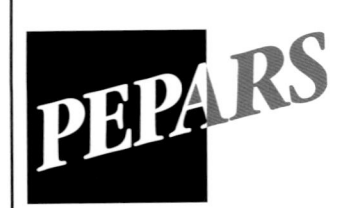

◆特集／美容外科・抗加齢医療—基本から最先端まで—

後遺症
乳房異物・脂肪注入の後遺症と処置

百束　比古*

Key Words：豊胸術(augmentation mammoplasty)，後遺症(late complication)，画像診断(picture diagnosis)，救済手術(salvage operation)，遊離組織移植(free tissue transfer)

Abstract　乳房増大術(豊胸術)は多くの女性の憧れであり，形成外科・美容外科医にとっても永遠の課題である．しかし未だかつて絶対に安全且つキズの遺らない方法はない．そこで，種々の注入法やインプラントの開発をみた．本邦の豊胸術の歴史は，古い順にワセリン，パラフィンと言った炭化水素系物質の注入，シリコンオイルやシリコンジェルと言ったシリコン系物質の注入，シリコンバッグプロテーゼなどシリコン系インプラントの埋入，生理食塩水バッグ，ハイドロジェルバッグの埋入，そして近年ではヒアルロン酸も含むハイドロジェルや自家脂肪の注入，コヒーシブシリコンバッグの埋入という流れである．しかし，日の浅いコヒーシブシリコンバッグを除いて，あらゆる後遺症が発現して来た．本稿ではその歴史に伴う後遺症の種別，異物の画像診断などにつき詳述する．

はじめに

異物や吸引脂肪を注入して体型を変えるという美容外科手技は古くから行われてきた．特に，女性の乳房をより大きくするいわゆる豊胸術の後遺症を繙けば，異物埋入の長い歴史を語ることになる．本稿では，未だに安全な方法のない乳房増大術の合併症ないしは後遺症とその処置について述べる．

乳房内埋入異物の種類と後遺症

1．注入炭化水素系物質

1950年頃から1965年頃までは，パラフィンやワセリン，あるいはそれらを成分とした商品が市販され，注入に用いられたが，結果として多くの症例で岩のような硬結や皮膚への油性浸潤を遺した．画像診断では，マンモグラフィーやCTなどのX線画像で物質自体が透亮像を呈するので鑑別できる(図1)．

---

* Hiko HYAKUSOKU，〒113-8603　東京都文京区千駄木1-1-5　日本医科大学形成外科，教授

2．注入シリコン系物質

1955年頃から1980年頃まで使用された．液状のものとゲル状のものがあり，さらに油成分を混合したものもあったようである．やはり，殆どの症例でシリコンを取り囲む線維組織による硬結や皮膚への油性浸潤を遺した．画像診断では，マンモグラフィーやCTなどのX線画像で物質自体が陰影を呈するので鑑別できる(図1)．

3．シリコンジェルバッグ

1975年頃から1990年代まで全世界で使用された．シリコンゴムの外殻によって封入されたシリコンゲルが自然な感触をもたらした．ただし，長期間の体内埋入で外殻が破潰したり，内容物の微量の漏出が被膜拘縮や石灰化被膜の形成を促した症例も多く，自己免疫疾患類似のヒトアジュバント病誘発の疑義も晴れず，1990年代にFDAによって使用が禁止された[1~4]．しかし，欧州などでは規制されず使用されたようである．

4．生理食塩水バッグ

1900年代に米国や日本でシリコンバッグが規制された後に，豊胸材料の主流となった．腋窩の

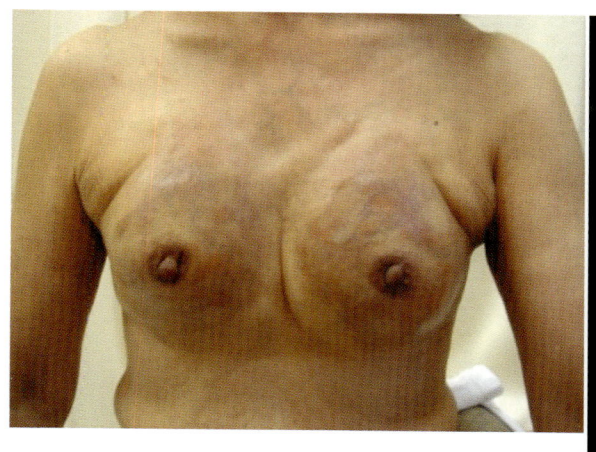

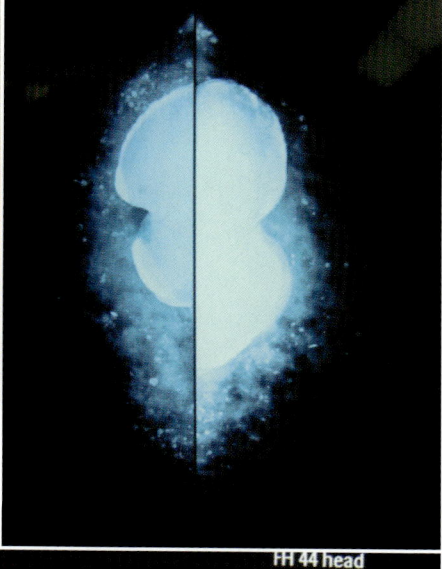

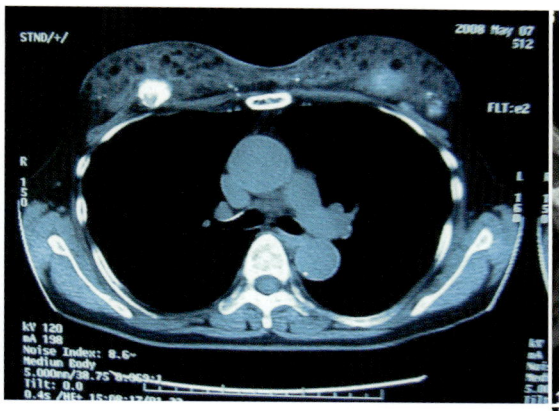

図 1. 炭化水素とシリコンの重複注入例
　a：臨床像．岩のように硬く，皮膚への異物の油性浸潤を伴う乳房
　b：マンモグラフィー像（左：右乳房，右：左乳房）では，シリコンの陰影（radiopaque）と炭化水素系物質による透亮像（radiolucent）と多数の石灰化が示される．
　c：CT では，シリコンの陰影の周囲に炭化水素系物質による透過像が著明である．
　d，e：MRI T1 強調(d)，T2 強調(e)を示す．シリコンは T1 強調像では Low，T2 強調像では High に映り，炭化水素系物質は T1 強調像では Iso-High，，T2 強調像では Low-Iso に映る．

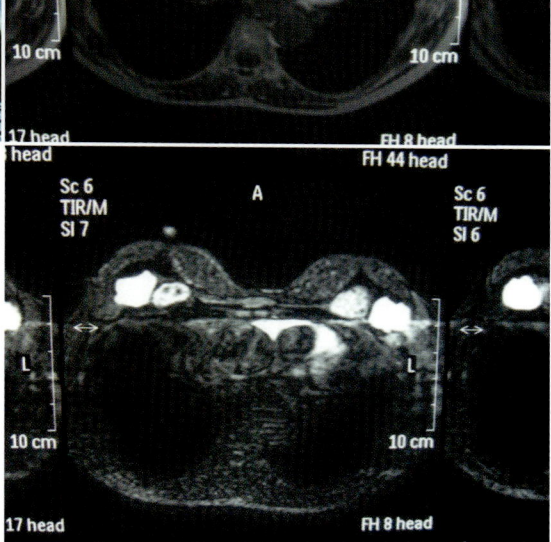

切開から挿入して，生理食塩水を注入することができるバッグが使用されたが，感触の不自然さや rippling によるバッグの折れが触知されることが欠点であり，また破裂して平坦になる場合もあり程なく廃れた（図 2）．

5．コヒーシブシリコンバッグ

2000 年以後，流動性の極めて低いコヒーシブシリコンをシリコンの外殻に封入したバッグプロテーゼが出現し，乳房再建や豊胸術のための埋入剤として用いられている．しかし，やはり破潰した場合の内容物の安全性においては流動はしない

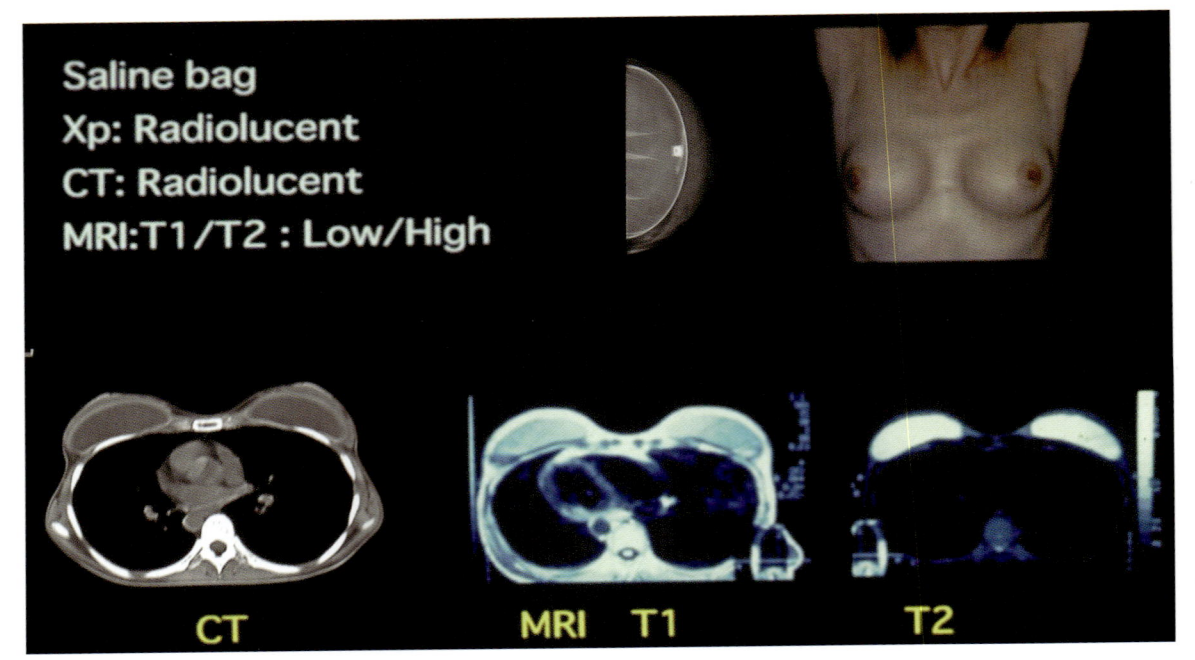

図 2. 生理食塩水バッグの画像. X線透過像を呈する.

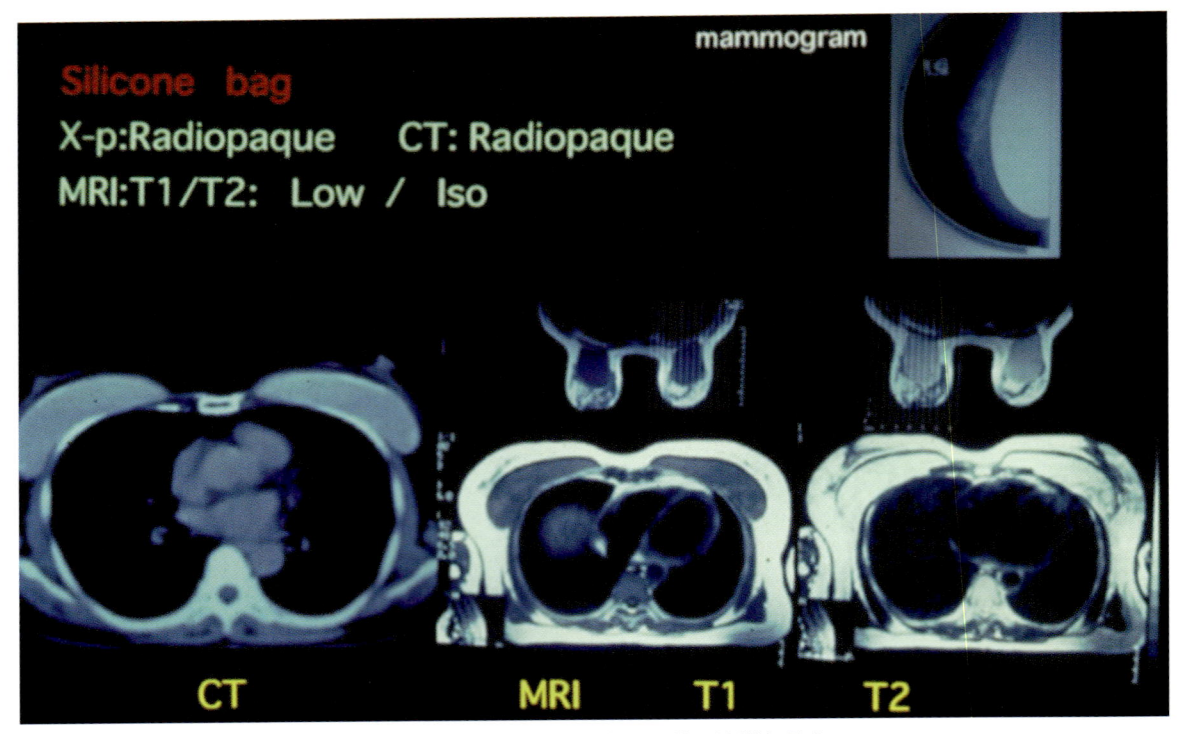

図 3. シリコンバッグの画像. X線で陰影を呈する.

ものの，完全に保証されたものではない(図3).

6. ハイドロジェルバッグ

1995年頃より，シリコンの外殻に封入された，ハイドロジェルの製品がフランスを中心に販売され，豊胸に用いられた．X線透過性がよく，シリコンに比較して乳癌の早期発見に有利という触れ込みであったが，シリコンの外殻を用いていることもあって全くの透過性ではなかったようである．また，破潰した場合のハイドロジェルの帰趨についても，安全性の保証はされておらず，現在

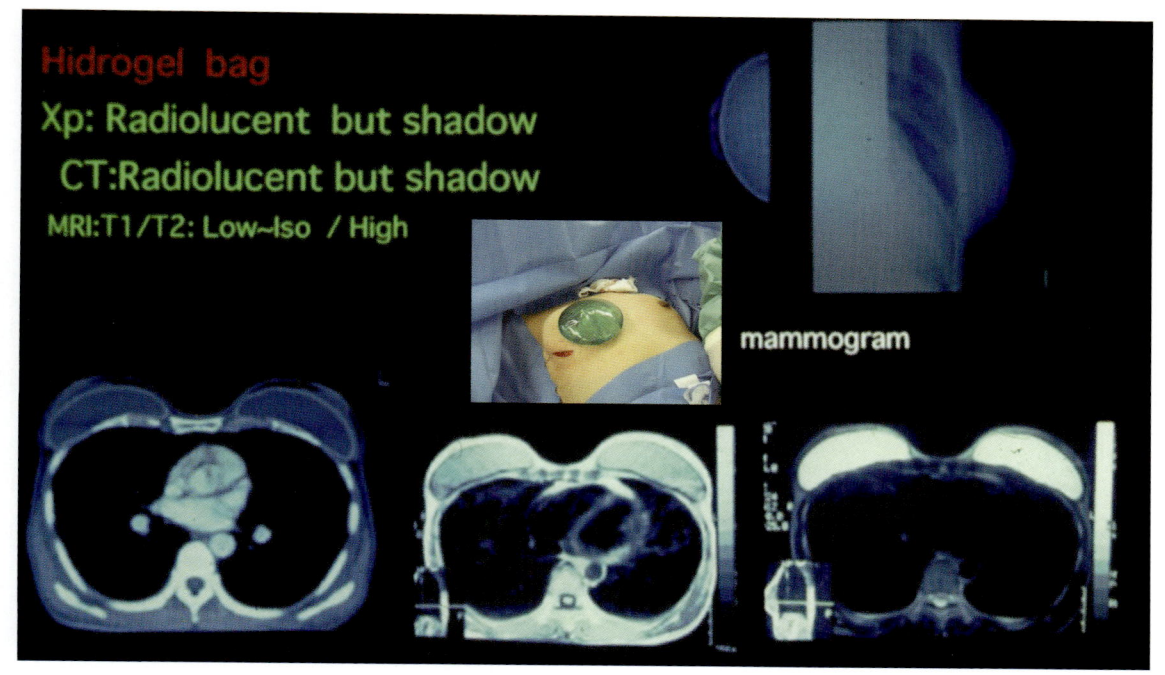

図 4. ハイドロジェルバッグの画像. X線透過像を呈するが, 生理食塩水バッグより透過性が低い.

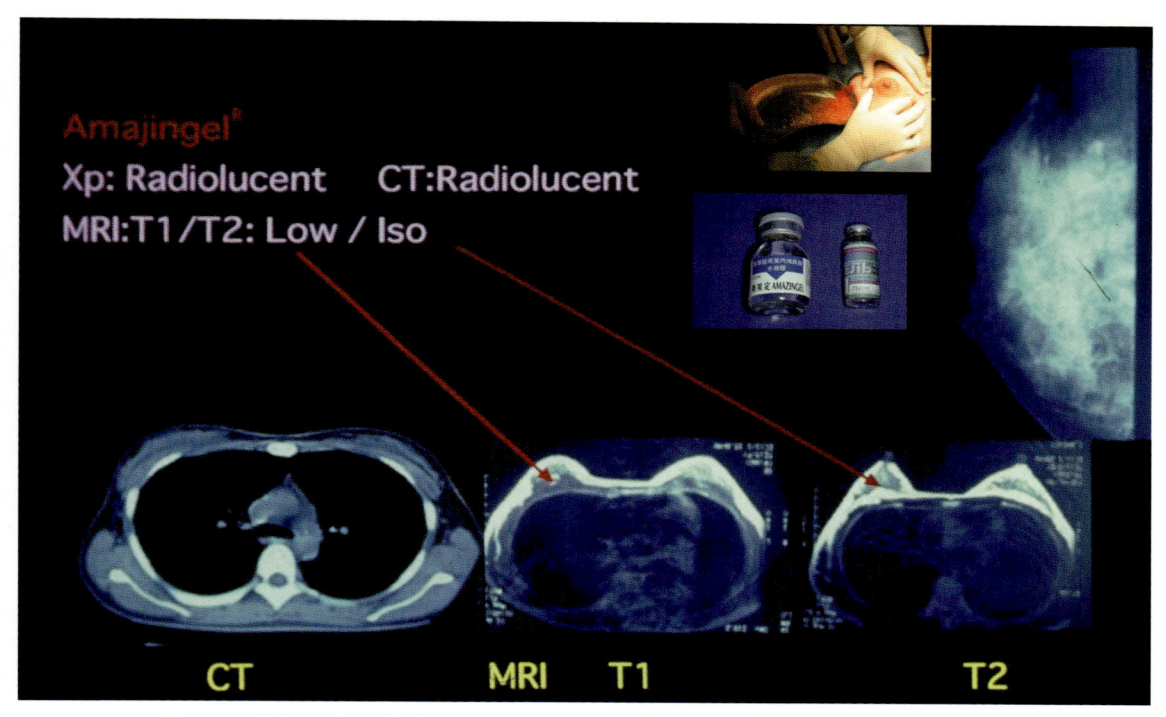

図 5. ハイドロジェル注入(ポリアクリラマイド)の画像. 雲状陰影が特徴的である.

では発売が禁止されている(図 4).

7. 注入ハイドロジェル系物質

2000 年以降, 乳房注入用のヒアルロン酸が開発され一部で普及した. ヒアルロン酸もまたハイドロジェルである. ただし, ヒアルロン酸は 6 か月〜1 年でほとんど吸収されるとされるが, 一度に大量を同部位に注入するとしこりとなって残ることがある. 実際にそのような後遺症を主訴として来診する患者が多くいる[5](図 5).

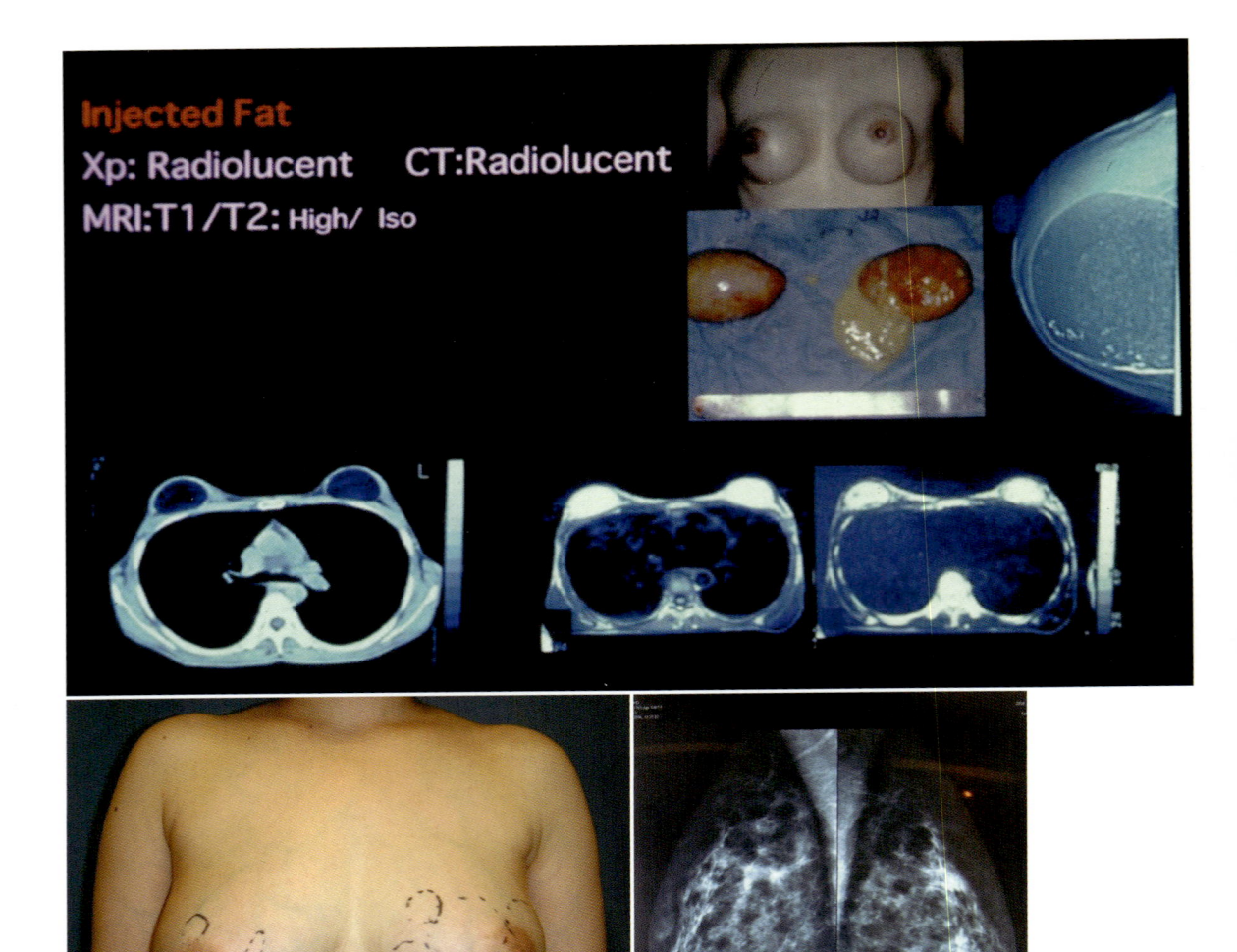

図 6. 注入自家脂肪
 a：注入脂肪の画像1（1箇所に大量注入されたもの）．生着しない脂肪は炭化水素系物質である．
 b，c：注入脂肪の画像2（少量ずつ分散注入されたもの）．多発性囊腫・肉芽腫（点線でマーキングした部分）が乳癌の早期発見を阻害する．マンモグラフィー（c）では，多発性の異物性線維によって取り囲まれた囊腫が散在する．

8．注入自家脂肪

　自家脂肪の注入による豊胸術は，その完全生着はあり得ず，囊腫の形成など触感の異常のみならず早期乳癌の発見を阻害する可能性があることや，少なくとも十分に納得できる豊胸効果を得ることは困難ということもあり，施行すべきではないという意見が未だ多いことも事実である．ただし少量ずつ多部位に注入すると少なくとも触知されるような硬結はできにくいという近年の報告もある[6]．また，脂肪細胞由来体性幹細胞を混和して注入するいわゆる再生治療については，自家脂肪単独注入との差異が不明なので，依然として評価が定まらない（図6）[7]．

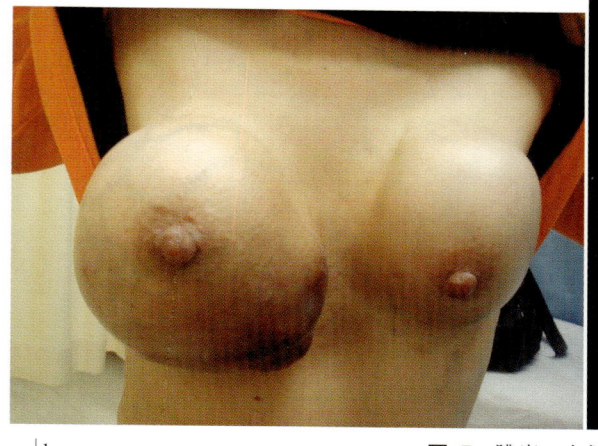

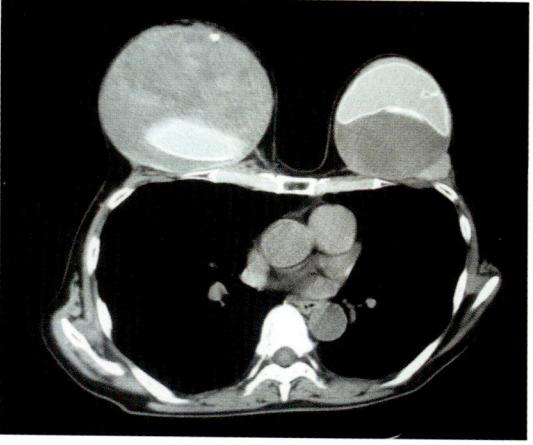

a|b　　　　　　　　　　　図 7. 膿瘍の合併した乳房
　　　　　　a：44 歳，女性．臨床像を示す．
　　　　　　b：CT ではバッグプロテーゼとは別に巨大な膿瘍がみられる．

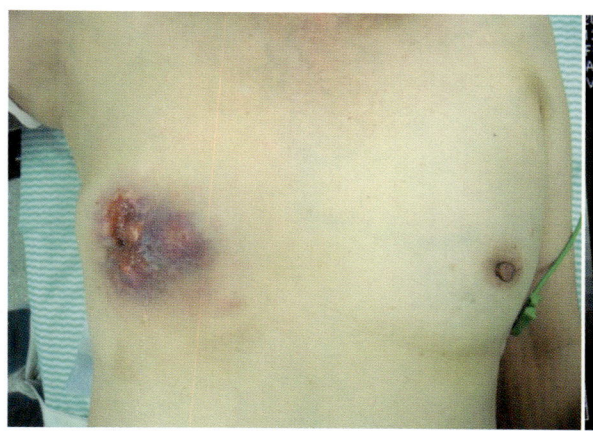

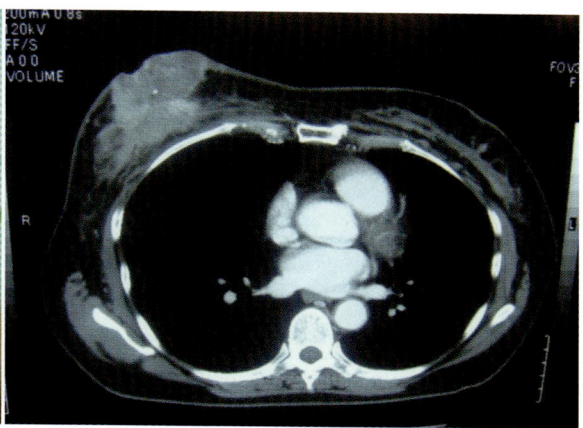

a|b　　　　　　　　　　　図 8. 異物肉芽腫によって乳癌の発見が遅れた例
　　　　　　a：54 歳，女性．30 年前のシリコン注入による硬結が早期乳癌の発見を阻害して進行性となったもの
　　　　　　b：CT 像では異物肉芽腫に接して腫瘍像がみられる．

膿瘍

稀ではあるが，異物に無菌性膿瘍が合併して乳房の極度の変形をきたすことがある(図7)[8]．

乳癌の合併

これも稀ではあるが，異物埋入に乳癌が合併すると，発見が遅れて手遅れになりやすい(図8).

治療

1．救済手術の適否

多くは他医による施術の後遺症患者であることから，例え修正可能な状態であっても安易に患者の要求に応じて手を加えない方が良い．その理由の一つは，時に患者側が前医に対する法的措置を念頭に置いている場合があり，前医に無断で施術を行えば，手術結果の責任を被らされたり，後遺症の現状を無断で損ねてしまうからである．

したがって，できれば施術医からの診療情報か紹介を文書で受けてから，患者が望めば救済手術を行うべきである．しかし，古い施術による場合，異物の露出や感染など，緊急性を有する場合はやむを得ないが，写真を含む記録だけはしっかりと残しておかなければならない．

一方，心気的な訴えやドクター・ショッピングを繰り返してきた患者などは，精神科専門医の診

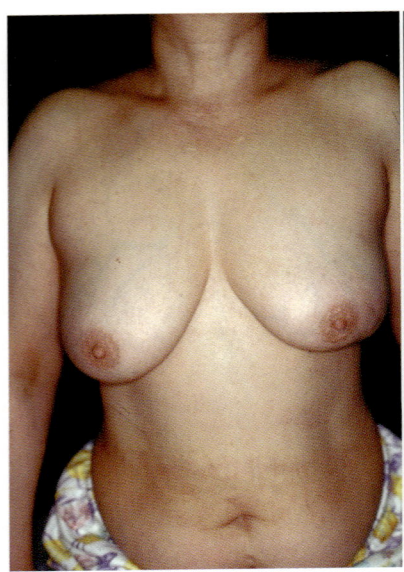

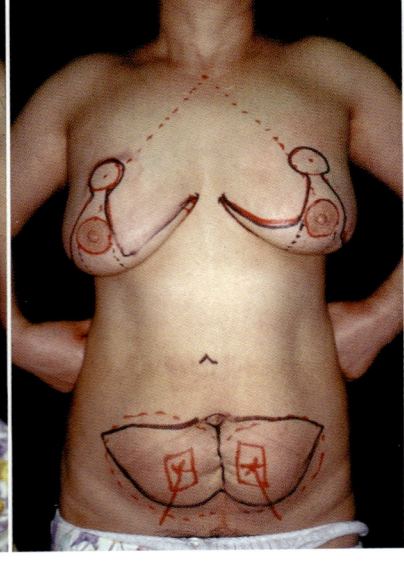

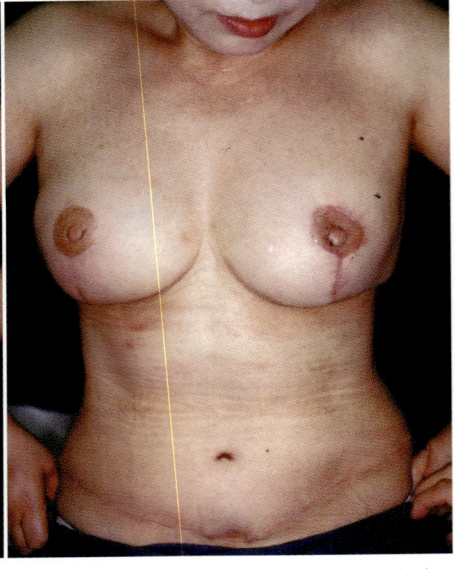

図 9. 51 歳，女性．異物摘出後自家組織による即時再建を行った．
　a：シリコンバッグが埋入された術前の状態
　b：乳房挙上・異物摘出と皮弁のデザイン
　c：術後半年の状態

察を経て施術の適否を判断してもらうことなしには，決して手術的治療をしてはならない．

2．異物埋入患者への対応

　最も問題となる乳癌の合併については，異物との因果関係の証明はなく偶発的とされるが，問題は異物肉芽腫の硬結と紛らわしいために発見が遅れることである．異物の種類の識別にはX線軟部撮影，マンモグラフィー，CT，MRIが有用で，それらの結果の照合によっておよその同定はできる[9]．

　摘出後再建を行う場合は悪性腫瘍の存在を最大限除外しなくてはならないので術前検査を十分に施行する．しかし実際には摘出標本の病理組織学的検査に勝る診断法はないので，疑わしい場合は術前に生検を行うべきである．

　患者が異物の摘出を望むのは多くは癌早期発見困難の不安を心配する場合や，何らかの不定愁訴がある場合，あるいはより安全な組織による再建手術を希望する場合である．したがって医師の技量と説明が大きく影響するのでその責任は大きい．

　なお手術の方針には以下の選択項目があるので協議の参考にする．

1）異物および肉芽腫の摘出のみ．ただし全摘は不可能

2）摘出後乳房固定術．乳頭の位置を上げる場合がある

3）摘出後コヒーシブシリコンバッグの埋入

4）摘出後血管付き自家組織埋入．方法は乳房の大きさなどにより決める

　なおいずれの場合でも，異物の皮膚浸潤があれば皮膚や乳頭の一部切除もあり得る．第2項については異物および肉芽腫の摘出範囲の小さい場合や大胸筋が温存される場合には適応になるが，再び異物であるプロテーゼを埋入することに抵抗を示す患者が多い．

　また第3および4項については，即時に行う場合と2期的に行う場合がある．さらに第4項で使用される組織には腹直筋皮弁，広背筋皮弁，注入遊離脂肪があるが，我々は分割された遊離腹直筋（筋体を少量付ける）皮弁を第一選択としている（図9）[10]～[14]．

　また忘れてはならないのは，即時再建をする際には確率は極めて低いものの再建後悪性腫瘍が発覚して，再建乳房も含めて広範囲切除術が必要になる場合が皆無ではないことを理解させておかなければならない．

考察

　美容外科から美容医療へと，皮膚を切開しない方法が増加しつつある．目的もかつては，より美しくという女性の願望を満たしたり，コンプレックスを解消するものであったが，昨今は乳癌摘出後の再建や抗加齢の修正もあり，対象も中高年女性に及びつつある．

　誰しもが他医により生じた美容手術の後遺症や合併症を診察するのは決して本意とは思わないであろうが，患者と施術医の人間関係の悪化，患者によるセカンドオピニオンの要請などにより，患者本位に立てば診察せざるを得ないことが多い．したがってその手順や手術適応や手術方法の標準化も必要となろう．喫緊の課題として我々の施設の方法を元としたプロトコールの構築について今後検討していきたい．

さいごに

　美容目的の乳房増大手術による合併症あるいは後遺症の実態，診察，治療について記述した．豊胸は多くの女性の夢でありコンプレックスの解決法であるが，いまだに安全かつ確実な方法がないというジレンマもまた事実である．恐らく現在最も安全な方法はコヒーシブシリコンバッグの埋入ということになろうが，皮膚切開を要するという欠点がある．注射による方法としては，自家脂肪の少量分割注入という方法もまた今後の可能性を秘めているかもしれない．

参考文献

1) Kumagai, Y., Shiokawa, Y., Medsger, T. A. Jr., Rodnan, G. P.：Clinical spectrum of connective tissue disease after cosmetic surgery. Observation on eighteen patients and review of the Japanese literature. Arthritis Rheum. 27：1-12, 1984.
2) Surgott, Y. J., Limoli, J. P., Baldwun, C. M. Jr., Laub, D. R.：Human adjuvant disease, possible autoimmune disease after silicone implantation：A review of the literature, case studies and speculation for the future. Plast Reconstr Surg. 78：104-114, 1986.
3) 百束比古，文入正敏：ヒトアジュバント病．手術．45：873-880, 1991.
4) 三好和夫：人アジュバント病の歴史．感染・炎症・免疫．25：110-119, 1995.
5) 桐生(長嶋)有紀，赤石諭史，百束比古：ヒアルロン酸の乳房注入によると思われる後遺症の3例．日美外報．36：14-21, 2014.
6) Coleman, S. R., Saboeiro, A. P.：Fat grafting to the breast revisited：safety and efficacy. Plast Reconstr Surg. 119：775-785, 2007.
7) Hyakusoku, H., Ogawa, R., Ono, S., Ishii, N., Hirakawa, K.：Complications after autologous fat injection to the breast. Plast Reconstr Surg. 123(1)：360-370, 2009.
8) 若林奈緒，村上正洋，小野真平，渋谷偉織，石井暢明，百束比古：ポリアクリラミドハイドロジェル注入による豊胸術後無菌膿瘍をきたした2例．日美外報．35：76-83, 2013.
9) Kawahara, S., Hyakusoku, H., Ogawa, R., Ohkubo, S., Igarashi, H., Hirakawa, K.：Clinical imaging diagnosis of implant materials for breast augmentation. Ann Plast Surg. 57：6-12, 2006.
10) Aoki, R., Mitsuhashi, K., Hyakusoku, H.：Immediate reaugmentation of the breasts using bilaterally divided TRAM flaps after removing injected silicone gel and granulomas. Aesthetic Plast Surg. 21：276-279, 1997.
11) 百束比古：豊胸術とくに注入異物の unfavorable results とその再建手術．日美外報．21(1)：16-22, 1999.
12) 百束比古：【頚部と躯幹の形成外科】乳房異物の診断と治療．形成外科．41：133-139, 1998.
13) 百束比古：乳房異物の除去と再建手術：とくに自家組織による再充填術について．形成外科アドバンスシリーズ　美容外科最近の進歩．133-140, 克誠堂出版，1998.
14) 百束比古：注入異物除去術．美容外科手術プラクティス2．405-407, 文光堂, 2000.

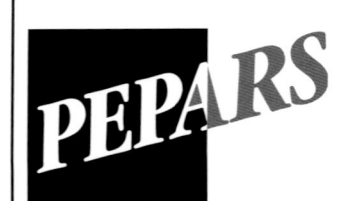

◆特集／美容外科・抗加齢医療—基本から最先端まで—

後遺症
脂肪吸引の合併症・後遺症と処置

クレ カツヒロ・ロバート*

Key Words：脂肪吸引(liposuction)，合併症(complication)，死亡例(fatal cases)，evidence-based medicine(EBM)，深部静脈血栓(DVT)

Abstract 脂肪吸引術はアメリカでは最も頻繁に行われている美容形成外科手術の1つであり，正しい方法で行えば，安全で，効果的な外科手技である．しかし，ごく稀に重篤な合併症も起こり得る．
　本論文では最近のアメリカの evidence-based medicine の概念に基づいて，近年登場してきた各種脂肪吸引術の問題点にも触れながら，各種合併症について考察する．さらに過去に発表された論文をベースに，より安全な脂肪吸引の10か条を述べる．

　筆者はこれまで何度か日本の形成外科医を対象として，安全な脂肪吸引のガイドライン，合併症の予防策などをアメリカ合衆国(米国)のデータを用いて紹介してきた[1〜4]．今回同様のテーマについて論説する際に，ここ数年間の変化を調べてみた．最近の米国の美容医療界に関しては，2014年のアメリカ美容形成外科学会(ASAPS)[5]でも議論されたことであるが，注目すべきことの1つは evidence-based medicine(EBM)の考えが美容医療分野にも浸透してきていることではないだろうか．
　EBMに根差した医療とは，ご存じの通り，確かなデータに基づいた，医学界でコンセンサスの得られた治療，施術をしようという考えではないだろうか．もともと美容医療部門ではアメリカでもEBMの導入が他科に比べ遅かった．一方で，アメリカFDAのような規制のない日本では，美容医療に携わる医師は「自由裁量」で世界中の新しい治療法や海外政府機関に未認可の機器を導入することができた．たとえば，"barbed suture lifting(有刺性の糸によるリフティング)"，メソセラピーといったアメリカ形成外科学会では推奨されてない施術が日本では多数行われている．こうしたものが，EBMの概念とは程遠い「本邦初」とか「当院のオリジナル治療」などといったキャッチフレーズで宣伝媒体に利用されたりする．
　ここ数年，米国では美容医療を真のサイエンスにしようという機運が強く，なるべく anecdotal と言われる「そう思う」タイプの医療からEBMに根差した医療へと転換しつつある．昨年末に発表された米国の脂肪吸引に関する総説論文で，特にEBMをベースに脂肪吸引の安全性を再考している[6]．その中で，これまで筆者が触れなかったことで注目すべき点がいくつか記載されているのでまずそれらを以下に列記する．そして次に合併症予防に関しての従来の推奨事項を更新したものを提示したい．

　1）脂肪吸引に使用する wetting fluids(tumescent solution)は室温まで温めて使用する[7)8)]．これは，低体温に起因する術後の合併症(感染症，深部静脈血栓)を防ぐ意味がある．
　筆者のコメント：チューメッセント溶液は脂肪吸引に用いられる代表的な溶液(リドカイン

---

*Robert-Katsuhiro KURE，〒150-0012　東京都渋谷区広尾5-5-1-4F　プラザ形成外科，院長／〒116-8567　東京都荒川区西尾久2-1-10　東京女子医科大学東医療センター形成外科

0.05％，エピネフリン 100 万倍希釈）で，詳細は過去の論文[1)~3)]を参照されたい．筆者は冬場の脂肪吸引ではチューメッセント溶液を室温くらいまで温めている．点滴バッグは電子レンジを用いて簡単に加温できる（1 l バッグで 60～90 秒程度）．加温しないで腹部全体などの広い範囲の脂肪吸引を行った場合，それだけで低体温症を引き起こしかねない．

2）チューメッセント溶液に局所麻酔薬のリドカインを入れない者もいるが[9)]，多くの外科医は使用している．その理由は術後の痛みが軽度で済む，皮膚感覚の早期回復，局所麻酔薬の抗菌作用，そして全身麻酔薬の投与量の減量などがある[9)10)]．

筆者のコメント：筆者も脂肪吸引に際して，全身麻酔の場合でも，チューメッセント溶液にリドカインを 0.05％ の濃度で使用している．術後の痛みの軽減，麻酔鎮痛剤の使用量を抑えられ，日帰り手術が安全に行えると信じている．ただし，広範囲の脂肪吸引を考慮しているケースでは，血中のリドカイン濃度のピークが術後 8 時間以上経って現れることを承知しておくことが肝要である．

3）手術時間は 140 分以内が望ましい（肺塞栓予防のため）[11)]．これを超える場合は，数回に分けて治療する方がよい．

筆者のコメント：日帰りの手術の場合は正味の手術時間が 1 時間以内の小規模脂肪吸引では合併症が極めて少ない，ということは過去に発表された様々なデータが示している．筆者は腹部全体の脂肪吸引を計画する場合でも，欧米人などの大柄な体格の患者の場合，上腹部，下腹部，側腹部と 3 回に分けて日帰り手術を行っている．

4）5 l を超えるような大量脂肪吸引の場合，ICU の備わった総合病院で施術し，術後もバイタル，尿量などの厳密な監視が必要となる[6)]．

筆者のコメント：こうした大量脂肪吸引は日本ではあまり行われていないと思うが，仮に行う場合，大学病院か同等程度の総合病院で行うことが望ましい．患者の年齢，全身状態にもよるが，輸液過多による肺浮腫，脂肪塞栓，その他心肺機能の急な変化は大量脂肪吸引でみられることが多い．

5）麻酔に関して：アメリカ形成外科学会は neuraxial anesthesia と呼ばれる麻酔（腰椎，硬膜外麻酔）を脂肪吸引用の麻酔として推奨していない[12)]．なぜなら，術後に急に血圧が下がったり，輸液過多になることがあるからである．

筆者のコメント：こうした麻酔では，末梢の血管が拡張したままになり，バイタルサインを維持しようとして多量の輸液を行った結果，肺浮腫となったり，血圧低下による循環不全を起こしやすい．特に，術者が自らこうした麻酔をかける場合（麻酔医師不在），危険性が高まる．

6）器具に関して：power-assisted liposuction（PAL），laser-assisted liposuction（LAL），ultasonic-assisted liposuction（UAL），water-assisted など新たな脂肪吸引方法が近年開発されてきたが，その多くは EBM による検証がなされていない[6)]．米国では今でも形成外科医の 51％ が昔からの脂肪吸引方法（SAL；Suction-assisted liposuction）を用いており，20.9％ が UAL（体内式超音波）を使用，23％ が PAL（パワー式），3.9％ が LAL（レーザー式），0.8％ が体外式の超音波などの非侵襲的方法を使用している[6)]．そしてこれらの新しい技法の登場後，それまでの脂肪吸引では見られなかった合併症が多く報告されている．特に，全体の中での症例数は少ないが，LAL（レーザー）に関しては，経験者の 38.2％ が何らかの合併症を経験しており，その内訳では火傷が 44.3％，術後の瘢痕が 37.7％，水腫（seroma）が 13.1％ と重篤な合併症が高頻度に報告されている[13)]．

さらに EBM を指標としてこれらの脂肪吸引方法を調べてみると，一般の脂肪吸引（SAL）はレベル II の証拠があるとされているが，メソセラピー，LipoSonix（超音波方式），Zeltig（冷却方式），Thermage（RF 方式）などの方法はすべてレベル IV 以下となっている（科学的検証がなされているとは言い難いレベル）[13)]．

7）術後の結果に関して：LAL（レーザー式）の

表 1. リスクファクター

大掛かりな手術	赤血球産生刺激薬物
外傷	発作性夜間血色素尿症
下肢が動かない状態	医薬品服用中
癌(皮膚癌を除く)	骨髄増殖性疾患
癌治療(化学,放射線療法)	肥満
静脈不全	中心静脈アクセスによる血栓傾向
静脈血塞栓の家族歴	ネフローゼ症候群
年齢:40歳以上	炎症性大腸疾患
妊娠,出産後	急性疾患
経口避妊薬(エストロジェン入り)	選択的エストロジェンレセプター薬
ホルモン補充療法	

EBM に関してはそもそもランダム化比較試験，二重盲検法を行っている報告がほとんどないのだが，Prado らは LAL と SAL を比較して，そうした研究を行った結果，両者の結果に優劣はつけられなかったと報告した(EBM 証拠レベル：治療，II)[14]．また VASER(体内超音波式)に関してはランダム化試験でなく，業者がスポンサーした研究報告において，SAL より勝るとは言えないという結果となっている[15]．

8) 合併症と処置に関して：脂肪吸引に関連した合併症のほとんどはどちらかというと重篤なものは少ない．最も多い合併症は表面の凹凸であるが，これは術者の経験，技量により大きく左右するので一概に何％とは言い難い．凹凸に対する処置は，表層脂肪吸引(superficial liposuction)や脂肪移植となってくるが，熟練者の技をもっても完璧に治すことは困難なことがある．感染症，特に重症の壊死性筋膜炎などに発展する例はごく稀である．しかし，そういう状況になった場合は，総合病院での入院治療が必要となる．この他，前述の LAL(レーザー)による合併症の火傷，瘢痕，水腫への処置はケースバイケースであろうが，植皮，脂肪移植，長期にわたる圧迫ガーメント使用などとなる．

米国の大掛かりな調査では，1980 年代前半から数万症例以上を集めたいくつかの報告があるが，重篤な合併症，特に死亡率に関しては 0.02％以下である．原因としては，腹腔内臓器損傷，肺塞栓，脂肪塞栓，肺浮腫，ショック，壊死性筋膜炎，そしてリドカイン中毒がある[16]．またリスクは過度の脂肪吸引量や同時に関係のない手術を併せて行

うこと，健康状態の悪い患者に行うことで高まることが知られている．こうした重篤な合併症を起こした場合は，一形成外科医では対処できないので，速やかに総合病院，大学病院へ搬送し，主治医として病院側に説明責任を十分に果たし，集中治療を行うことになる．

重症合併症のリスクは他の手技を併用して行った場合，高くなる．米国では abdominoplasty や乳房の手術と同時に行った症例で重篤な合併症が散見された[17]．腹部臓器損傷などの重篤な合併症は報告はあるが，極めて稀である[18)19]．これは米国では脂肪吸引，特に全身麻酔を用いて行うような大掛かりな症例は制度上，形成外科医でないと行えないようになっているので，基礎的な技術が未熟なために起こる腹壁穿孔などの合併症は米国では起こりにくいと考えられる．むしろ，これに関しては日本の，非形成外科医(時には外科の経験の全くない医師)で脂肪吸引を行っている者に対して喚起されるべき注意点ではないだろうか，と思う．

深部静脈血栓(deep vein thrombosis；DVT)は 1％以下の発生頻度で稀ではあるが，起こると重篤な結果をもたらす[20]．DVT に関しては Davidson-Caprini model というリスク推測モデルがある[21]．これは主に入院して行う形成外科手術に関連する DVT の予防について考えたものであるが，アメリカでは広く用いられている指標である．その内容は，表 1 のようなリスクファクターのうち何ポイントあるかカウントし，次に日帰り手術か入院を要する手術かで振り分け，推奨される DVT 予防策を講じるものである．ASPS は 2011

表 2. リスクグループの定義

低リスク	●健康な患者で日帰り手術を受ける場合
中等度リスク	●0～4のリスクポイントのある患者で病院での入院，治療が必要な場合 ●Abdominoplasty の患者
高リスク	●4ポイント以上のリスクファクターのある患者で病院での入院，治療が必要な場合 ●脂肪吸引の患者で，他に腹腔内あるいは骨盤領域の手術を受ける場合

年7月 EBM に則った脂肪吸引患者の DVT 予防についてのガイドラインを発表した[6]．これによると，表1に記載されているようなリスクファクターがない症例でも，全身麻酔を使用して1時間を超える手術を行う場合，下肢の間歇的空気式圧迫装置(intermittent pneumatic compression；IPC)の使用を推奨している．経静脈的に鎮静剤を用いた方法でも施術時間が2時間を超える場合には，IPC の使用が勧められる．

問題は，中等度リスクの患者の場合で(表2)，これは入院を要するような手術のケースを想定しているのだが，特にリスクファクターが3以上(表1参照)ある場合である．実際例としては，例えば40歳の患者で，処方箋薬を内服しており，BMI 30以上の肥満がある場合が考えられる．こうした場合に，低分子量のヘパリン製剤を使用するか否かがいま議論されている．EBM のデータに従えば使用すべしとなるが，そうした製剤の使用により出血しやすくなるというのもまた事実であるので(EBM 証拠レベル：リスクⅡ)[22]，実際の使用にあたっては患者との EBM を用いたインフォームドコンセントのやり取りが大切となってくる．

以上がここ数年でアメリカで発表されている EBM に根差した推奨事項であるが，以下に，筆者の過去の発表例もまとめて，より安全な脂肪吸引の10か条としてみた．

1．患者の選択

脂肪吸引は部分的な蓄積脂肪の除去を目的としたものであり，肥満の治療ではない．過剰な期待を持つ患者への治療も勧められない．術前検査として，他の手術同様に，心電図，血液検査，心肺機能などは十分にチェックすべきである．肥満度の高い(BMI が30以上)患者は輸液不全，麻酔合併症，深部静脈血栓など重篤な問題が起こりやすい[23]．したがって，心肺機能が正常でない者(閉塞性肺疾患，心不全，高血圧症など)や理想体重の30％を超える肥満者，貧血，出血を引き起こす可能性のある薬物(アスピリン，NSAIDs，ビタミンE，銀杏の葉のエキスなど)の服用者も手術すべきでない．年齢(65歳以上)，合併症の有無も重要である．前述の Davidson-Caprini model(表1)でリスクポイントが3以上の患者は要注意である．

2．脂肪吸引術式

Superwet か tumescent 方式で行うべきである(詳細は筆者の過去の論文を参照)．この場合，出血量は1～4％程度でおさまる．また，溶液が室温を下回る場合，あらかじめ室温まで加熱してから用いる．

皮下注入の希釈麻酔溶液は局所麻酔だけで施術を行う場合0.05％とする．全身麻酔を併用する場合は0.03～0.05％の間とする．ともに，1：100～200万倍程度のエピネフリンを必ず溶液に混ぜ，皮膚表面の白色反応(blanching)を確認ののち(20～30分後)，吸引作業を行う．

3．吸引の限度量

1回の施術における脂肪吸引の総量はできるだけ3 l 以内(あるいは体重の5％以内のどちらか値の少ない方)とする．これは，術後1人で帰宅する日帰り手術が多い日本の現状を考えると，アメリカの限度量の5 l よりも低く設定する必要があると考えた．リドカイン使用量と血中濃度の関係は過去の論文を参照されたい[1～3]．

4．輸液

Superwet 方式では一般に 0.5～1 l の輸液が必要であるが，チューメッセント(tumescent)方式では維持輸液以上には必要ないことも多いので，バイタルサインをみながら輸液過多，不足にならないようにモニターすべきである．一般の麻酔科医はチューメッセント方式について知識を持たない場合もあるので，その場合は術前に担当する麻酔科医と輸液バランスについて話し合っておいた方がよい．

5．感染予防

術前の抗生物質投与は経静脈で十分量行う（例：セファゾリンナトリウム 1 g）．脂肪吸引を簡単な施術と考えて，手術着を着用しないで行ってはならない．また，希釈麻酔薬の皮下注入に使う器具は感染予防のため「閉鎖回路方式のポンプ」が推奨される[1)～3)]．

6．手技に関して

脂肪吸引は簡単そうに思えて，間違うと重篤な合併症を起こしかねない手技であることを肝に銘じ，形成外科専門医であってもこの分野の未経験者は熟練者より正しい手技を習う必要がある．SAL では腹部穿孔などは起こりがたいのだが，術前の検診でヘルニアの有無や脂肪の厚さなどを認識しておく必要がある．また手技上，利き腕でない方(右利きの場合は左手)の使い方が重要である．カニューレの先端がどこにあるか常に左手で確認しながら作業をする必要がある．臍部にメスで穴をあける際にも細心の注意が必要である．

7．深部静脈血栓の予防

全身麻酔を併用して行う場合，下肢が動かなくなるため，深部静脈血栓ができる可能性が高まるので，IPC と呼ばれる間歇的空気式圧迫ブーツを下肢に着用する．Davidson-Caprini model でリスクが 3 以上の場合は，外来(日帰り)手術は行わず，入院させて，低分子ヘパリン製剤を使用するか否かを考えなければならない．筆者の考えではそういう患者の脂肪吸引は避けた方がよい．

8．手術の開始時間

リドカインの血中濃度のピークが 8～12 時間後にくることを想定すると，手術はできるだけ午前中に行う方がよい．患者の帰宅後，深夜以降に問題が起こると緊急事態への対処がより困難になる．

9．最新機器の使用に関して

機械的脂肪吸引(PAL)を用いる場合，腹壁穿孔を避けるため(より起こりやすい)，術前に腹壁ヘルニアの有無を再確認する．腹壁が薄く，弱くなっている高齢者では，PAL の先端部分が腹腔を穿孔しないよう特別な注意が必要である．あるいは PAL の使用を避ける．レーザー式の LAL においても神経損傷，熱傷，術後瘢痕の可能性が高いことを知ったうえで，慎重に使う必要がある．

10．術後のケア

術後 24 時間はできるだけ，付き添いをあらかじめ用意しておくよう，患者に指示する．術後の検診は翌朝必ず行う．また医師の携帯電話番号など，緊急連絡先を患者や付き添いに事前に伝えておく．

最後に

脂肪吸引は米国では年間 30 万例以上行われており，最も頻繁に行われている美容外科手術の 1 つである．したがって，好むと好まざるにかかわらず，米国の形成外科医は効率的で安全な脂肪吸引術をマスターしていなければならない．日本では，人種間の体型の違いもあり，それほど頻繁に行われている手技ではないが，たまにしか行わない施術であるがゆえに，周到な準備と合併症に対する予防策を考えてから臨む必要がある．重篤な合併症は稀であるが，仮に起こった場合，十分に対処できる知識や技量がなければ生死にかかわる

結果ともなりかねない.

本稿では，これまで過去に述べてきた脂肪吸引に関する合併症への対策のアップデートを行うと同時に，EBM に根差した論理性のあるデータを用いて，合併症の予防策についてまとめてみた.

文献

1) クレ カツヒロ・ロバート：安全な脂肪吸引への提言：アメリカ形成外科医協会のガイドラインをもとに. 日美外報. **32**：1-4, 2010.
2) クレ カツヒロ・ロバート：安全な脂肪吸引への提言Ⅱ：アメリカでのデータをもとに. 日美外報. **33**：42-49, 2011.
3) クレ カツヒロ・ロバート：【ボディの美容外科】脂肪吸引：合併症とその対策―アメリカのデータをもとに―. PEPARS. **67**：29-35, 2012.
4) 折登岑夫，クレ カツヒロ・ロバート：こっそりと美人三昧，911番. 文芸社，2010.
5) クレ カツヒロ，井砂 司：2014年アメリカ美容形成外科学会（ASAPS）に参加して. 日美外報. **36**(3)：112-114, 2014.
6) Matarsso, A., Levine, S. M.：Evidence-based medicine：liposuction. Plast Reconstr Surg. **132**：1697-1705, 2013.
7) Cavallini, M., Baruffaldi Preis, F. W., Casati, A.：Effects of mild hypothermia on blood coagulation in patients undergoing elective plastic surgery. Plast Reconstr Surg. **116**：316-321, 2005.
8) Robles-Cervantes, J. A., Martinez-Molina, R., Cardenas-Camarena, L.：Heating infiltration solutions used in tumescent liposuction：minimizing surgical risk. Plast Reconstr Surg. **116**：1077-1081, 2005.
9) Perry, A. W., Petti, C., Rankin, M.：Lidocaine is not necessary in liposuction. Plast Reconstr Surg. **104**：1900-1902, 1999.
10) Matarsso, A.：Lidocaine in ultrasound-assisted lipoplasty. Clin Plast Surg. **26**：431-439, 1999.
11) Gravante, G., Araco, A., Sorge, R., et al.：Pulmonary embolism after combined abdominoplasty and flank liposuction. A correction with the amount of fat removed. Ann Plast Surg. **60**：604-608, 2008.
12) Iverson, R. E., Lynch, D. J., ASPS committee on patients safety：Practice advisory on liposuction. Plast Reconstr Surg. **113**：1478-1490, 2004.
13) Ahmad, J., Eaves, F. F. Ⅲ., Rolich, R. J., Kenkel, J. M. The American Society for Aesthetic Plastic Surgery（ASAPS）survey：Current trends in liposuction. Aesthet Surg J. **31**：214-224, 2011.
14) Prado, A., Andrades, P., Danilla, S., et al.：A prospective, randomized, double-blind, controlled clinical trial comparing laser-assisted lipoplasty with suction-assisted lipoplasty. Plast Reconstr Surg. **118**：1032-1045, 2006.
15) Matarsso, A.：A multi-center, prospective, randomized, single-blind, controlled clinical trial comparing VASER-assisted lipoplasty and suction-assisted lipoplasty. Plast Reconstr Surg. **129**：690-691, 2012.
16) Rohrich, R. J., Beran, S. J.：Is Liposuction Safe?. Plast Reconstr Surg. **104**：819-822, 1999.
17) Hughes, C. E. Ⅲ.：Reduction if lipoplasty risks and mortality：an ASAPS survery. Aesthet Surg J. **21**：120-127, 2001.
18) Grazer, F. M., de Jong, R. H.：Fatal outcomes from liposuction：census survey of cosmetic surgeons. Plast Reconstr Surg. **105**：436-446, 2000.
19) Matarsso, A., Hutchinson, O. H.：Liposuction. JAMA. **285**：266-268, 2001.
20) Stephan, P. J., Kenkel, J. M.：Updates and advances in liposuction. Aesthet Surg J. **30**：83-97, 2010.
21) Venturi, M. L., Davidson, S. P., Caprini, J. A.：Prevention of venous thromboembolism in the plastic surgery patient：current guidelines and recommendations. Aesthet Surg J. **29**：421-428, 2009.
22) Hatef, D. A., Kenkel, J. M., Nguyen, M. Q., et al.：Thromboembolic risk assessment and the efficacy of enoxaparin prophylaxis in excisional body contouring surgery. Plast Reconstr Surg. **122**：269-279, 2008.
23) Iverson, R. E., Pao, V. S.：Liposuction. Plast Reconstr Surg. **121**：1-11, 2008.

PEPARS（ペパーズ）

ここまできた！
PEPARSの新境地

眼瞼の美容外科 手術手技アトラス

編集／蘇春堂形成外科院長　野平 久仁彦

No. 87　2014年3月増大号　オールカラー136頁　本体価格5,000円＋税

518枚の写真・シェーマが物語る，この説得力—
眼瞼の美容外科の第一線を走るエキスパートが
コマ送りの写真で手術を解説！

埋没式重瞼術：
皮膚瞼板固定法　鶴切一三／Multiple knot法　牧野太郎ほか

切開式重瞼術：
挙筋腱膜前転を加えた皮膚瞼板固定法　野平久仁彦ほか／切開式重瞼術は結果の予測が困難　福田慶三／皮膚切除を伴う切開式重瞼術　倉片 優

上眼瞼形成術：
重瞼線アプローチ　酒井成身ほか／眉毛下切開と重瞼ラインからのアプローチを併用した上眼瞼の blepharoplasty：術式と適応　与座 聡／眉毛下アプローチ　林 寛子／拡大眉毛下皮膚切除術　一瀬晃洋

眼瞼下垂症手術：
開瞼抵抗を処理する眼瞼下垂症手術　伴 緑也ほか／挙筋腱膜前転法　野平久仁彦ほか

内眼角形成術：
Z形成による控えめな切開　福田慶三／Z形成　飯田秀夫ほか

下眼瞼形成術：
私の行っている下眼瞼形成術—眼輪筋オーバーラップ法によるtear trough deformityの修正—　小室裕造ほか／経結膜的眼窩脂肪移動術による下眼瞼形成術　百澤 明／経結膜脱脂と脂肪注入の組み合わせによる下眼瞼形成術　水谷和則

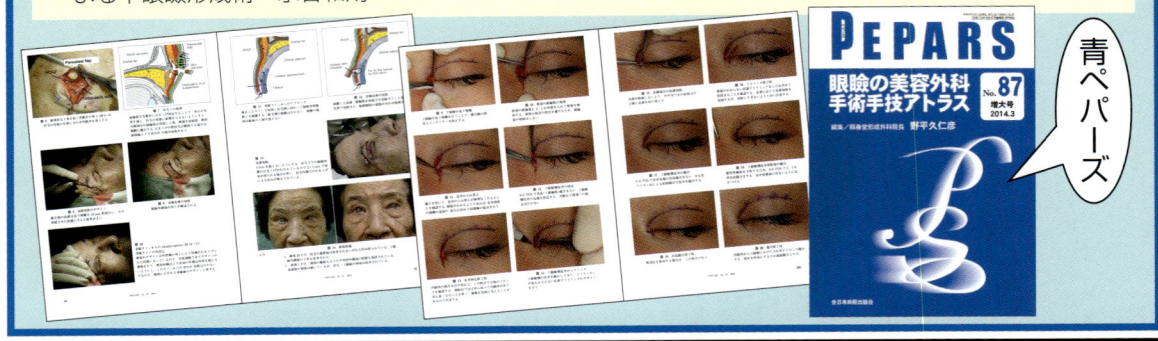

青ペパーズ

（株）全日本病院出版会
〒113-0033　東京都文京区本郷3-16-4
TEL：03-5689-5989　　FAX：03-5689-8030
お求めはお近くの書店または弊社ホームページ（http://www.zenniti.com）まで！

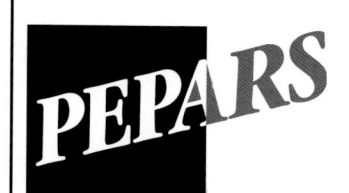

◆特集／美容外科・抗加齢医療―基本から最先端まで―
形成美容外科
傷跡，瘢痕・ケロイドの美容外科

小川　令*

Key Words：ケロイド(keloid)，肥厚性瘢痕(hypertrophic scar)，成熟瘢痕(mature scar)，瘢痕拘縮(scar contracture)，レーザー(laser)

Abstract　ケロイドや肥厚性瘢痕など炎症が持続して赤く隆起する病的瘢痕には健康保険適用が認められているが，炎症が収束した成熟瘢痕には健康保険適用が認められていない．瘢痕拘縮を生じている成熟瘢痕には健康保険を適用して瘢痕拘縮形成手術を施行することができる．これらを考慮した上で，各種手術，放射線，副腎皮質ホルモン剤，レーザー，メイクアップ治療などを選択し，患者と治療の目標を相談しながら治療を行う必要がある．

はじめに

ケロイドや肥厚性瘢痕など炎症が継続している赤く隆起する病的瘢痕には健康保険適用が認められているが，炎症が収束した成熟瘢痕には健康保険適用が認められていない．ただし，瘢痕拘縮を生じている成熟瘢痕には健康保険を適用して瘢痕拘縮形成手術を施行することができる．本特集号は，「美容外科・抗加齢医療」がテーマであり，傷跡，瘢痕・ケロイド治療において，主として自費診療のものを取り上げるが，保険適用であっても美容的な改善を主とするものについては記述する．

適応の選別

傷跡を主訴として来院される症例を，大きく分類すると表1のようになる．

1)～3)は保険適用が認められており，4)は自費診療となる．

1)は全身麻酔下の手術が行われることが多く，時に術後放射線治療を行う必要があるため，入院設備や放射線治療が可能な専門施設で加療する．

表 1．外来を訪れる傷跡や瘢痕症例の大まかな分類

1）機能障害を有する瘢痕拘縮，または大きい，もしくは多発するケロイド
2）機能障害はないが，疼痛や掻痒などの自覚症状，赤く隆起するといった他覚症状を有する，ケロイドや肥厚性瘢痕
3）主として美容的な改善を目的とする軽度な肥厚性瘢痕
4）炎症が消失した，保険適用のない成熟瘢痕

時に放射線一次照射なども適応になる場合がある．

2)は局所麻酔での手術および術後副腎皮質ホルモン剤含有テープなどによる後療法や，副腎皮質ホルモン剤の局所注射や外用などの保存的治療を集学的に行うことで改善が期待できる．専門的施設でなくても治療を行うことができるが，半年程度加療を行っても改善が認められない場合は，専門施設に患者を紹介するのがよい．

3)は，たとえば膝の擦過傷から生じた肥厚性瘢痕など，自覚症状がほとんどないが見た目が気になるだけのものであり，2)に準じた治療に加え，自費診療として Nd：YAG レーザーや色素レーザーなど，血管を標的とするレーザー治療を行える可能性がある．

* Rei OGAWA，〒113-8503　東京都文京区千駄木 1-1-5　日本医科大学形成外科，准教授

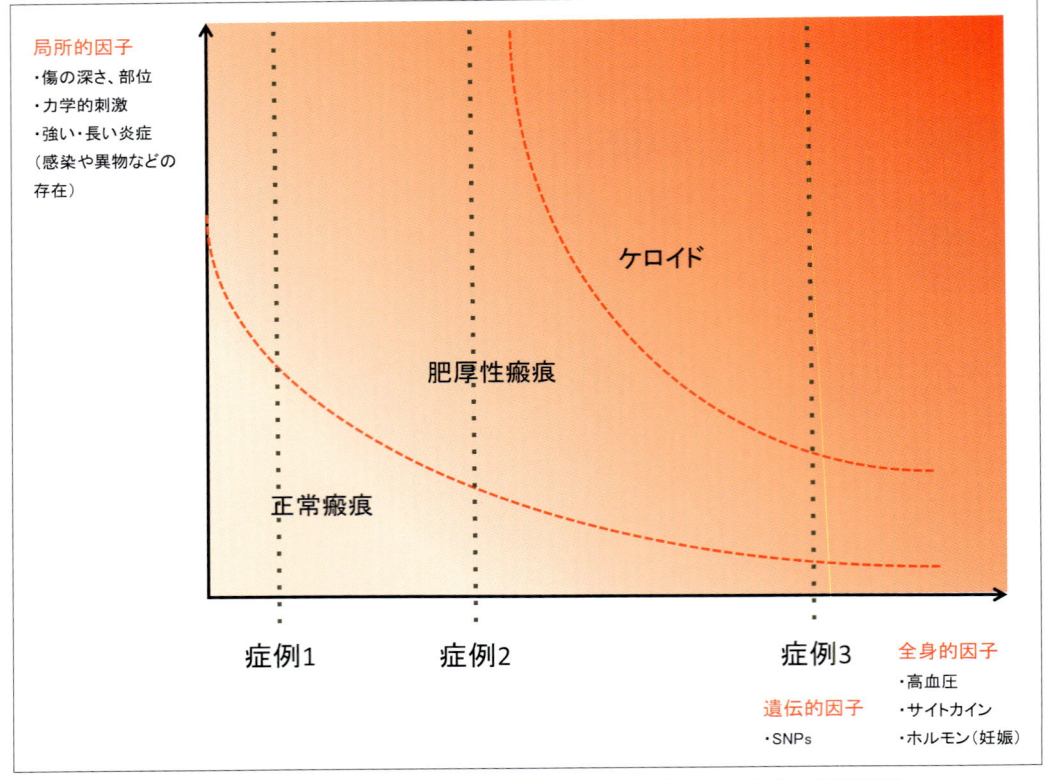

図 1. 局所的因子・全身的因子・遺伝的因子と，瘢痕の重症度の相関関係
たとえば症例 1 は，皮膚の張力が低い老人とすると，よほど張力がかかる前胸部中央の大きな傷（局所因子が大きい）でない限り，成熟瘢痕になる．ところが症例 3 は黒人の 20 代女性とすると，ホルモンや遺伝因子の「体質」が大きいため，少し創が深い（局所因子が大きい）だけで，ケロイドを生じると考えられる．このように，瘢痕の表現型は，スペクトラム状に分布していると考えられる．

4）は，炎症が消失しており肌色に近い瘢痕になっているものであり，そのままでは改善が期待できない．患者と治療の目標を相談し，時に全身麻酔下のエキスパンダー手術や皮弁手術・植皮術，また局所麻酔下での Z 形成術や W 形成術，局所麻酔薬の外用を用いた各種フラクショナルレーザー治療など，幅広い選択肢が考えられる．

瘢痕症例の多くは表 1 に分類されるため，これらを随時判断しながら治療施設や費用を相談しながら治療にあたる必要がある．また傷跡は，患者の年齢や高血圧やホルモンなどの全身的因子に加え，瘢痕の深さや生じた部位などの局所因子が複雑に作用して，炎症の程度が変化し，重症度が変わると考えている[1)2)]（図 1）．たとえば，20 歳女性の上口唇の深い傷は，綺麗に縫合したとしても，皮膚の緊張が高い上に食事や会話で安静が保てず，さらに女性ホルモンの影響もあって，高率に肥厚性瘢痕を生じると考えている．これは 80 歳男性の上口唇の傷とは異なる創傷治癒経過をたどることは明白であり，このようなことも加味して，治療方針を立てる必要がある．

典型的手技

1．手術治療

直線状の長い瘢痕は，創傷治癒の過程で膠原線維の増生に伴い硬くなるため，張力が生じ，炎症が持続しやすい．その結果，過剰に増生された膠原線維によって，肥厚性瘢痕や trap door deformity などの変形を生じることとなる．このような場合，Z 形成術（図 2）や W 形成術（図 3）のような創を分断する術式が有用である．広範な拘縮には皮弁や植皮を用いることがある．

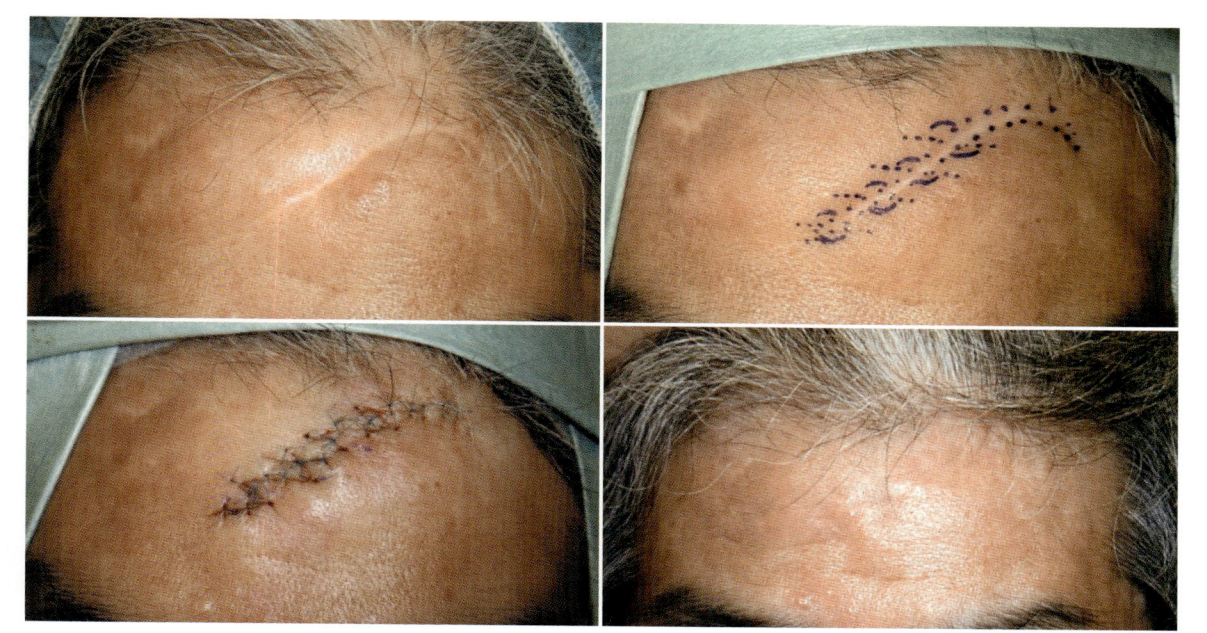

図 2. 60 歳代男性の前額部の trap door deformity を生じた成熟瘢痕
明確な皺がある部位では，Z の一辺を皺に合わせることで，目立たない瘢痕を形成することができる．
　　　　a：術前　　　　b：水平方向の皺に合わせた Z 形成術のデザイン
　　　　c：術直後　　　d：術後半年

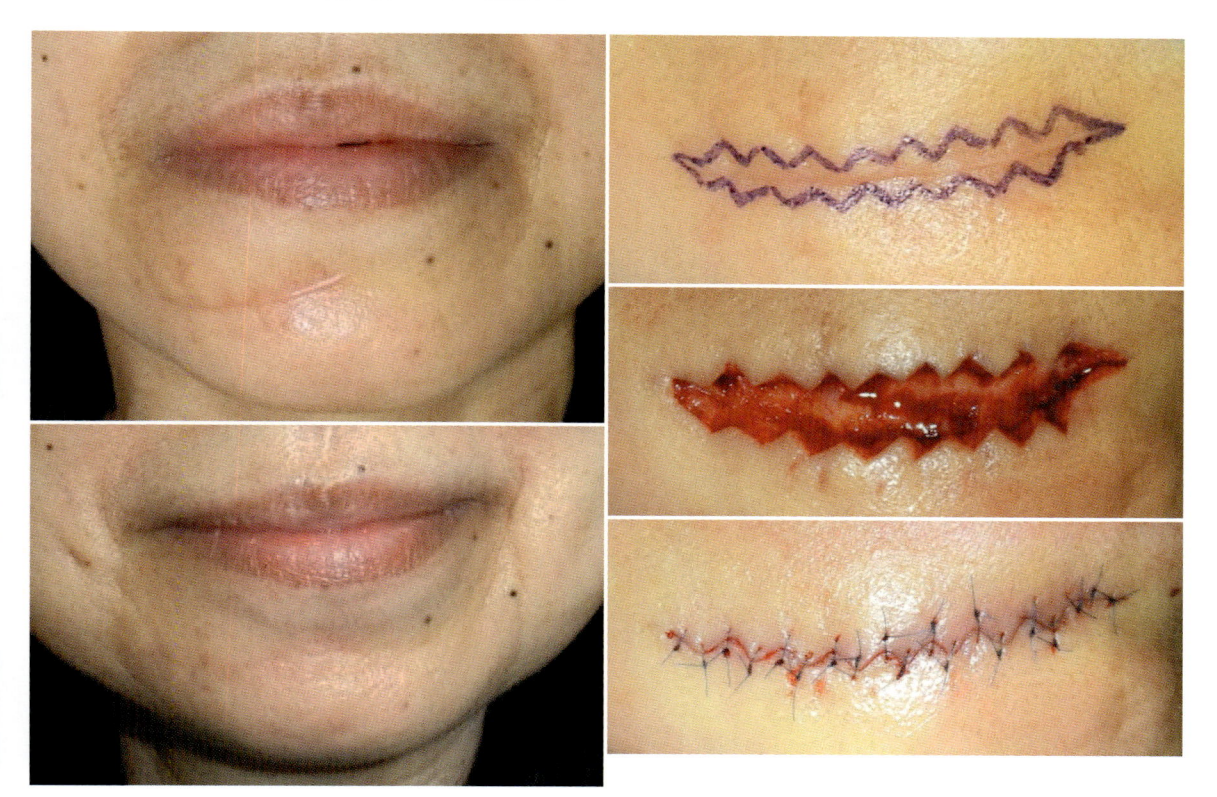

図 3. 60 歳代女性の下口唇から下顎部の線状瘢痕に対する W 形成術
明確な皺がない部位では，W 形成術を行うと破線効果が得られるのと同時に trap door deformity が改善され，瘢痕が目立たなくなる．
　　　　a：術前　　　　b：W 形成術のデザイン
　　　　c：術中　　　　d：術直後
　　　　e：術後 1 年

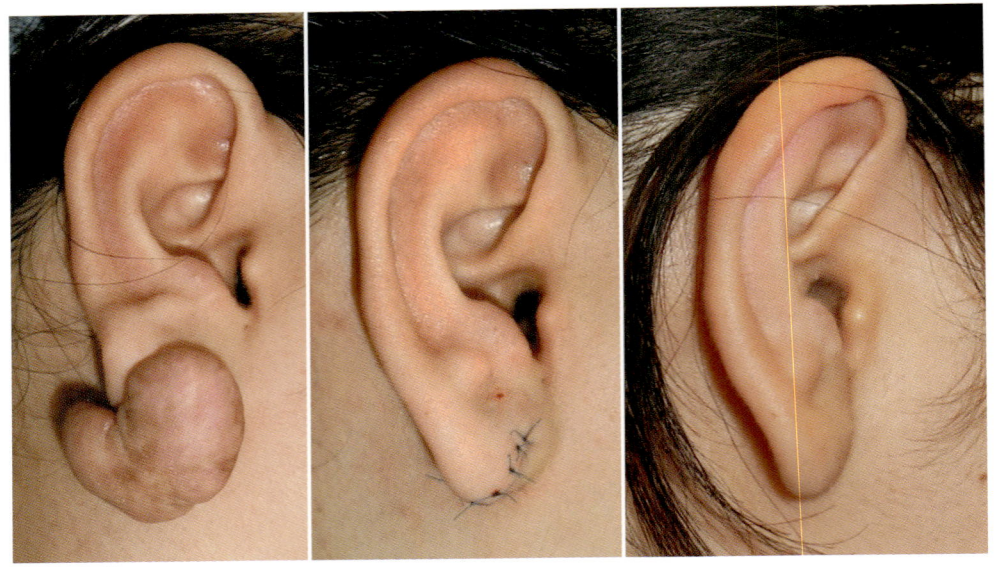

図 4. 20代女性のピアス後耳垂ケロイドに対する楔状切除および術後放射線治療(10 Gy/2 分割/2 日間)
多くの初発ピアスケロイドは周囲に健常皮膚が残存しているため,楔状切除と単純縫合にて目立たない瘢痕を作成することができる.
　　a：術前　　b：楔状切除および単純縫合の術直後　　c：術後1年半

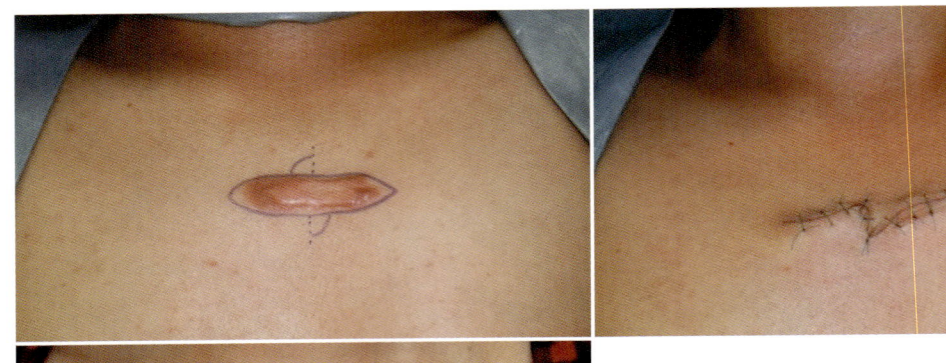

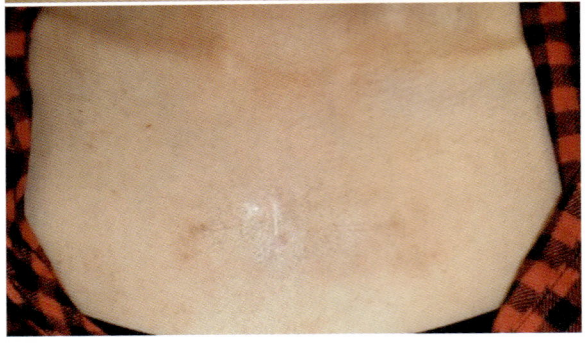

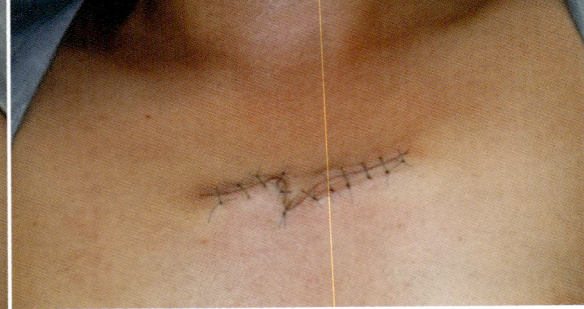

図 5.
20代女性の痤瘡後前胸部ケロイドに対する単純切除,Z 形成術および術後放射線治療(20 Gy/4 分割/4 日間)
前胸部は水平方向に張力が生じるため,水平方向にケロイドは増大する.よって,張力を分断するようにZ 形成術をデザインすることにより,力が分散され,また瘢痕が幅広くなることを予防できる.
　　a：術前デザイン
　　b：Z 形成術直後
　　c：術後1年半

2．放射線治療

　種々の要因で炎症が遷延し,瘢痕がケロイドになっている場合,術後に放射線治療を行うことによって,ケロイドの再発を予防することが可能である(図 4, 5).照射線量は,生物学的実効線量(BED)30 Gy(20 Gy/4 分割/4 日間などに相当)を超えないように照射する[3].放射線感受性が高い小児には使用せず,また乳腺や甲状腺の部位には照射すべきでない[4].また放射線感受性の低い高齢者に対しては十分なインフォームドコンセント

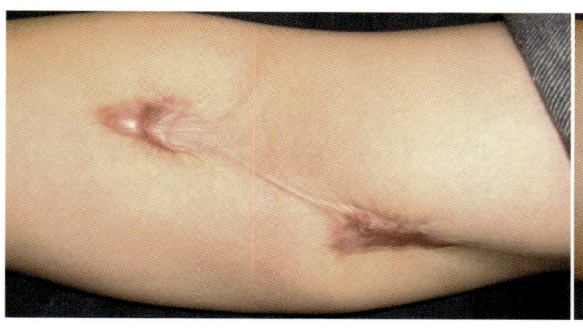

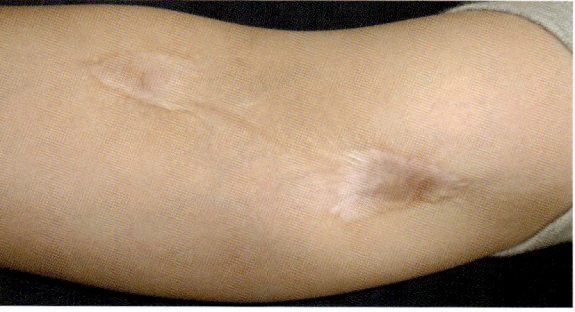

a．施術前　　　　　　　　　　　　　　　　b．施術後 16 か月後

図 6．20 代女性の上腕から前腕にかけての外傷後肥厚性瘢痕

キュテラ社製 1064 nm のロングパルス Nd：YAG レーザーを用いて，16 か月間治療した．本症例は 50～70 J/cm^2・250 μs(0.25 msec) の設定で照射を行い，成熟瘢痕化した．ただし，瘢痕の形状はそのまま残存する．

のもと，放射線一次照射を行うことも可能である．

3．副腎皮質ホルモン剤の治療

トリアムシノロンの注射は速効性が期待できるが，疼痛があるため，30 G の細い針を使い，リドカインと混合する，注射液を温める，辺縁の健常皮膚から刺入するといった工夫を要する．副腎皮質ホルモン剤含有テープ(ドレニゾンテープ®，エクラープラスター®など)は，効果の発現まで時間がかかるため，気長に使うことが必要であるが，ケロイドや肥厚性瘢痕などの炎症を有する病的瘢痕に対する自宅治療の中心である．特に，小児や老人は皮膚が薄いため，成人に比べて効果が高い印象がある一方，接触皮膚炎を生じることもあるため注意を要する．

4．レーザー治療

ケロイドや肥厚性瘢痕などの炎症を有する病的瘢痕には，血管を標的とする色素レーザーや Nd：YAG レーザー[5]を用い(図 6)，炎症が軽減した肌色に近い成熟瘢痕には，各種フラクショナルレーザーを用いるのが現在の主流である．フラクショナルレーザーは，非剝皮的フラクショナルレーザー(NAFL)，剝皮的フラクショナルレーザー(AFL)，フラクショナル高周波に大別されるが，瘢痕に対する治療目的では各施設で試行錯誤が繰り返されている段階である．理論的・経験的には小さな瘢痕が散在するような痤瘡後瘢痕や細い手術後瘢痕では，これらフラクショナルレーザーの効果は高いが，ある程度面積のある瘢痕，幅のある外傷後瘢痕などでは，正常皮膚と瘢痕の境界部

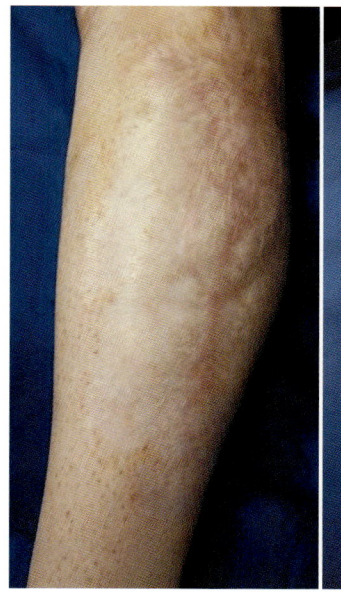

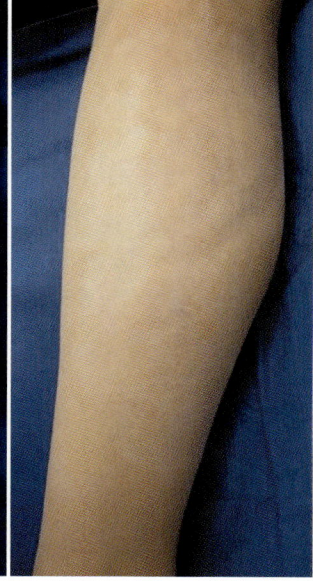

a．施術前　　　　　　b．施術後

図 7．30 代女性の前腕の熱傷後瘢痕に対するリハビリメイク®

瘢痕特有の凹凸や光沢をメイクによって隠すことが可能である．レーザー治療などを施行中であっても，手軽にメイクして人前に出ることが可能となる．

分を不明瞭にする目的ではある程度の効果が得られるものの，瘢痕そのものの質感を劇的に改善するまでには至らない．よって，常に外科的治療の適応も念頭に置きながらレーザー治療を考える必要がある．

5．メイクアップ療法

瘢痕に対してリハビリメイク®[6][7]が施行できる(図 7)．多少の凹凸がある場合，薄いテープ(かづき・デザインテープ®)を貼布してその上からファ

ンデーションを塗布することにより，瘢痕特有の凹凸・光沢が消失する．その結果，患者自身がその瘢痕の存在を許容し，精神的な改善につながると考えられる．上記の各種治療法を行っている過程でもリハビリメイク®を行うことで，社会生活を行うことができる．

私の工夫

1．手術治療

W 形成や Z 形成を行う場合，前額部など皺が明確に存在している場合は，その皺に瘢痕がぴったり合うように，W 形成術や Z 形成術の角度を調整する．Z 形成術の場合，通常の 60°の三角弁では瘢痕の長さが延長してしまうが(理論上 1.73 倍)，適宜 45°や 30°の三角弁をデザインすることで長さを延長せずに，創を分断することが可能となる．ただ，鋭角になるほど三角弁の血流が不安定になるので，11 番メスなどで丁寧に三角弁を作成することが大切である．

植皮を用いる場合，厚い植皮の方が，薄い植皮に比べて拘縮の予防に有効である．皮弁では横転皮弁のような皮膚茎を有する有茎皮弁の方が，島状皮弁に比べて皮膚茎の部分で皮膚が伸展しやすく，瘢痕拘縮の解除・予防に有効であると考えている．

2．放射線治療

我々は，ケロイドの治療成績の統計学的解析に基づき，部位によって照射線量を変えるプロトコルを作成し，2003 年より施行している．前胸部，肩甲部，恥骨上部に対しては BED 30 Gy(20 Gy/4 分割/4 日間)，耳垂は BED 15 Gy(10 Gy/2 分割/2 日間)，その他の部位には BED 22.5 Gy(15 Gy/3 分割/3 日間)を基本として施行している．現在このプロトコルにてケロイドの術後再発率は 15% 以下に抑制できている[3]．

3．副腎皮質ホルモン剤の治療

小児(15 歳以下の子ども)は，体の成長が著しく，細胞分裂をしている細胞が多いと考えられ，放射線に対する感受性が高い．よって小児期のケロイドや肥厚性瘢痕に対して，よほど機能的障害を有しない限り，発癌のリスクを上昇させる放射線治療は行うべきではない[4]．さらに小児期は活動性が高く，創部に物理的刺激の負荷がかかりやすいため，創部の安静も保ちにくい．よって手術治療を選択することが難しい．しかし皮膚が薄いという特徴があるため，我々は副腎皮質ホルモン剤含有テープの単独治療や，術後併用療法を行っており，小児のケロイドや肥厚性瘢痕は，時間はかかるが副腎皮質ホルモン剤含有テープが第 1 選択となると考えている．

4．レーザー治療

我々は，1064 nm のロングパルス Nd：YAG レーザーを用いて，ケロイド・肥厚性瘢痕を治療し，その効果を報告してきた[5]．通常，65〜75 J/cm^2・250 μs(0.25 msec)の設定で照射を行っているが，ケロイド・肥厚性瘢痕の部位によってその効果・再発率は明らかに異なり，1 年間のレーザー照射で，胸部の再発率は 52.9%，上腕が 35.7%，肩甲部が 25%，下腹部は 4% であった[5]．胸部，上腕，肩甲部のものは従来でいう典型的なケロイド，下腹部のものは従来でいう典型的な肥厚性瘢痕であったが，炎症の強いケロイドに対しては 1064 nm ロングパルス Nd：YAG レーザー単独では効果が低いため，副腎皮質ホルモン剤含有テープなどを併用すると良い．

5．メイクアップ療法

特に露出部に瘢痕を有する患者は，それを見る度に憂うつになり，うつ状態を呈することがある．露出部にケロイドや肥厚性瘢痕など隆起した瘢痕がある場合は，単にファンデーションなどのメイクアップでは隠すことができない．このような場合，かづき・デザインテープ®を貼布してファンデーションを使用することを前提に，副腎皮質ホルモン剤の注射や外用で平坦化させる．

絶対やってはいけないこと

1）体に多数ケロイドを有する患者において，術後放射線治療などの併用療法を予定せずに，手

術のみを行ってはならない．再発どころか術前よりも悪化することがある．

2）身長が伸びている段階の小児に対しては，放射線治療を行うべきではない．

3）隆起性皮膚線維肉腫（DFSP）など，ケロイドや肥厚性瘢痕に類似する皮膚悪性腫瘍を鑑別診断せずに，盲目的に副腎皮質ホルモン剤の注射などを行ってはならない[8]．

4）副腎皮質ホルモン剤を，硬い瘢痕に無理やり圧をかけて注射することは，激痛を伴い，効果が少ないばかりか患者に恐怖心を与えるため行ってはならない．

5）レーザー治療をはじめ，ケロイド・肥厚性瘢痕に対する保存的治療は半年継続しても少しの効果もなければ，その効果を上回る炎症が継続していると考え，他の治療法に変更すべきである．患者が毎日副腎皮質ホルモン剤の貼布など自己治療・自己管理を行っているか，また過度な運動などを行っていないか，生活習慣を再確認することも必要である．

6）フラクショナルレーザーによる成熟瘢痕に対する治療でも，照射設定を変更しながらある程度の回数を照射しても効果が得られない場合は，手術療法など他の方法を考えることも必要である．

文 献

1) 小川　令：ケロイド・肥厚性瘢痕の最新知見．Aesthet Dermatol. 22：65-78，2012．
2) 小川　令，赤石諭史，百束比古：ケロイド・肥厚性瘢痕治療の発展と未来．創傷．5：56-62，2014．
3) Ogawa, R., Miyashita, T., Hyakusoku, H., Akaishi, S., Kuribayashi, S., Tateno, A.：Postoperative radiation protocol for keloids and hypertrophic scars：statistical analysis of 370 sites followed for over 18 months. Ann Plast Surg. 59：688-691, 2007.
4) Ogawa, R., Yoshitatsu, S., Yoshida, K., Miyashita, T.：Is radiation therapy for keloids acceptable?—the risk of radiation-induced carcinogenesis—. Plast Reconstr Surg. 124：1186-1195, 2009.
5) Koike, S., Akaishi, S., Nagashima, Y., Dohi, T., Hyakusoku, H., Ogawa, R.：Indications and limitations of Nd：YAG laser treatment for keloids and hypertrophic scars：an analysis of 102 cases. Plast Reconstr Surg Global Open. 2：e272, 2015.
6) かづきれいこ：【きず・きずあと（創傷）治療　最近の進歩】リハビリメイクによる外傷痕を有する患者のQOL改善．四国医学雑誌．65：153-154，2009．
7) かづきれいこ，百束比古：熱傷後瘢痕を有する患者に及ぼすリハビリメイクのQOL改善効果．瘢痕・ケロイド．4：91-94，2010．
8) Ogawa, R., Akaishi, S., Hyakusoku, H.：Differential and exclusive diagnosis if diseases resemble keloid and hypertrophic scar. Ann Plast Surg. 62：660-664, 2009.

こんな本が欲しかった！

イチからはじめる 美容医療機器の理論と実践

みやた形成外科・皮ふクリニック院長　宮田成章／著

オールカラー　B5判　182頁　定価　本体価格 6,000 円＋税　2013 年 7 月発行

**美容医療機器の基礎理論から治療のコツまで！
美容医療機器を扱う全ての医家必読の 1 冊です！**

●目　次●

Ⅰ．総　論
1. 違いのわかる美容医療機器の基礎理論
2. 人体における機器の反応を知る
3. 料理をベースに美容医療を考えてみよう
4. 肌状態から考える治療方針・適応決定
5. 各種治療器

Ⅱ．治　療
1. ほくろに対するレーザー治療の実際
2. メラニン性色素疾患に対する治療
3. しわやたるみの機器治療
4. 毛穴・肌理や肌質に対する治療
5. 痤瘡後瘢痕の機器治療
6. レーザー脱毛
7. 最新の機器に対する取り組み

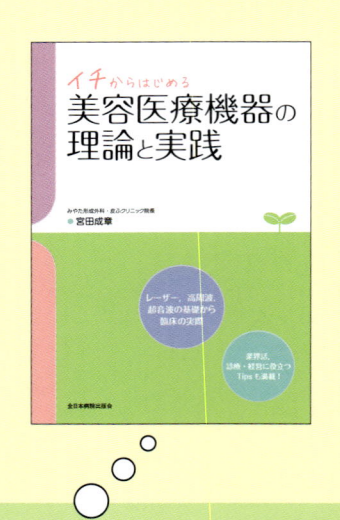

業界話，診療・経営に役立つ Tips も満載！

㈱全日本病院出版会

〒113-0033　東京都文京区本郷 3-16-4
TEL：03-5689-5989　FAX：03-5689-8030

お求めはお近くの書店または弊社（ http://www.zenniti.com ）まで！

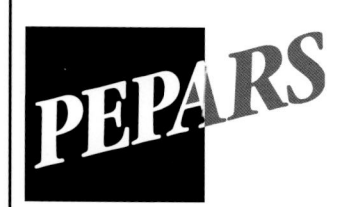

◆特集／美容外科・抗加齢医療—基本から最先端まで—
形成美容外科
乳房再建と美容外科
―乳房再建における逆T字法での乳房縮小術―

大慈弥裕之[*1]　高木誠司[*2]

Key Words：乳房縮小術(reduction mammaplasty)，乳房吊り上げ術(mastopexy)，乳房再建術(breast reconstruction)，DIEP皮弁(DIEP flap)，逆T字法(inverted-T technique)

Abstract　乳癌術後の乳房再建における健側乳房縮小術について述べた．乳房再建術の目標である乳房の対称性を得る目的で，健側乳房の縮小術が適応となる場合がある．逆T字法(Wise pattern mammaplasty)は安全性が高く，乳頭位置および乳房形態が幾何学的にデザインしやすい．整容的にも満足な結果が得られる．乳房縮小術を併用する場合の乳房再建術の手順，デザイン方法，手術のポイントについて述べた．

はじめに

様々な形成再建外科手術がある中で，乳癌術後の乳房再建術は高い整容性が求められる．その際，乳房マウンドおよび乳頭乳輪位置の対称性は重要なポイントになる．特に健側乳房が下垂している患者では，乳房マウンドの対称性を得るのは容易ではない．

乳房再建に用いられる材料としては，大きく分けて人工乳房と自家組織がある．人工乳房を用いる場合，下垂乳房を再建するのは非常に難しいとされている．一方，自家組織を用いる場合には下垂を再現できるものの，高度な下垂症例となると左右対称性を得るのは困難である．下垂した乳房を再建することを望まない患者も多い．乳房下垂のある患者では，再建前に対称性獲得の困難さについて十分に説明し，患者の希望を聞いておくことが重要である．その上で，乳房マウンドの対称性を得るための手段として健側乳房の縮小術または吊り上げ術を提示し，希望する患者にはこれを前提とした患側乳房再建を行う．その後，二期的に健側の縮小術もしくは吊り上げ術を施行し，対称性を獲得する．

乳房縮小術では，乳輪乳頭の血流不全をはじめとする術後トラブルの回避，目立たない瘢痕，高水準な対称性と乳房形態の獲得を目指して手術に臨まなければならない．本稿では，逆T字法(inverted-T technique)による健側乳房縮小術を併用した乳房再建術の実際について述べる．

適応の選別

乳房下垂症例のうち，健側乳房の縮小術を希望する患者を適応とする．乳房再建手術前に患者と十分協議し，希望する健側乳頭の位置，乳房マウンドの大きさを決め，カルテに記載する．

典型的手技

健側の乳房縮小術は，患側の乳房再建後に行う．遊離DIEP皮弁による乳房再建術，および逆T字法(inverted-T technique, Wise pattern mammaplasty)による乳房縮小術について述べる．

1．患側乳房再建術

再建する乳房マウンドの位置と容量は，下垂した健側に合わせるのではなく，縮小術後の健側乳

[*1] Hiroyuki OHJIMI, 〒814-0180　福岡市城南区七隈7丁目45-1　福岡大学医学部形成外科学講座，主任教授
[*2] Satoshi TAKAGI，同，准教授

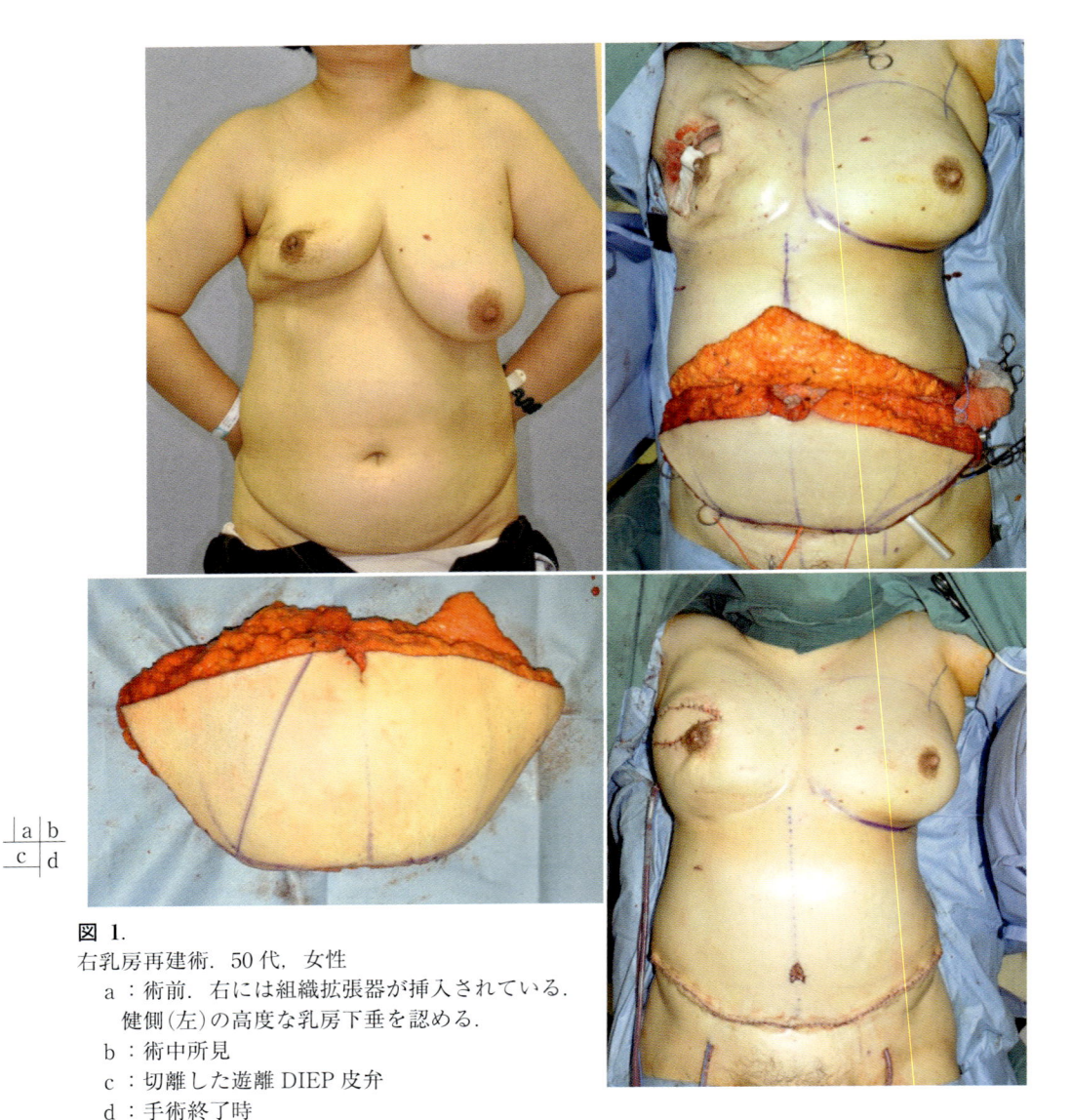

図 1.
右乳房再建術．50 代，女性
 a：術前．右には組織拡張器が挿入されている．
　　健側(左)の高度な乳房下垂を認める．
 b：術中所見
 c：切離した遊離 DIEP 皮弁
 d：手術終了時

房を想定し，それと同等のものを再建する．術前に立位で診察し，再建する乳房マウンドの位置を決定する(図 1-a)．

再建側の胸部手術瘢痕を切開し，皮下ポケットを作成した後，移植床血管となる内胸動静脈を剝離露出する．内胸動静脈が移植床血管として使用できることを確認した後，下腹部より深下腹壁動静脈を血管茎とした遊離 DIEP 皮弁を挙上する(図 1-b)．

切離した皮弁を胸部へ移動して顕微鏡下に血管吻合する．皮弁は Zone 4，2 を中心に切除し，マウンド再建に必要な量にまで調整する．乳房マウンドを形成し，皮弁採取部位を閉鎖して手術を終了する(図 1-c，d)．

２．乳房縮小術

術前に立位で診察する．再建乳房の形態を観察し，患者と相談しつつ乳房マウンド位置の移動，ボリューム調整，乳頭位置について検討し，マジックでマークする．次に，健側乳房縮小術のデザインを行う(図 2-a)．

A．乳房縮小術のデザイン

立位で，胸部の基本となる点と線に印を付ける．
1) 体幹正中線(胸骨切痕から胸骨正中を通り臍まで)，2)乳房下溝線(胸骨外側から前腋窩線まで)，
3) 鎖骨中線(鎖骨中点から乳頭中心を通り，乳房下溝を越えて上腹部に達するまで)，をマーキン

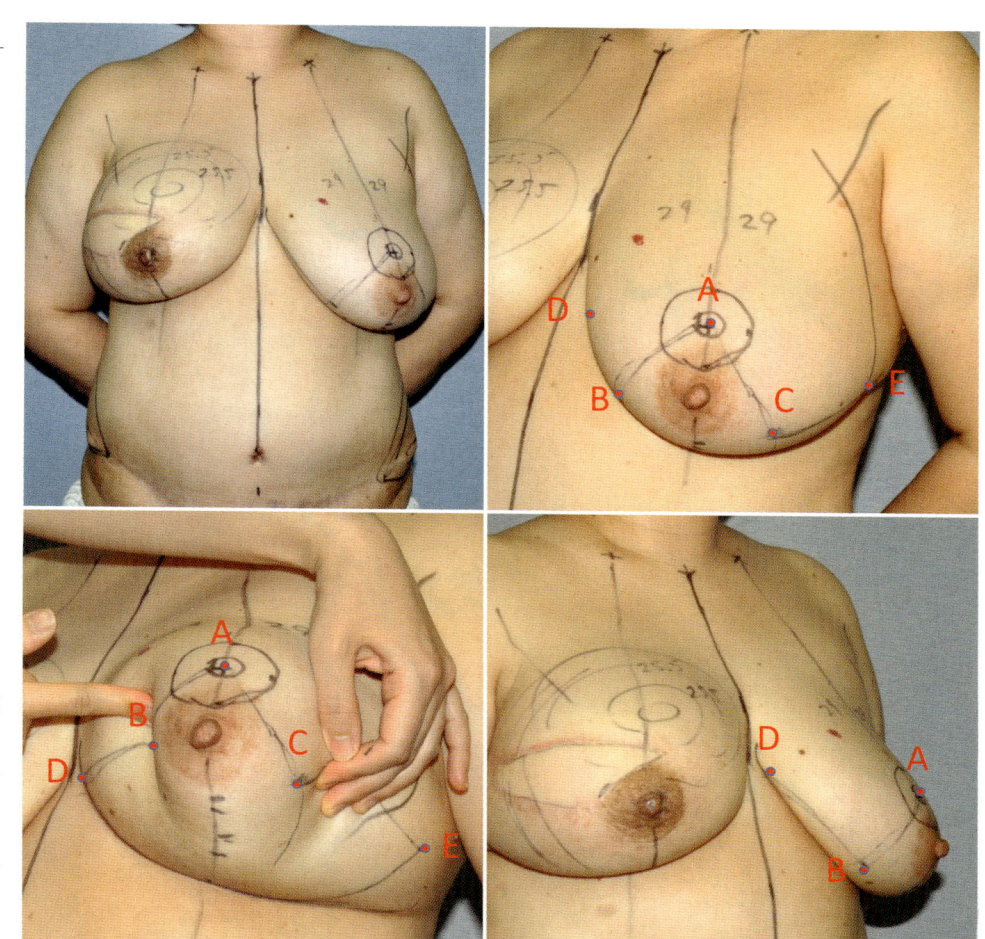

図 2.
乳房縮小術デザイン
　a：立位正面像
　b〜d：新規乳頭位置（A）
　乳輪下垂線内側点（B）
　同外側点（C）
　乳房下溝線内側点（D）
　同外側点（E）

グする（図 2-a）．

　次に縮小する乳房の新たな乳頭位置（A 点，図 2-b, c）を決定する．再建側の乳房マウンドが完成している場合には，再建側の乳頭位置を計測し，縮小側の対称となる部位に乳頭位置をマーキングする．再建側乳房マウンドの修正を要する場合には，再建乳房の最終できあがりの形態を想定して縮小側の乳頭位置をマーキングする．新しい乳頭は鎖骨中線上に設置する．通常，鎖骨中点から 20 cm 前後の位置に設定する．乳頭位置をマーキングする際，乳房を片手で持ち上げて乳房の重量を軽減させた状態で，鎖骨中点からの距離を計測する．軽減する量は縮小量に相当する．重量がかかった状態でマークすると，縮小術後に乳頭位置が予定よりも挙上してしまう．Wise pattern の Keyhole となる乳輪部の大きさは，健側乳輪の大きさを参考にするが，基本的に直径 4 cm で設定する（図 2-b）．

　乳輪下垂線となる内側，外側切開線（A—B, A—C, 図 2）のマーキングを行う．B, C ポイントの設定は，乳房を左右に引っ張りながらデザインする方法で行う．乳房の B 領域を外側に牽引して，乳房下溝の中点（鎖骨中線が乳房下溝に交わる点）に接する点に印をつける．A 点とこの点との間に直線を引き，A 点からこの線上の 7 cm の点（または乳輪線より 5 cm の点）を B 点とする．同様に乳房 D 領域を内側に牽引し，C 点をマークする．B—D, C—E は Lasy S の切開線とし，乳房下溝線とつなげて乳房下方の皮膚切開線をマークする．この際の乳房下溝線は，本来の乳房下溝線よりも 0.5〜1 cm 頭側にデザインする（図 2-c, d）．

B．再建乳房マウンドの修正

　再建乳房マウンドの修正が必要な場合，乳房縮小術の前に行う．マウンド位置を確定した後，過

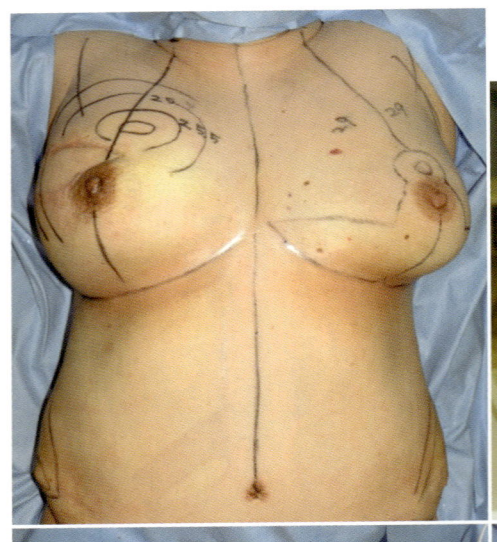

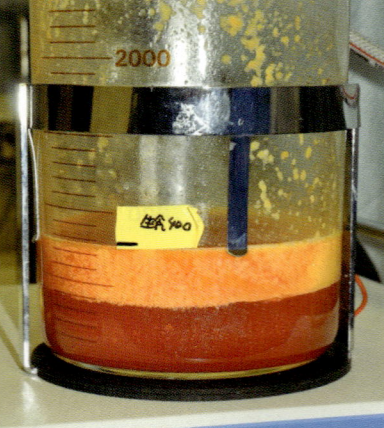

図 3.
再建乳房マウンド修正術
 a：術前
 b：再建乳房への脂肪吸引
 c：手掌法による乳房容量の計測
 c：健側乳房の計測

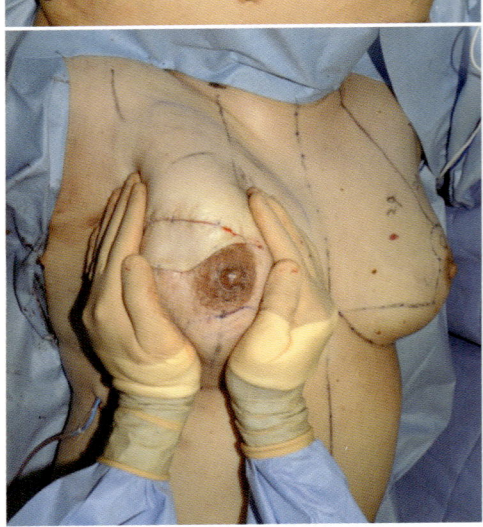

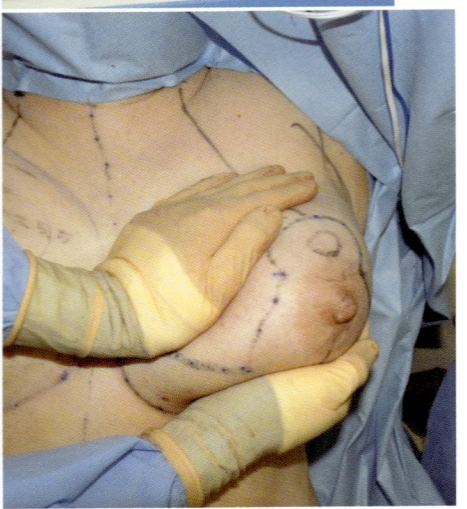

量な部分は脂肪吸引術などで除去し，不足な部分は脂肪弁などで増量する．術中マウンド容量の変化は，吸引量または手掌による計測法で推定する(図3)．

C．乳房縮小術の実際

術中，再建側の乳房形態が確定したところで，再度，健側の乳房縮小術デザインを確認する．患者を座位とし，乳頭位置，皮膚切開線，予定切除量を確認し，ピオクタニンでマーキングを行う(図4-a)．

手術は，下方茎または垂直両側茎で行う．供覧症例は両側茎で行った．下方茎は，乳房下溝の中点を中心に幅は8cm前後とする．マーキングに沿って皮膚を切開する．乳頭乳輪弁の茎部となる部分は，真皮成分を残して表面皮膚を切除する．

余剰な乳輪も切除する．下方茎の真皮とその下の乳腺脂肪組織を残し，皮弁の栄養血管を温存する．左右の乳腺実質組織を直視下に切除する．切除量の目安は，重量計測または手掌計測法により推定する．乳頭と両側の皮弁を仮固定して患者を坐位とし，乳房の大きさと形態を確認する．乳輪乳頭を縫合固定し，皮膚を縫合して手術を終了する．陰圧閉鎖ドレーンを挿入する(図4)．

D．術後管理

術後は乳輪乳頭の色調を観察して皮弁の血流を確認する．退院後は，1〜3か月ごとに外来診察を行い，乳房形態，左右の対称性を観察する(図5)．

3．やってはいけないこと

1) 下方弁の茎を6cmより細くしない[1]．
2) 乳輪下垂線の距離が長くならないようにデ

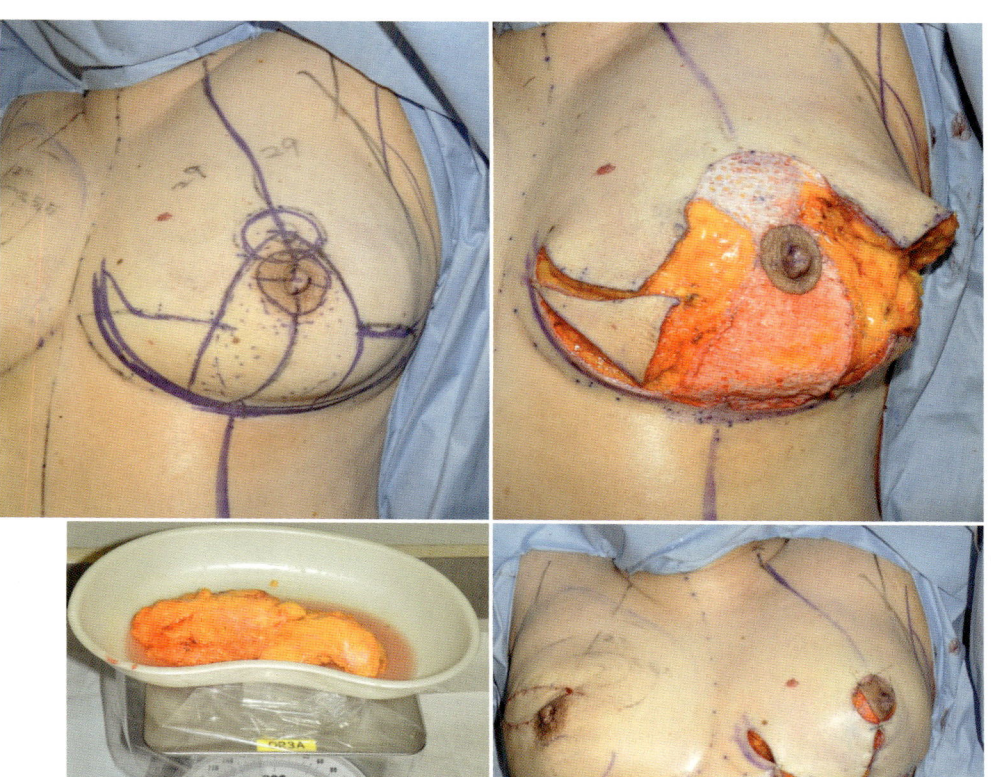

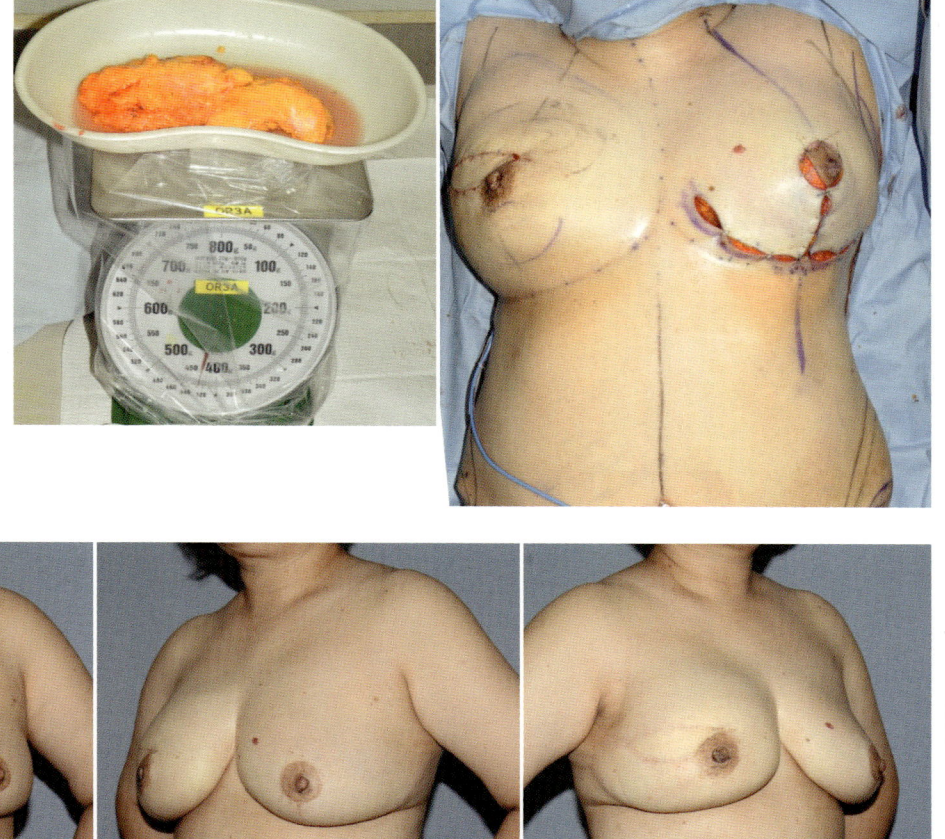

図 4.
乳房縮小術
 a：術中マーキング
 b：皮膚切開時
 c：切除した乳腺組織の計量
 d：仮縫合時

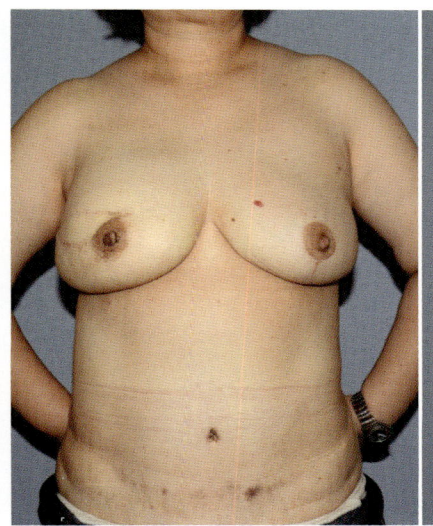

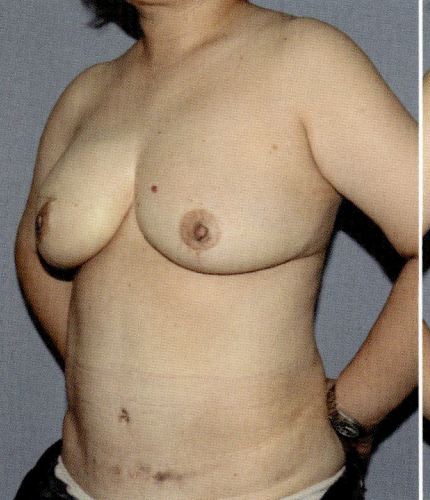

a．正面 b．左斜位 c．右斜位

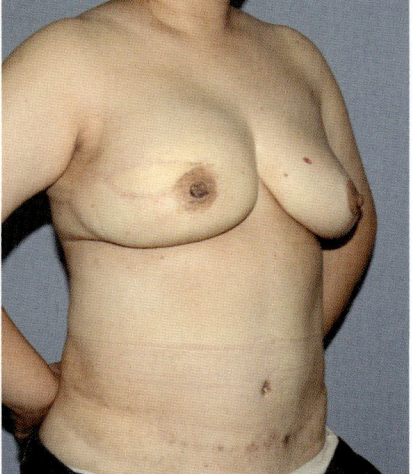

図 5．術後 1 年

ザインする．A―B，A―C 間の長さが 8 cm を超えて長くなると，術後に乳頭が乳房の頭側に移動して不自然な形態となる[1]．

3）乳房下溝に一致する横方向の縫合線を長くしない．胸骨に近い部位，側胸部は肥厚性瘢痕になりやすく，正面から目立つ．

考察・まとめ

乳癌術後の乳房再建における健側乳房縮小術について述べた．乳房再建術の目標である乳房の対称性を得る目的で，健側乳房の縮小術が適応になる場合がある[2,3]．乳房縮小術や吊り上げ術を再建外科医が行う場合，乳頭乳輪弁の血流障害に最も注意しなければならない．その上で理想的な乳房形態を得る必要がある．

乳房縮小術については，上内側茎の vertical scar 乳房縮小術が，従来法である下方茎 wise pattern（逆 T 字法）に比べ世界的にも増加する傾向にあり，両者の比較に関する報告が多くなされている[4]．逆 T 字法の場合，皮膚切開線が幾何学的にデザインされているため，経験の少ない外科医でも乳頭位置と乳房の円錐状形態をイメージしやすい．乳房の円錐形は，B―A―C の角度により影響を受け，60°から 90°，120°と角度が大きくなるほど突出する[1]．また，逆 T 字法の中で，下方茎や垂直茎は血流が安定し，乳腺組織切除が容易で切除量の調整がしやすい．

乳房再建術における乳房縮小術は，美容外科での純粋なそれとは異なる難しさがある．外科医は各乳房縮小術の特性を十分に理解した上で，再建手術に応用することが求められる．

引用文献

1) Mathes, J. S. : Inferior pedicle reduction : techniques. Plastic Surgery 2nd ed. Mathes, J. S. ed., vol. 6. p601-630, Saunders Elsevier, Philadelphia, PA, 2006.
2) Persichetti, P., Simone, P., Plalazzoio, D., Carusi, C. : Reduction of the opposite breast in patients with a breast reconstructed with an implant : validity of the inverted "T", superior pedicle technique, with an inferiorly-based dermal adipose flap. J Plast Surg Hand Surg. **46** : 339-343, 2012.
3) Hudson, D. A. : Factors determining shape and symmetry in immediate breast reconstruction. Ann Plast Surg. **52** : 15-21, 2004.
4) Eder, M., Kloppel, M., Muller, D., Papadopulos, N. A., Machens, H. G., Kovacs, L. : 3-D analysis of breast morphology changes after inverted T-scar and vertical-scar reduction mammaplasty over 12 months. J Plast Reconstr Aesthet Surg. **66** : 776-786, 2013.

PEPARS

大好評のペパーズ増大号！

ここが知りたい！顔面のRejuvenation
―患者さんからの希望を中心に―

No. 75

2013年3月増大号
オールカラー 168頁
本体価格 5,000円＋税

編集／新橋形成外科クリニック院長　新橋　武

経験豊富なエキスパートが伝授する治療のコツ―
是非手にとって，日常の診療にお役立てください!!

■目　次■

A．前額部・眉間
　前額部・眉間の深いしわはボツリヌストキシン，フィラーなどの注射療法で
　　どこまでとれるか，前頭リフトの適応をどのように考えるか
　　　―注射と手術の適応について―　　　　　　　　　　　　　　　　出口正巳
　眉間の表情じわに対するボツリヌストキシン注射療法
　　　―自然な表情を得るためのコツ―　　　　　　　　　　　　　　　征矢野進一

B．上眼瞼
　眉毛下垂が著明な上眼瞼たるみに対する治療戦略　　　　　　　　　　福田慶三
　上眼瞼陥凹に対する脂肪注入の実際と合併症回避のコツ　　　　　　　与座　聡

C．下眼瞼
　目尻から下眼瞼外側：時に頬部までかかるしわに対する
　　ボツリヌストキシン注射療法のコツ　　　　　　　　　　　　　　　古山登隆ほか
　Tear trough・lid/cheek junction に対するフィラーの選択と
　　注入のコツ―加齢により下眼瞼がたるむのはなぜか？―　　　　　　一瀬晃洋
　Tear trough・lid/cheek junction に対する手術療法　　　　　　　　小室裕造ほか
　下眼瞼のちりめんじわ・眼瞼のくすみに対する治療戦略　　　　　　　岩城佳津美

D．顔面・頚部
　軟部組織のボリュームの減少が著しい中顔面のたるみに対する
　　治療戦略　　　　　　　　　　　　　　　　　　　　　　　　　　　飯田秀夫ほか
　下顔面・頚部のたるみに対する手術のコツ　　　　　　　　　　　　　野平久仁彦ほか
　スレッドリフトの適応・限界・スレッドの選択・合併症回避のコツ　　鈴木芳郎
　口唇周囲の Rejuvenation の治療戦略　　　　　　　　　　　　　　　白壁征夫ほか
　頚部の Rejuvenation 治療戦略　　　　　　　　　　　　　　　　　　清水祐紀
　顔面・顎下部に対する脂肪融解注射の実際　　　　　　　　　　　　　杉野宏子

E．Skin Rejuvenation
　何となくきれいになりたい人のための美容術　　　　　　　　　　　　青木　律
　肝斑と肝斑以外のシミが混在する症例の診断と治療　　　　　　　　　山下理絵ほか
　PRP療法の実際：フィラーとしてのPRP療法　　　　　　　　　　　　飯尾礼美
　PRP注入療法の実際―Skin Rejuvenation 治療としてのPRP療法―　　松田秀則ほか
　サンスクリーン剤の使用法　　　　　　　　　　　　　　　　　　　　上出良一

(株)全日本病院出版会

〒113-0033　東京都文京区本郷 3-16-4
TEL：03-5689-5989　FAX：03-5689-8030
お求めはお近くの書店または弊社ホームページ（http://www.zenniti.com）まで！

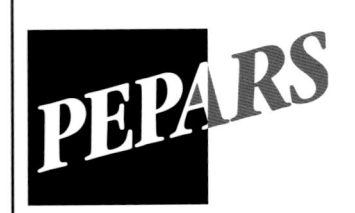

◆特集／美容外科・抗加齢医療―基本から最先端まで―

形成美容外科
美容再建外科
―Aesthetic Reconstructive Surgery―

光嶋　勲[*1]　田代絢亮[*2]　加藤　基[*3]　山下修二[*4]

Key Words：美容再建外科（aesthetic reconstructive surgery），輪郭形成（contour plasty），脂肪弁（adiposal flap），キメラ型皮弁（chimera flap），ハブ型皮弁（hub flap），薄型皮弁（thin flap）

Abstract　最近では新しいコンセプトとして美容再建外科が提唱され始めている．穿通枝皮弁や超微小外科の手技を用い，重症例により高度な整容を得るための再建外科である．主な術式としては，穿通枝皮弁を用いた顔面や四肢の低侵襲輪郭形成術，頭頸部がんや血管奇形切除後の広範囲欠損創の一期的（キメラ型）・数次的再建（ハブ型），顔面低形成や強皮症に対する脂肪穿通枝弁移植，手外科では爪弁移植や趾尖部移植，趾関節などを含めたはめ込み型複合移植，四肢・顔面のリンパ浮腫の外科的治療，などが挙げられる．これらの進歩の背景には超微解剖，神経や平滑筋細胞の再生などに関する最新知見など基礎医学の知識が重要である．今後は超微小外科を用いた新しい美容再建が発展するであろう．

美容再建外科とは？

　顔面や四肢の重症例や広範な組織欠損例に対して，穿通枝皮弁を用いた低侵襲再建に美容的な手技を合併した再建外科を意味するものである．その背景には穿通枝皮弁や微小外科など過去25年間に進歩した超微小外科，thin flap，全層皮弁，分層皮弁，capillary perforator flap，perforator-on-perforator flap などの手技が応用可能となったことがある．その範疇に含まれる術式としては，穿通枝皮弁を用いた顔面や四肢の低侵襲輪郭形成術，頭頸部がんや血管奇形切除後の広範囲欠損創の一期的（キメラ型）・数次的再建（ハブ型），顔面低形成や強皮症に対する脂肪穿通枝弁移植，手外科では爪弁移植や趾尖部移植，趾関節などを含めたはめ込み型複合移植，四肢・顔面のリンパ浮腫の外科的治療などが挙げられる．これらの進歩の背景には超微解剖，神経・筋やリンパ管平滑筋細胞の再生などに関する最新知見など，基礎医学の進歩や臨床への導入もあった．このような再建に適する移植片としては，SCIP flap，DIEP flap，TAP flap，GAP flap，ALT flap などの低侵襲な穿通枝皮弁が推奨される．このような皮弁は，単に皮膚欠損部の被覆のみでなく脂肪弁として陥凹部の膨隆目的で用いるのにも最適である．以下に代表的な美容再建術に関して述べる．

顔面再建

1．広範な眼瞼形成
　局所皮弁や遊離橈側前腕皮弁を用いた通常の術式に対して耳介の部分移植による再建術も優れている[1]．

2．広範な口唇形成
　赤唇形成には，残存する口唇の裏面を粘膜弁として反転し，裏面の欠損を再建するために遊離皮弁を移植する（ドミノ型皮弁移植）．術後は皮弁がボリューム過多となるので数回の減量術が必要となる[2]．

[*1] Isao KOSHIMA，〒113-8655　東京都文京区本郷7-3-1　東京大学医学部形成外科，教授
[*2] Kensuke TASHIRO，同，助教
[*3] Motoi KATO，同，医員
[*4] Shuji YAMASHITA，同，助教

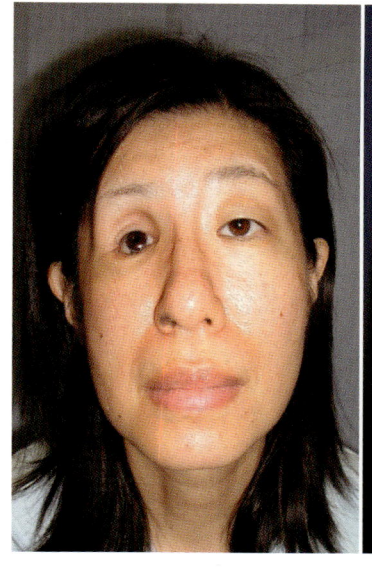

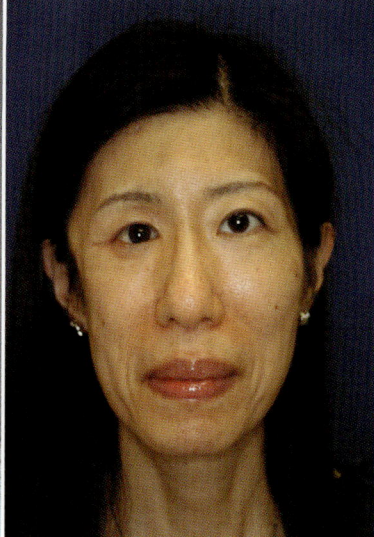

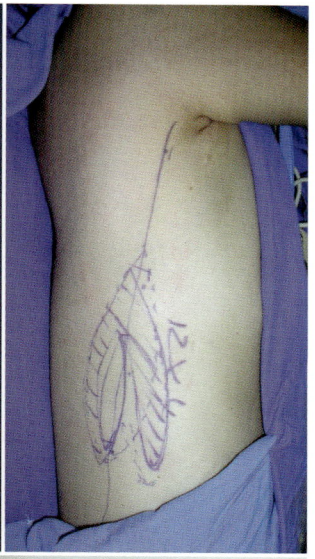

図1．
45歳，女性．ハブ型合併組織移植による義眼床・顔面再建
(Reconstruction for eye socket and malar & temporal hypoplasia with Hub combined flap)

a：術前．幼少時の網膜芽細胞腫にて眼球摘出・放射線照射がなされた後の義眼床拘縮例(Contracted eye socket due to radiation after removal of retinoblastoma)
b：術後2年(Two years after surgery)
c：本人の希望によって右側胸部よりTAP脂肪弁を採取．広背筋の運動神経は温存している．(The patient desired to use TAP adiposal flap. Motor nerve of LD muscle was preserved.)
d：皮弁のシェーマ(Schema of flap elevation)．皮弁の栄養血管は広背筋内で切断し，胸背動脈本幹は前鋸筋枝とともに温存されている．皮弁部分で義眼床を拡大し脂肪弁で上眼瞼から頬部の膨隆を行った．その後二期的にSCIP脂肪弁を用いた右側頭部の陥凹変形に対する膨隆術，左上眼瞼除皺術を行った．皮弁の4血管はTAP脂肪弁と同じ浅側頭部動静脈を用いている(hub flap)．(Pedicle of this flap was transected within LD muscle. Contracted socket was expanded with the skin flap. Upper lid and malar depression was augmented with adiposal flap. Later, SCIP adiposal flap was used with anastomosis to the same recipient vessel for augmentation for temporal depression(Hub flap concept).)

(文献4より引用)

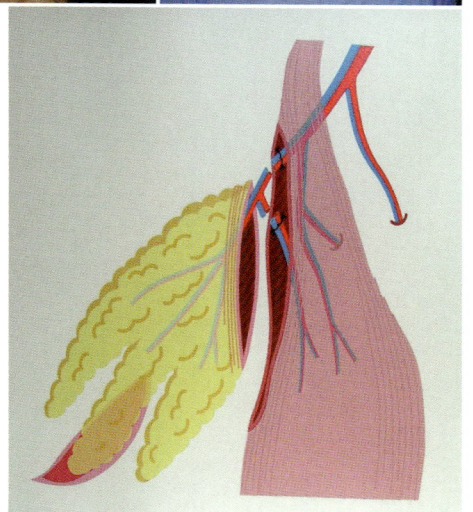

3．広範な口角形成

口角部の欠損例では，局所皮弁で再建するよりもむしろ趾間部皮弁を用いて口角再建を行うと整容的・機能的に優れた再建が可能である[3]．

4．義眼床形成

周辺の頬骨や脂肪組織の萎縮がある例ではSCIP flapやTAP flapを用いて，皮弁部で拘縮した義眼床を拡大する．同時に拡大付加した脂肪弁を用いることで顔面陥凹部の輪郭を整えることができる(図1)[4]．

顔面の輪郭(contour)形成術

強皮症，Romberg，顔面半側低形成例などにおいては，特にオトガイから鼻唇溝，頬前面にかけての3次元的な輪郭を形成することが重要となる．口腔内アプローチによって頬前面の骨膜上に皮下ポケットを作成し，下顎縁部に小切開を加え顔面動静脈を露出する．次いで低侵襲なドナー部

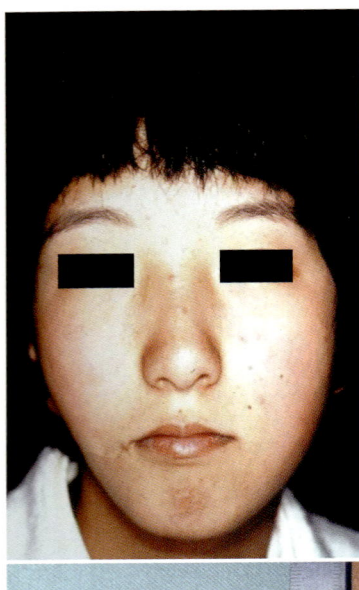

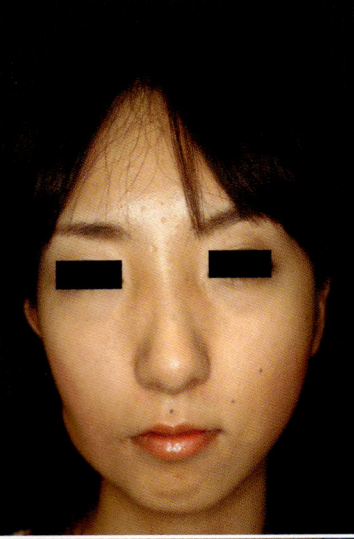

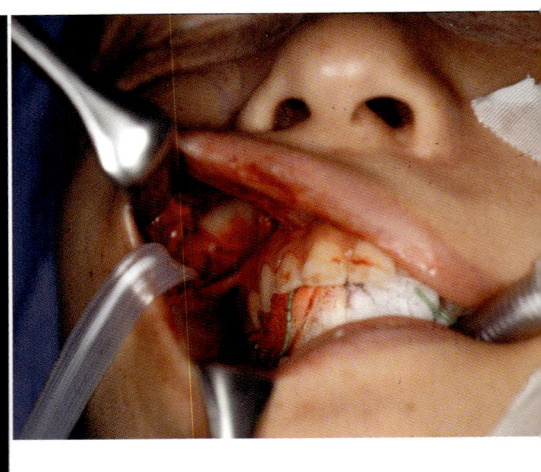

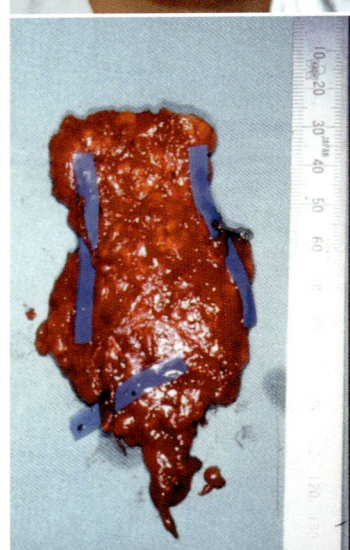

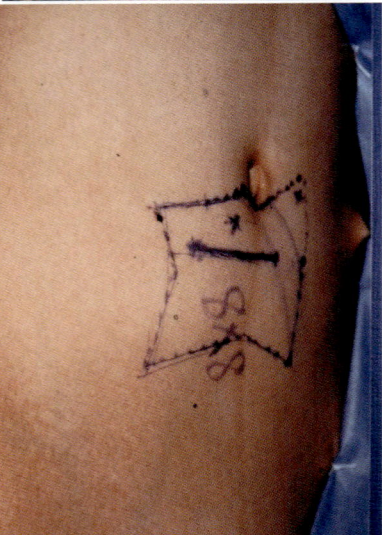

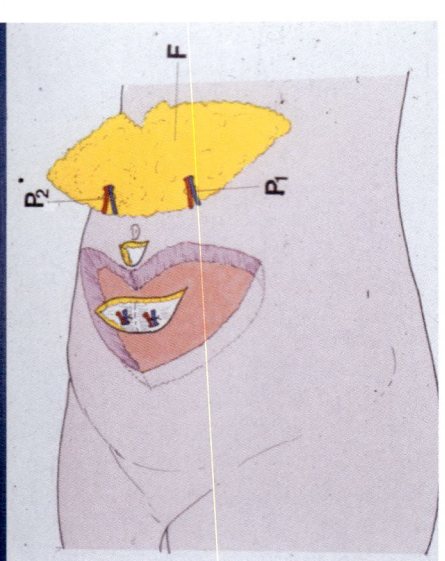

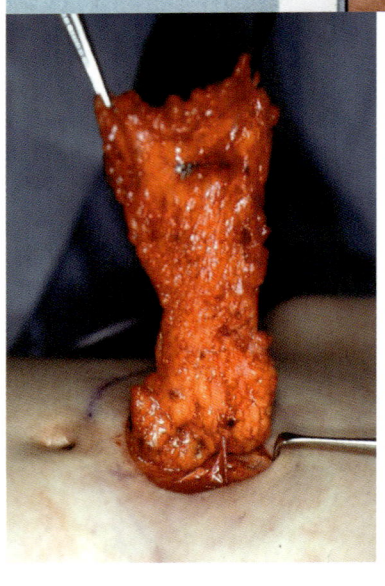

図 2.
14 歳, 女性. 右顔面低形成例(Golden-Har syndrome with true DIEP flap)
 a：術前. 右巨口症にて手術がなされている. (Preope)
 b：術後 9 年(Nine years after surgery)
 c：口腔内からのアプローチにて右頬部に皮下ポケットを作成(Subcutaneous pocket with intraoral approach)
 d：下腹部小切開創から穿通枝のみを茎とする true DIEP 脂肪弁を採取. これを顔面皮下ポケットの骨膜上に移植した. (True DIEP adiposal flap with small paraumbilical incision)
（文献 6 より引用）

より脂肪弁を採取し顔面皮下に移植し，最後に血管吻合を行う．

このような膨隆化手術に有用な皮弁としては以下のものがある．

SCIP flap：ドナーの犠牲が最も小さく小児や若い女性でも用いることのできる最も低侵襲の皮弁である．栄養血管が皮下の浅層に存在するために時に局所麻酔下に移植を行うことができる利点がある．穿通枝1本のみで35×15 cm の大型の皮弁が生着し，筆者らの施設では最近の10年間で最も使用頻度が高い（図1）[5]．

DIEP flap：同時に abdominoplasty が可能であるため，下腹部の脂肪が厚い症例では最も推奨される皮弁であろう（図2）[6]．

TAP flap：皮弁採取部の瘢痕が中腋窩線に一致するため，ドナーの瘢痕がやや目立ちにくい．症例によっては胸背神経を温存でき，若い女性や子供にも用いられる皮弁であろう（図1）[4]．

GAP flap：体位変換を要する欠点があるがドナーの犠牲が少なく，特に中等度の陥凹変形に対する遊離脂肪弁として推奨される[7]．

ALT flap：現在最も多用されている皮弁である．皮弁の幅が制限される欠点がありドナーの傷も比較的目立ちやすいため，若い女性や小児には不適であろう．今後は他の穿通枝皮弁に代わっていくであろう[8]．

脂肪注入と血管柄付き脂肪移植

一般的に用いられている脂肪注入法による除皺術では皮弁表層の血行障害は起こらないが3次元的な contour の形成は難しく主に陥没変形に適用がとどまっている．これに対し，血管柄付き脂肪弁を用いた陥凹変形の治療は，微小外科手技が必要という欠点がある．しかし，1回の手術で確実な結果が得られその適用は広い．血管付き脂肪弁移植法は，今後脂肪注入法に代わる極めて有効な術式となるであろう．局所麻酔下の SCIP adiposal flap などの応用が注目されている．

顔面・四肢の広範囲欠損に対する3次元的再建

広範のがん切除後の高度な顔面の欠損などに対しては必要において血管柄付き骨・軟部組織移植が必要とされる．通常の組織欠損に対しては，通常の単一ドナーからの複合型移植片が適応となる．しかし，顔面や四肢の広範囲欠損に対しては，1か所からの大量の組織採取よりもむしろ，複数のドナーからの少量ずつの組織採取がよい．これらを合併することによって，より低侵襲な再建術を行うことができるからである．従来の複合組織移植に比べて複数部からの移植は技術的には難しいが，より正常な解剖に近く，かつ整容的な再建ができる．このような欠損に対して，以下のような基本的なコンセプトと術式が報告されている．

キメラ皮弁（chimera flap）：複数のドナー部から移植組織を採取し，広範な欠損を一期的に再建する術式である．移植床血管は通常1本のみであり，末梢で追加血管吻合を行う．このため各移植片の栄養血管が長く自由に3次元的に移動できる利点がある（この点が複合移植片と異なる）（図3）[8]．

ハブ皮弁（hub flap）：キメラ皮弁は再建に長時間を要し，複数のチームでの一期的再建を行うため，限られた施設のみでしか行えないという欠点があった．本法は同一の栄養血管を用い，複数のドナー部から組織移植を行う．この方法はキメラ型移植の欠点を克服するため，複数回での手術を行うので，1回の手術時間は短時間で済む利点があるが，手術回数が複数回となる欠点がある（図1）．

Banking flap transfer：広範な欠損部を有する陳旧例では，欠損部に移植床血管が存在しないことが多い．このような例では，離れた部に移植床血管を求める必要がある．そこで，栄養血管は皮下トンネルを通すのではなく，長い皮弁を用いて正常部をジャンプさせて欠損部に皮弁を移植する．成功率は高いが手術が複数回となる欠点がある．

広範欠損再建後の3次元的再建（3 D sculpting）：Chimera flap 法などによって広範欠損の再建を行った後に最終的に必要となるのが3次元的

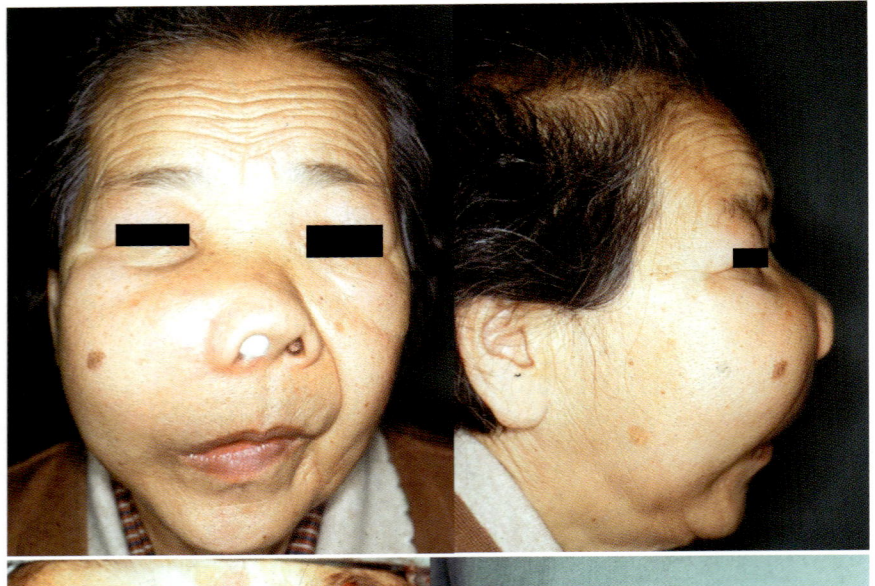

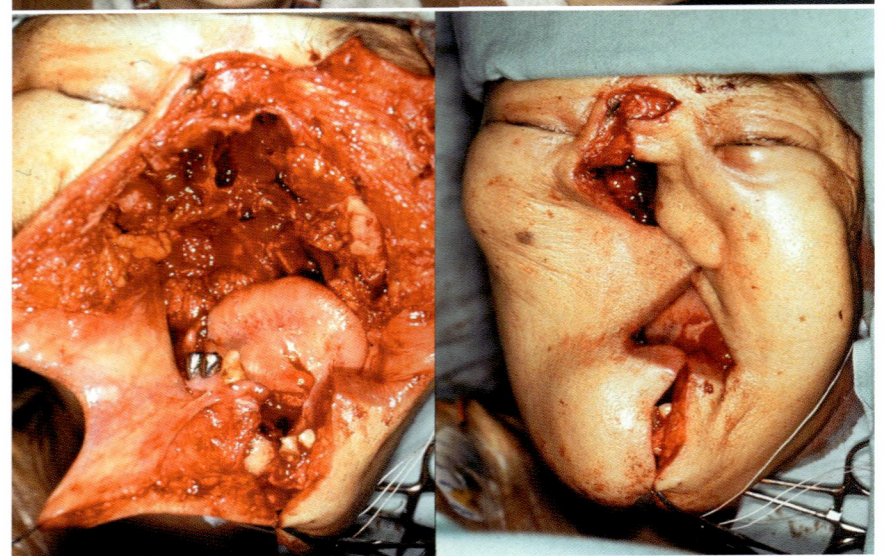

図 3-a, b.
67歳，女性．キメラ型合併組織移植による顔面再建（Chimera flap for huge facial defect）
　a：術前．顔面腺様嚢胞癌にて右顔面骨に広範囲浸潤がみられる症例（Preope. Adenoid cystic carcinoma invading wide area of facial bone）
　b：術中．病巣の広範切除がなされ顔面骨軟部組織は広範囲に失われた．（Intraope. Huge bone defect after wide resection）

な除脂術による広範な顔面や下腿の輪郭形成である．これは単なる除脂術ではなく小切開創のアプローチにより flap-on-flap 技術を用いて過剰分の脂肪弁を陥凹部に移行させ膨隆させたり，皮膚の壊死を予防しながら部分的に全層皮弁化したりすることが極めて重要となる．これによって良好な3次元的なボディラインを作ることができる．

四肢の軽症〜中等性のリンパ浮腫

1．予防的リンパ管細静脈吻合術

最近ではリンパ浮腫の診断・治療法の進歩によって ICG 蛍光検査法によって早期の非顕性（潜在性）リンパ浮腫の診断が可能となった．これまではリンパ管平滑筋細胞の変性が完了した後の明らかな肉眼的リンパ浮腫に対して外科的治療法がなされてきた．しかし変性後の外科的治療では圧迫療法から解放されることは難しい．圧迫療法が不要で，かつ浮腫を完治するためにはできるだけ早期のリンパ管静脈吻合術が必要であることがわかりつつある[9]．

2．重症下肢リンパ浮腫に対する合併外科治療

単なるリンパ管静脈吻合術では効果が期待できない重症下肢リンパ浮腫に対しては，リンパ管静脈吻合術に加え対側足背部や側胸部からの正常なリンパ管平滑筋細胞を有する血管柄付きリンパ管移植（またはリンパ節移植）を行っている．すでに

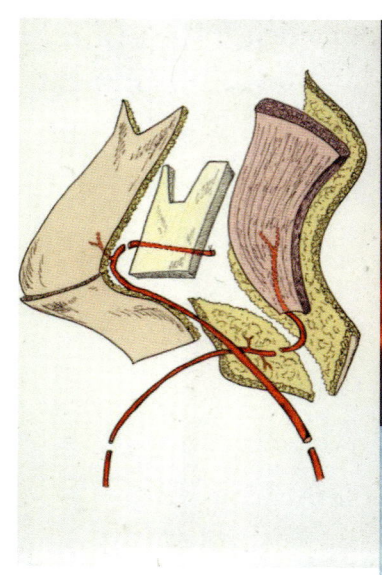

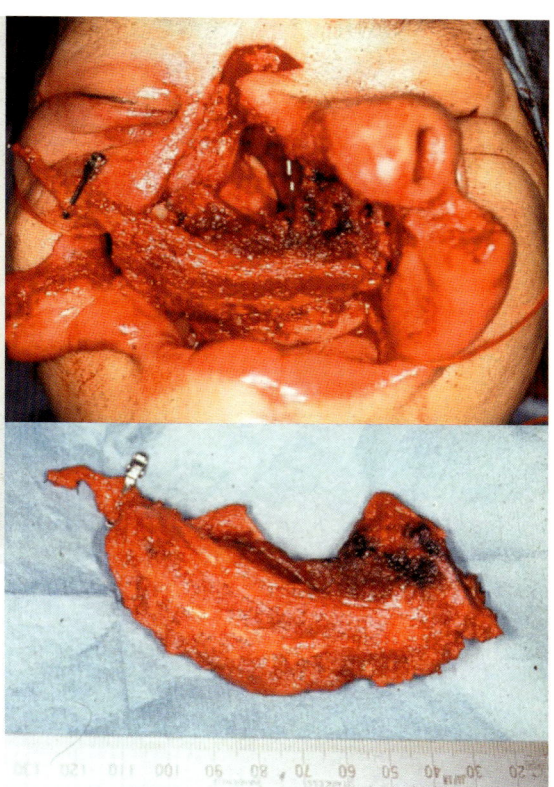

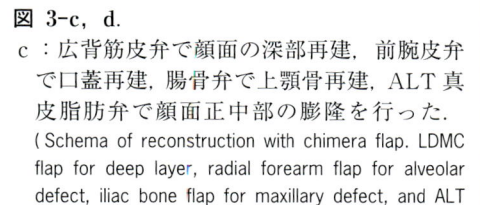

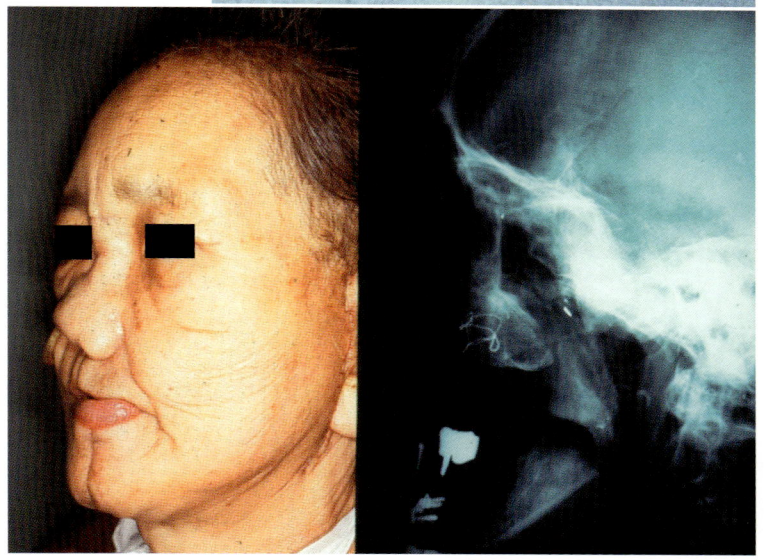

図 3-c, d.
c：広背筋皮弁で顔面の深部再建，前腕皮弁で口蓋再建，腸骨弁で上顎骨再建，ALT 真皮脂肪弁で顔面正中部の膨隆を行った．
(Schema of reconstruction with chimera flap. LDMC flap for deep layer, radial forearm flap for alveolar defect, iliac bone flap for maxillary defect, and ALT dermal fat flap for central augmentation of face.)
d：術後 3 か月の側貌 (Three month after surgery)
(文献 8 より引用)

重症のリンパ浮腫になった下肢のリンパ管は平滑筋細胞が変性しており，リンパ管静脈吻合術のみでは十分な機能が回復しない．このため，正常な機能を持つリンパ管をその血行を温存した状態で移植する．これにより浮腫が著明に軽減する症例があることがわかりつつある．重症例ではすでに大腿部や下腹部の脂肪過形成が認められる．そこで，リンパ液のドレナージが図られたのち(または同時に)，残存するリンパ管を破壊しない部分的な脂肪減量術がなされ始めている．

3．顔面リンパ浮腫
頸部がんで頸部リンパ郭清を含めて頻回に手術

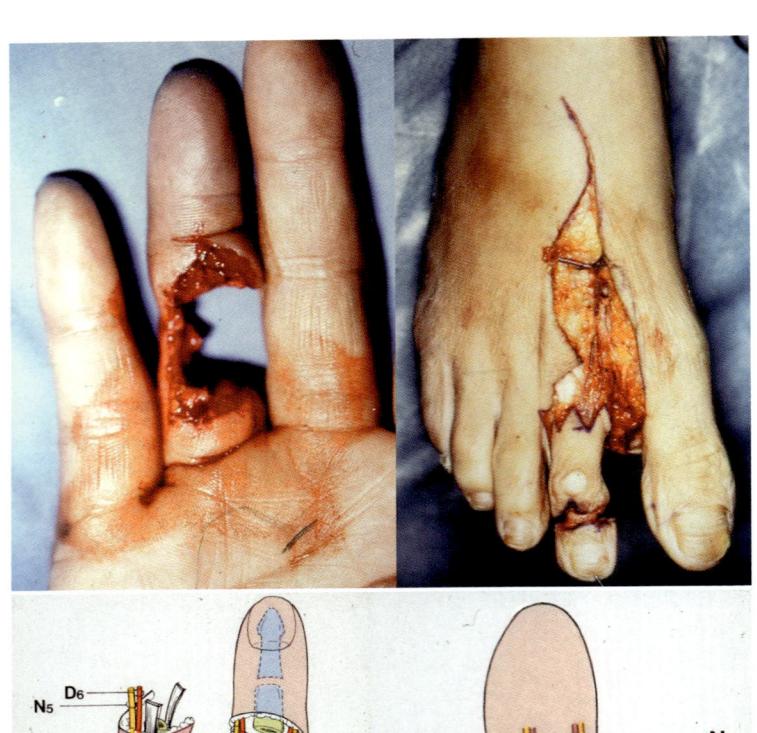

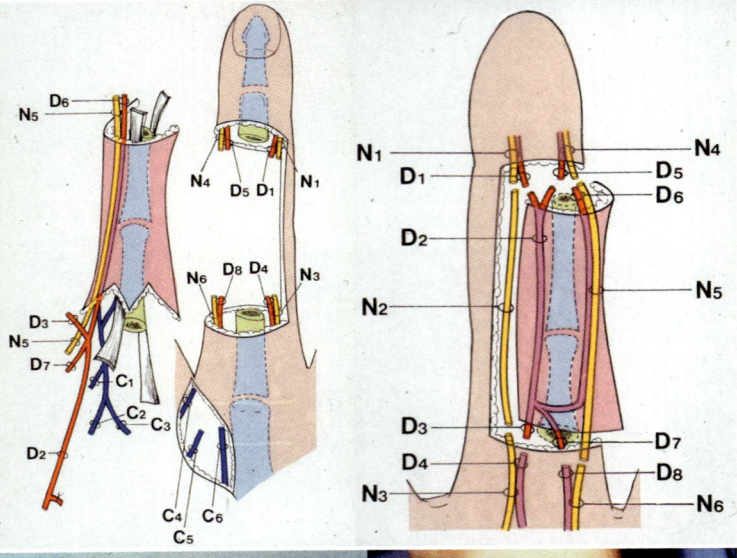

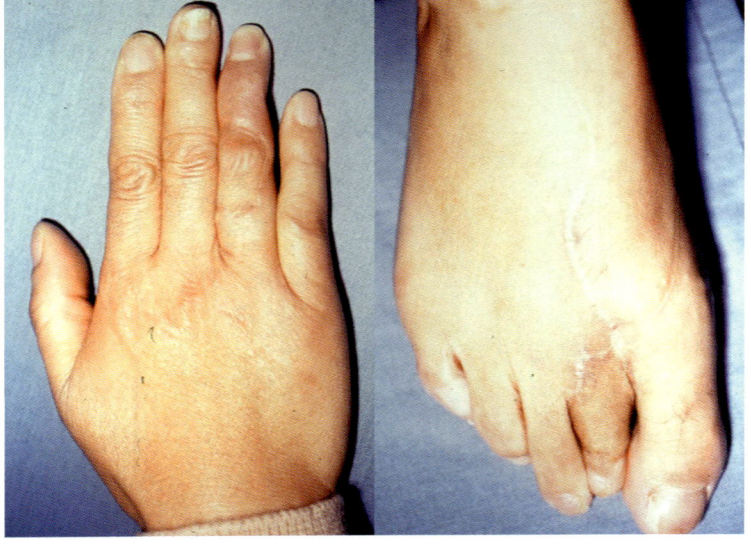

図 4.
46 歳，女性．はめ込み型部分趾移植(Zigzow implantation with composite toe flap)

a：右環指のセンタポンチによる内抜き損傷．PIP 関節とともに両側の指神経血管束は失われている．(Punch out defect including PIP joint and bilateral neurovascular bundle)

b：右第 2 趾から足指 PIP 関節・伸屈筋腱を含めたはめ込み(複合)型部分趾移植片を採取(Composite flap was transferred from the second toe.)

c：再建シェーマ．PIP 関節・伸屈筋腱を再建し，両側の神経血管束は flow through 型血行再建を行った．尺側の指神経は遊離神経移植がなされている．(Schema of reconstruction. Flow-through neurovascular anastomoses was established.)

d：術後 1 年 7 か月．第 2 趾は骨付き SCIP flap を用いた即時再建がなされた．(1 year and 7 months after surgery. Donor defect was repaired simultaneously with SCIP OC flap.)

(文献 12 より引用)

がなされた症例では顔面のリンパ浮腫が長期間続いている症例がある．このような症例に対しては耳前部または下顎部でリンパ管静脈吻合術を行う．それによって浮腫の著明な改善が得られる症例が出始めている．

手の美容再建

1．指尖再建

血管柄付き趾尖移植による再建がなされる．母指指尖欠損に対しては第1趾指尖部が用いられ，他の指の指尖部には第2趾指尖部の移植が適する[10]．

2．指爪再建

趾爪弁移植による再建が可能である．母指の爪欠損に対しては第1趾の爪床と末節骨の骨皮質表層の移植が適する．母指以外の指の爪欠損に対しては第2趾の爪床と末節骨の骨皮質表層の移植が適する[11]．

3．先天異常手に対する趾移植

先天性絞扼輪症候群，単指症などに対しては第2趾移植がなされることがある．

4．重症型の浮遊母指

母指球部と中手骨の欠損に対して，遊離広背筋皮弁と肩甲骨を用いた動的再建術が有効である．また骨付きの SCIP flap を用いた再建も低侵襲で，適応となることがある．

5．指腹部再建

DAP flap，趾 hemipulp flap，内側足底穿通枝皮弁などが用いられる．

6．手指複合欠損に対する趾複合移植

関節伸筋腱などを含む趾からの複合移植片のはめ込み型移植によって手指の複合欠損を一期的に再建する術式である．Flow-through 型神経血管吻合がなされることが多い（図 4）[12]．

最後に

本稿における術式は，適用の選別が重要であろう．特に広範囲で瘢痕を伴うような例に適用があると思う．私の工夫に関しては，今回の美容再建に関するコンセプトや術式自体が通常の再建術とはかなり異なり手技的に難易度が高いものもある．これらは筆者自身の過去の経験に基づいた工夫によるものが多い．これらの術式が今後広まるにはなお若干の時間が必要と思われる．絶対やってはいけないことは，顔面や四肢・陰茎の広範で瘢痕を伴った部位や感染・炎症部に輪郭形成や膨隆のために，血行のない組織や安全性が確認されていない異物を注入することである．

文献

1) Koshima, I., et al.: Ear helix flap for reconstruction of total loss of the upper eyelid. Br J Plast Surg. 52(4): 314-316, 1999.
   Summary 耳輪上行脚を用いた上眼瞼の広範全層欠損再建法．

2) Koshima, I., et al.: A full-thickness chondrocutaneous flap from the auricular concha for repair of tracheal defects. Plast Reconstr Surg. 99(7): 1887-1893, 1997.
   Summary 耳甲介を用いた気管広範全欠損の再建法．

3) Koshima, I., et al.: Combined submental flap with toe web for reconstruction of the lip with oral commissure. Br J Plast Surg. 53(7): 616-619, 2000.
   Summary オトガイ下皮弁と第1趾間皮弁を用いた口角広範全欠損の再建．

4) Koshima, I., et al.: Short pedicle thoracodorsal artery perforator (TAP) adiposal flap for three-dimensional reconstruction of contracted orbital cavity. J Plast Reconstr Aesthet Surg. 61(12): e13-e17, 2008.
   Summary 義眼床と周辺の広範な顔面軟部組織欠損に true TAP 脂肪弁を用いた低侵襲再建法の報告．

5) Koshima, I., et al.: One-stage facial augmentation with an intraoral groin adipose flap transfer. Ann Plast Surg. 46(4): 450-453, 2001.
   Summary Romberg 病に対して鼠径部脂肪弁を口腔内アプローチで移植する術式について述べている．

6) Koshima, I., et al.: One-stage facial contour augmentation with intraoral transfer of a paraumbilical perforator adiposal flap. Plast Reconstr

Surg. **108**(4)：988-994, 2001.
Summary　先天性顔面低形成に対して true DIEP 脂肪弁を口腔内アプローチで移植する．低侵襲術式の報告．

7) Koshima, I., et al.：Free gluteal artery perforator flap with a short, small perforator. Ann Plast Surg. **51**(2)：200-204, 2003.
Summary　若年女子の顔面強皮症に対して GAP 脂肪弁を移植するなど低侵襲術式の報告．

8) Koshima, I., et al.：Free combined composite flaps using the lateral circumflex femoral system for repair of massive defects of the head and neck regions：an introduction to the chimeric flap principle. Plast Reconstr Surg. **92**(3)：411-420, 1993.
Summary　顔面がん切除後の広範組織欠損に対するキメラ合併型組織移植術の報告．

9) Koshima, I., et al.：Long-term follow-up after lymphaticovenular anastomosis for lymphedema in the leg. J Reconstr Microsurg. **19**(4)：209-215, 2003.
Summary　リンパ浮腫治療にリンパ管静脈吻合術が著効した報告．術後長期経過観察がなされている．

10) Koshima, I., et al.：Sixty cases of partial or total toe transfer for repair of finger losses. Plast Reconstr Surg. **92**(7)：1331-1338, 1993.
Summary　指尖再建に関する各種術式を述べている．

11) Koshima, I., et al.：Free vascularized nail graft under digital block. J Reconstr Microsurg. **17**(8)：599-601, 2001.
Summary　血管柄付き爪皮弁移植による爪欠損の再建．

12) Koshima, I., et al.：Flow-through vascularized toe-joint transfer for reconstruction of segmental loss of an amputated finger. J Reconstr Microsurg. **14**(7)：453-457, 1998.

FAX による注文・住所変更届け

改定：2015年1月

　毎度ご購読いただきましてありがとうございます．
　読者の皆様方に小社の本をより確実にお届けさせていただくために，FAXでのご注文・住所変更届けを受けつけております．この機会に是非ご利用ください．

◇ご利用方法
　FAX専用注文書・住所変更届けは，そのまま切り離してFAX用紙としてご利用ください．また，注文の場合手続き終了後，ご購入商品と郵便振替用紙を同封してお送りいたします．**代金が5,000円をこえる場合，代金引換便とさせて頂きます．**その他，申し込み・変更届けの方法は電話，郵便はがきも同様です．

◇代金引換について
　本の代金が5,000円をこえる場合，代金引換とさせて頂きます．配達員が商品をお届けした際に，現金またはクレジットカード・デビットカードにて代金を配達員にお支払い下さい(本の代金＋消費税＋送料)．(※年間定期購読と同時に5,000円をこえるご注文を頂いた場合は代金引換とはなりません．郵便振替用紙を同封して発送いたします．代金後払いという形になります．送料は定期購読を含むご注文の場合は頂きません)

◇年間定期購読のお申し込みについて
　年間定期購読は，1年分を前金で頂いておりますため，代金引換とはなりません．郵便振替用紙を本と同封または別送いたします．送料無料，また何月号からでもお申込み頂けます．
　毎年末，次年度定期購読のご案内をお送りいたしますので，定期購読更新のお手間が非常に少なく済みます．

◇住所変更届けについて
　年間購読をお申し込みされております方は，その期間中お届け先が変更します際，必ずご連絡下さいますようよろしくお願い致します．

◇取消，変更について
　取消，変更につきましては，お早めにFAX，お電話でお知らせ下さい．
　返品は，原則として受けつけておりませんが，返品の場合の郵送料はお客様負担とさせていただきます．その際は必ず小社へご連絡ください．

◇ご送本について
　ご送本につきましては，ご注文がありましてから約1週間前後とみていただきたいと思います．お急ぎの方は，ご注文の際にその旨をご記入ください．至急送らせていただきます．2～3日でお手元に届くように手配いたします．

◇個人情報の利用目的
　お客様から収集させていただいた個人情報，ご注文情報は本サービスを提供する目的(本の発送，ご注文内容の確認，問い合わせに対しての回答等)以外には利用することはございません．

　その他，ご不明な点は小社までご連絡ください．

株式会社 全日本病院出版会　〒113-0033 東京都文京区本郷3-16-4-7F
電話 03(5689)5989　FAX 03(5689)8030　郵便振替口座 00160-9-58753

FAX 専用注文書

皮膚・形成 1503　　年　月　日

○印	雑誌・書籍名	定価(税込)	冊数
	PEPARS　年間定期購読お申し込み（送料弊社負担） 2015年1月～12月（No.97～108；年間12冊）	41,040円	
	PEPARS No.87　眼瞼の美容外科 手術手技アトラス	5,400円	
	PEPARS No.75　ここが知りたい！顔面のRejuvenation―患者さんからの希望を中心に―	5,400円	
	PEPARS No.51　眼瞼の退行性疾患に対する眼形成外科手術	5,400円	
	PEPARS バックナンバー（号数とご入り用の冊数をご記入ください） No.		
	Monthly Book Derma.　年間定期購読お申込み（送料弊社負担） 2015年1月～12月（No.226～238；年間13冊）	40,716円	
	MB Derma. No.223　理路整然 体系化ダーモスコピー	5,184円	
	MB Derma. No.216　初歩から学べる皮膚科検査の実際	5,832円	
	MB Derma. バックナンバー（号数とご入り用の冊数をご記入ください） No.		
	Monthly Book OCULISTA　年間定期購読お申し込み（送料弊社負担） 2015年1月～12月（No.22～33；計12冊）	38,880円	
	超アトラス眼瞼手術―眼科・形成外科の考えるポイント― 新刊	10,584円	
	実践アトラス 美容外科注入治療 新刊	8,100円	
	見逃さない！骨・軟部腫瘍外科画像アトラス	6,480円	
	医療・看護・介護のための睡眠検定ハンドブック	3,240円	
	イチからはじめる美容医療機器の理論と実践	6,480円	
	見落とさない！見間違えない！この皮膚病変	6,480円	
	アトラスきずのきれいな治し方 改訂第二版	5,400円	
	図説 実践手の外科治療	8,640円	
	腋臭症・多汗症治療実践マニュアル	5,832円	
	匠に学ぶ皮膚科外用療法	7,020円	
	使える皮弁術―適応から挙上法まで―　上巻	12,960円	
	使える皮弁術―適応から挙上法まで―　下巻	12,960円	
	目で見る口唇裂手術	4,860円	
	多血小板血漿(PRP)療法入門	4,860円	
	瘢痕・ケロイド治療ジャーナル　No.		

お名前：フリガナ　㊞　　診療科：

ご送付先：〒　－　　□自宅　□お勤め先

電話番号：　　□自宅　□お勤め先

バックナンバー・書籍合計 5,000円以上のご注文は代金引換発送になります

―お問い合わせ先―
㈱全日本病院出版会営業部
電話 03(5689)5989

FAX 03(5689)8030

全日本病院出版会行
FAX 03-5689-8030

年　月　日

住所変更届け

お名前	フリガナ 				
お客様番号					毎回お送りしています封筒のお名前の右上に印字されております8ケタの番号をご記入下さい。
新お届け先	〒　　　　　都道 　　　　　　　府県				
新電話番号	（　　　　）				
変更日付	年　月　日より	月号より			
旧お届け先	〒				

※ 年間購読を注文されております雑誌・書籍名に✓を付けて下さい。
- ☐ Monthly Book Orthopaedics （月刊誌）
- ☐ Monthly Book Derma. （月刊誌）
- ☐ 整形外科最小侵襲手術ジャーナル （季刊誌）
- ☐ Monthly Book Medical Rehabilitation （月刊誌）
- ☐ Monthly Book ENTONI （月刊誌）
- ☐ PEPARS （月刊誌）
- ☐ Monthly Book OCULISTA （月刊誌）

FAX 03-5689-8030
全日本病院出版会行

PEPARS

2007 年
- No. 14 縫合の基本手技 　増大号
  編集／山本有平

2009 年
- No. 27 実践 非手術的美容医療 　増大号
  編集／百束比古
- No. 32 手の腫瘍性病変の診断と治療
  編集／磯貝典孝
- No. 33 ケロイド・肥厚性瘢痕の最新治療
  編集／小川　令
- No. 34 遊離植皮術のコツと update
  編集／楠本健司
- No. 35 キズアトをいかにきれいにするか
  ―scarless wound healing のために―
  編集／貴志和生
- No. 36 頭蓋顔面の骨延長　私の工夫
  編集／佐藤兼重

2010 年
- No. 37 穿通枝皮弁マニュアル 　増大号
  編集／木股敬裕
- No. 38 美容外科手術の前に決めること
  編集／大森喜太郎
- No. 39 実践 慢性創傷の治療戦略
  編集／寺師浩人
- No. 40 手の外傷
  編集／石川浩三
- No. 41 褥瘡治療のチームアプローチ
  編集／川上重彦
- No. 42 耳介の形成外科
  編集／金子　剛
- No. 43 眼瞼形成手技―私の常用する手技のコツ―
  編集／吉村陽子
- No. 44 爪治療マニュアル
  編集／大西　清
- No. 45 アンチエイジング美容医療　最前線
  編集／青木　律
- No. 46 体表悪性腫瘍の部位別治療戦略
  編集／橋本一郎
- No. 47 熱傷の初期治療とその後の管理の実際
  編集／仲沢弘明
- No. 48 日本のフットケア・下肢救済に必要な医療
  編集／上村哲司

2011 年
- No. 49 口唇部周囲の組織欠損
  編集／四ッ柳高敏
- No. 50 形成外科領域の臨床再生医学 update
  編集／水野博司
- No. 51 眼瞼の退行性疾患に対する眼形成外科手術 　増大号
  編集／村上正洋・矢部比呂夫
- No. 52 乳房再建術　私の方法
  編集／矢野健二
- No. 53 胸壁・腹壁欠損の再建
  編集／小林誠一郎
- No. 54 形成外科手術　麻酔パーフェクトガイド
  編集／渡辺克益
- No. 55 Craniosynostosis・先天性頭蓋顔面骨異常の治療
  編集／小室裕造
- No. 57 下肢組織欠損の修復
  編集／田中克己
- No. 58 Local flap method
  編集／秋元正宇
- No. 59 会陰部周囲の形成外科
  編集／光嶋　勲
- No. 60 悪性腫瘍切除後の頭頸部再建のコツ
  編集／櫻庭　実

2012 年
- No. 61 救急で扱う顔面外傷治療マニュアル
  編集／久徳茂雄
- No. 62 外来で役立つ　にきび治療マニュアル
  編集／山下理絵
- No. 63 日常形成外科診療における私の工夫
  ―術前・術中編― 　増大号
  編集／上田晃一
- No. 64 いかに皮弁をきれいに仕上げるか
  ―私の工夫―
  編集／村上隆一
- No. 65 美容外科的観点から考える口唇口蓋裂形成術
  編集／百束比古
- No. 66 Plastic Handsurgery 形成手外科
  編集／平瀬雄一
- No. 67 ボディの美容外科
  編集／倉片　優
- No. 68 レーザー・光治療マニュアル
  編集／清水祐紀
- No. 69 イチから始めるマイクロサージャリー
  編集／上田和毅
- No. 70 形成外科治療に必要なくすりの知識
  編集／宮坂宗男
- No. 71 血管腫・血管奇形治療マニュアル
  編集／佐々木　了
- No. 72 実践的局所麻酔―私のコツ―
  編集／内田　満

バックナンバー一覧

2013年
- No. 73 形成外科におけるMDCTの応用
  編集／三鍋俊春
- No. 74 躯幹の先天異常治療マニュアル
  編集／野口昌彦
- No. 75 ここが知りたい！顔面のRejuvenation
  —患者さんからの希望を中心に— 増大号
  編集／新橋 武
- No. 76 Oncoplastic Skin Surgery
  —私ならこう治す！
  編集／山本有平
- No. 77 脂肪注入術と合併症
  編集／市田正成
- No. 78 神経修復法—基本知識と実践手技—
  編集／柏 克彦
- No. 79 褥瘡の治療 実践マニュアル
  編集／梶川明義
- No. 80 マイクロサージャリーにおける合併症とその対策
  編集／関堂 充
- No. 81 フィラーの正しい使い方と合併症への対応
  編集／征矢野進一
- No. 82 創傷治療マニュアル
  編集／松崎恭一
- No. 83 形成外科における手術スケジュール
  —エキスパートの周術期管理—
  編集／中川雅裕
- No. 84 乳房再建術 update
  編集／酒井成身

2014年
- No. 85 糖尿病性足潰瘍の局所治療の実践
  編集／寺師浩人
- No. 86 爪—おさえておきたい治療のコツ—
  編集／黒川正人
- No. 87 眼瞼の美容外科 手術手技アトラス 増大
  編集／野平久仁彦
- No. 88 コツがわかる！形成外科の基本手技
  —後期臨床研修医・外科系医師のために—
  編集／上田晃一
- No. 89 口唇裂初回手術
  —最近の術式とその中期的結果—
  編集／杠 俊介
- No. 90 顔面の軟部組織損傷治療のコツ
  編集／江口智明
- No. 91 イチから始める手外科基本手技
  編集／高見昌司
- No. 92 顔面神経麻痺の治療 update
  編集／田中一郎
- No. 93 皮弁による難治性潰瘍の治療
  編集／亀井 譲
- No. 94 露出部深達性熱傷・後遺症の手術適応と治療法
  編集／横尾和久
- No. 95 有茎穿通枝皮弁による四肢の再建
  編集／光嶋 勲
- No. 96 口蓋裂の初回手術マニュアル
  —コツと工夫—
  編集／土佐泰祥

2015年
- No. 97 陰圧閉鎖療法の理論と実際
  編集／清川兼輔
- No. 98 臨床に役立つ 毛髪治療 update
  編集／武田 啓

各号定価3,240円(税込)
ただし，増大号(No. 14, 27, 37, 51, 63, 75, 87)は定価5,400円(税込)
在庫僅少品もございます．品切の場合はご容赦下さい．

(2015年3月現在)

2015年 年間購読 受付中！

年間購読料　41,040円(消費税込)(送料弊社負担)

(通常号11冊，増大号1冊：合計12冊)

次号予告

皮膚外科のための皮膚軟部腫瘍診断の基礎

No. 100（2015 年 4 月臨時増大号）
編集／順天堂大学先任准教授　　林　礼人

Ⅰ．臨床ならびに病理診断

皮膚軟部腫瘍の診断と基礎—明日の
　皮膚外科医に向けて—…………大原　國章
皮膚軟部腫瘍に対する視診の
　ポイント………………………入澤　亮吉ほか
皮膚外科のための腫瘍病理の見方
　…………………………………寺師　浩人ほか
Melanoma を中心とした黒色病変に
　対する皮膚腫瘍病理の見方……中村　泰大
有棘細胞癌をはじめとする
　Non-Melanoma Skin Cancer に
　対する皮膚腫瘍病理の診方……松下　茂人ほか
ダーモスコピーの見方—疾患毎の
　代表的所見と診断上の留意点に
　ついて……………………………外川　八英

Ⅱ．画像診断

コラム　ワンポイントアドバイス
　超音波診断のススメ……………清原　祥夫
血管腫・血管奇形に対する超音波
　検査………………………………野崎　愛ほか
皮膚軟部腫瘍診断における画像
　検査（MRI）……………………藤本　肇
皮膚軟部腫瘍における画像検査
　（CT，PET 検査）………………林　礼人ほか
皮膚悪性腫瘍におけるリンパ節の
　画像評価…………………………元村　尚嗣ほか

Ⅲ．外科的治療

生検術の行い方……………………清澤　智晴
皮膚軟部悪性腫瘍の切除範囲……大芦　孝平ほか
皮膚軟部悪性腫瘍に対する再建術の
　考え方……………………………林　利彦ほか

掲載広告一覧

キュテラ　　　　　　表 2
サイノシュアー　　　前付 10
ヴィーナス・ジャパン　40

No. 99　編集企画：
　　百束比古　日本医科大学教授

編集顧問：	栗原邦弘	東京慈恵会医科大学前教授
	中島龍夫	慶應義塾大学名誉教授
編集主幹：	百束比古	日本医科大学教授
	光嶋　勲	東京大学教授
	上田晃一	大阪医科大学教授

PEPARS No. 99
2015 年 3 月 10 日発行（毎月 1 回 10 日発行）
定価は表紙に表示してあります．
Printed in Japan
Ⓒ ZEN・NIHONBYOIN・SHUPPANKAI, 2015

発行者　　末　定　広　光
発行所　　株式会社　全日本病院出版会
〒113-0033　東京都文京区本郷 3 丁目 16 番 4 号
　　　　　電話（03）5689-5989　Fax（03）5689-8030
　　　　　郵便振替口座 00160-9-58753
印刷・製本　三報社印刷株式会社　　電話（03）3637-0005
広告取扱店　㈱日本医学広告社　　　電話（03）5226-2791

- 本誌に掲載する著作物の複製権・翻訳権・上映権・譲渡権・公衆送信権（送信可能化権を含む）は株式会社全日本病院出版会が保有します．
- JCOPY ＜（社）出版者著作権管理機構　委託出版物＞
本誌の無断複写は著作権法上での例外を除き禁じられています．複写される場合は，そのつど事前に，（社）出版者著作権管理機構（電話 03-3513-6969，FAX 03-3513-6979，e-mail: info@jcopy.or.jp）の許諾を得てください．
- 本誌をスキャン，デジタルデータ化することは複製に当たり，著作権法上の例外を除き違法です．代行業者等の第三者に依頼して同行為をすることも認められておりません．